神经元分岔与同步动力学仿真分析及应用

彭月平 著

西北工业大学出版社

西安

【内容简介】 本书聚焦神经动力学理论及仿真应用,以神经元分岔和同步相关问题为研究对象,对神经元仿真建模、神经元放电及同步动力学特性、高维神经元模型简化及动力学分岔分析,以及阿尔茨海默病引起神经元动力学特性改变等相关内容进行了研究和探讨,给出了相关理论研究成果和基于 MATLAB 的数据仿真模拟结果,并对相关问题的研究进展和基础理论知识进行了阐述和介绍。本书是作者多年来在神经动力学领域所做研究工作的总结,是一部关于神经动力学理论仿真分析与应用的著作,可为如何融合非线性动力学、神经科学以及信息科学等相关学科理论方法,丰富和拓展脑科学交叉研究思路提供一定的参考和帮助。

本书可供非线性动力学、神经科学、信息科学与技术、智能科学与技术、认知科学、系统科学等领域的本科生和研究生,以及相关科研人员阅读和参考。

图书在版编目(CIP)数据

神经元分岔与同步动力学仿真分析及应用/彭月平著. —西安:西北工业大学出版社,2022.9
ISBN 978 - 7 - 5612 - 8399 - 8

Ⅰ.①神… Ⅱ.①彭… Ⅲ.①神经元-动力学-研究 Ⅳ.①R338.1 ②O322

中国版本图书馆 CIP 数据核字(2022)第 169778 号

SHENJINGYUAN FENCHA YU TONGBU DONGLIXUE FANGZHEN FENXI JI YINGYONG

神 经 元 分 岔 与 同 步 动 力 学 仿 真 分 析 及 应 用
彭月平 著

责任编辑:孙 倩		策划编辑:华一瑾	
责任校对:张 潼		装帧设计:李 飞	

出版发行:西北工业大学出版社
通信地址:西安市友谊西路 127 号　　　邮编:710072
电　　话:(029)88491757,88493844
网　　址:www.nwpup.com
印 刷 者:陕西奇彩印务有限责任公司
开　　本:787 mm×1 092 mm　　　1/16
印　　张:11.75
字　　数:308 千字
版　　次:2022 年 9 月第 1 版　　　2022 年 9 月第 1 次印刷
书　　号:ISBN 978 - 7 - 5612 - 8399 - 8
定　　价:68.00 元

前　言

　　脑科学作为现代生命科学的重要组成部分，已成为 21 世纪科学研究的热点领域。脑科学的研究目的是揭示脑的本质，以便更好地理解人类的行为，找到预防和治疗神经性疾病的方法和途径。大脑的基本组成单元是神经元，神经元及由其构成的神经网络具有高度复杂的结构，是典型的非线性系统。为了更深入地研究神经系统的特性，人们利用实验手段构建起数学模型，并运用各种数学方法手段对其数学模型进行分析和研究，逐步形成了计算神经科学。由于神经元及由其构成的神经网络具有高度非线性特性，传统的线性分析方法无法对其进行深入的研究，因此，利用非线性分析理论方法和信息技术研究神经元及其所构成网络的动力学特性已成为计算神经科学领域的重要研究课题。

　　近年来，神经科学发展十分迅猛，以神经科学为基础，相继产生了与之交叉的神经动力学、神经心理学、神经信息学、神经经济学、神经管理学、神经营销学、神经决策学，以及神经金融学等许多新兴学科。从根本上讲，凡是有人直接介入的地方，神经科学就有可能介入，而人的行为来自大脑的决定，人脑活动过程本质上就是一个信息处理的过程；从细胞层面来看，神经系统中的信息加工处理与传递离不开神经元的各种电活动，而电活动的基础是神经元膜的电生理学特性，神经元通过发放不同模式的动作电位序列来表达和传递各种信息，不同的外部刺激可能引起神经元不同的放电模式，所产生的肌体生理效应也不同。神经元各种放电活动对记忆、计算和运动控制，以及一些神经疾病如癫痫、帕金森、阿尔茨海默病（Alzheimer's Disease，AD）等起着重要的作用。

　　神经电活动具有复杂的非线性动力学特性，分岔和同步作为非线性系统的两个重要概念，在神经系统研究领域也得到了成功应用和深入发展，不仅成为新兴交叉学科——神经动力学的重要概念和基础内容，也成为神经科学的重要研究课题和热点领域。基于神经动力学理论，借助从具体问题中抽象出来的神经元数学模型（即神经元动力系统），利用非线性分析理论方法和信息技术手段，研究相应于神经元内外环境变化而引起的系统运动性质的突变（即分岔）和同步等动力学规律，进而从理论角度来探讨神经元放电样式复杂变化的机制，对于认识神经系统的信息加工处理及编码过程，从微观上来分析神经疾病的作用机理，以及理解人的行为意识都具有重要意义。

本书聚焦神经动力学理论及仿真应用，以神经元分岔和同步相关问题为研究对象，以"提出问题—分析问题—解决问题"为逻辑主线，按照"建模—仿真—分析—应用"的基本思路，对神经元仿真建模分析、神经元放电及同步动力学特性、高维神经元模型简化及动力学分岔分析，以及 AD 引起神经元动力学特性改变等相关内容进行了研究和探讨，给出了相关理论研究成果和基于 MATLAB 的数据仿真模拟结果，并对相关问题的研究进展和基础理论知识进行了阐述和介绍。全书共分为 8 章，内容编排从结构上可分为以下三个部分。

第一部分为研究问题及基本理论概述，涵盖本书第 1 章至第 3 章内容。该部分主要对神经动力学等相关内容的研究现状，以及神经元分岔和同步相关问题进行了阐述，提出了本书研究工作聚焦神经动力学理论及仿真应用，围绕神经元分岔和同步需要解决的主要问题；分析了解决问题需要的理论及技术的研究进展，并重点综述了非线性动力学、神经动力学，以及 SIMULINK 软件建模三个本书研究内容所需要的基础理论方法，为本书后续研究和阅读理解本书内容提供了理论基础和参考。

第二部分为 Hindmarsh – Rose 神经元（HR 神经元）动力学特性及同步规律研究，涵盖本书第 4 章和第 5 章内容。该部分利用神经动力学理论方法，分析和讨论了 HR 神经元模型复杂多变的放电模式、动力学特性以及同步规律。主要内容包括：对 HR 神经元模型进行了改进，得到处于兴奋状态（即放电状态）的 HR 神经元模型，并讨论了该模型在慢变斜坡电流和半波正弦电流刺激下的放电模式及动力学特性；在分析神经元的同步类型和判定指标的基础上，定义和修正了能描述神经元放电动力学特性的相位函数，建立了基于 HR 神经元模型的非耦合神经元仿真模型；分析了神经元的同步类型和判定指标，定义了非耦合神经元的动态相位函数，提出并实现了利用最大绝对相位差判定非耦合神经元同步的判定算法；研究和分析了在慢变斜坡电流、半坡正弦电流、膜电位信号以及噪声刺激下，非耦合神经元的同步特性及规律;对比研究和讨论了非耦合神经元同步的刺激强度阈值与刺激信号之间的内在关系及规律。

第三部分是海马神经元模型动力学分岔及建模方法研究,涵盖第6～8章内容。该部分利用神经动力学理论方法,分析和讨论了海马神经元模型及其简化模型的放电模式和动力学分岔特性,以及AD引起海马神经元动力学特性的改变。主要内容包括:针对高维复杂神经元模型不便于分析和计算的问题,提出并实现了基于最小模型与数值回归拟合理论相结合的神经元模型简化算法,并对海马九维复杂神经元模型进行了简化,得到其最小模型和二维简化模型;利用神经动力学分析方法,对九维复杂神经元模型及其最小模型的动力学特性进行了分析和讨论,并深入系统地分析和研究了二维简化模型的平衡点稳定性,以及在直流电流刺激下,瞬时钠通道最大电导和延迟整流钾通道最大电导变化时,该二维简化模型的动力学分岔特性;以AD病理条件下的海马神经元的电生理实验数据为基础,建立了AD病理条件下的海马神经元模型,并对模型进行降阶简化,得到其二维简化模型;对比分析和研究了AD病理组和正常组神经元模型动力学特性的变化特征,与正常神经元模型相比,AD病理组神经元动力学特性发生了改变,特别是神经元所经历的动力学分岔类型发生了改变。

本书是一部关于神经动力学理论仿真分析与应用的著作,主要是笔者近年来在神经动力学领域所做研究工作的总结。本书可为如何融合非线性动力学、神经科学以及信息科学等相关学科理论方法,丰富和拓展脑科学交叉研究思路提供一定的参考和帮助。

特别感谢西安交通大学王珏教授、郑崇勋教授等多年来为笔者提供的指导和帮助;此外,本书出版得到了武警工程大学"武警指挥信息系统理论与实践"科研创新团队的资助,在此深表感谢。

由于水平有限,书中难免存在不足之处,敬请批评指正。

著　者

2022 年 4 月

目　　录

第1章 绪 论

脑科学作为现代生命科学的重要组成部分,已成为21世纪科学研究的热点领域。脑科学的研究目的是揭示脑的本质,以便更好地理解人类的行为,找到预防和治疗神经性疾病的方法和途径。脑科学主要包括三大课题:一是认识大脑,阐明大脑感知、情感和意识的脑区结构和功能;二是保护大脑,征服疾病方面的课题;三是开发模仿大脑的计算机[1]。

大脑的基本组成单元是神经元,神经元及由其构成的神经网络具有高度复杂的结构,是典型的非线性系统。为了更深入地研究神经系统的特性,人们利用实验手段构建起数学模型,并运用各种数学手段对其数学模型进行分析和研究,逐步形成了计算神经科学[2-3]。由于神经元及由其构成的神经网络具有高度非线性特性,传统的线性分析方法无法对其进行深入的研究,因此,利用非线性分析理论方法和信息技术研究神经元及其所构成网络的动力学特性已成为计算神经科学领域的重要研究课题。

1.1 概 述

近年来,神经科学发展十分迅猛,以神经科学为基础,相继产生了与之交叉的神经动力学、神经心理学、神经信息学、神经经济学、神经管理学、神经营销学、神经决策学,以及神经金融学等许多新兴学科[4-5]。从根本上讲,凡是有人直接介入的地方,神经科学就有可能介入,而人的行为来自大脑的决定,人脑活动过程本质上就是一个信息处理的过程;从细胞层面来看,神经系统中的信息加工处理与传递离不开神经元的各种电活动,而电活动的基础是神经元膜的电生理学特性,神经元通过发放不同模式的动作电位序列来表达和传递各种信息,不同的外部刺激可能引起神经元不同的放电模式,所产生的肌体生理效应也不同。神经元各种放电活动对记忆、计算和运动控制,以及一些神经疾病如癫痫、帕金森、阿尔茨海默病(Alzheimer's disease,AD)等起着重要的作用[6-7]。研究神经元的放电动力学特性及规律,对认识神经系统的信息加工处理及编码过程,从微观上来分析神经疾病的作用机理,以及理解人的行为意识都具有重要意义。

神经电活动具有复杂的非线性动力学特性[8-11],分岔和同步作为非线性系统的两个重要概念,在神经系统也得到了成功应用和深入发展,不仅成为新兴交叉学科——神经动力学的重要概念和基础内容,而且也是神经科学的重要研究课题和热点领域。

分岔是系统参数变化时引起动力系统定性性质的本质突变。如平衡点分离与汇聚,及其附近轨道变化;极限环产生与消失;同宿轨、异宿轨,以及环的形成与破裂;混沌出现与消失等;

都是动力学系统的分岔现象。分岔与神经元的放电动态过程息息相关,记录和表征着神经元的动力学特性和放电行为的改变,神经元经历不同的分岔过程,就表现出不同的动力学特性和放电行为。如在神经元动力系统中,稳定平衡点对应着神经元静息态,而稳定极限环对应着神经元的周期性放电,在外部刺激或系统参数变化时,神经元就会通过鞍-结点分岔(saddle - node bifurcation)或 A - H 分岔(Andronov - Hopf bifurcation)过程,从静息态进入到周期放电状态。神经元及其所构成神经回路所产生的动态现象与信息处理及行为组织有直接关系,对神经元模型及其离体实验数据的分岔研究是理解这些动态现象产生机制的基础。AD 是一种起病隐匿、进行性动态发展的早老性痴呆神经疾病,研究 AD 引起神经元及其网络电活动功能的突变(分岔)特性,是深入理解和认识 AD 对神经功能影响的重要环节。

神经元分岔不仅与神经元的种类有关,而且在神经元外部环境和内部参数变化时,也能引起神经元的动力学分岔。已有实验证实,在 AD 发病过程中,神经元电活动的改变先于其形态的变化[12],这提示在 AD 发病状态下,神经元信息编码及其集群电活动的神经动力学突变(分岔)性可能成为比现有诊断指标更为敏感的指标。然而,AD 所引起神经元的突变(分岔)过程,至今仍不清楚;此外,在 AD 发病过程中,神经元在 AD 发病前后的动力学特性发生了改变,但对这些变化特性却没有进行深入而系统的分析和研究。

在 AD 发病过程中,神经元到底经历了何种分岔类型? 这种分岔类型是否与正常神经元的分岔类型相同而没有发生改变? 分岔类型又对神经元的动力学特性有何影响? 针对这些问题,本书拟以神经动力学理论为基础,从细胞水平研究 AD 发病前后的神经元动力学特性和编码规律的突变(分岔)特性;建立其动力学模型,分析神经元在 AD 发病前后所经历的分岔类型,并讨论其动力学特性的变化规律。可以相信:对这些问题的深入研究,可以进一步揭示 AD 对神经元的作用机制,有助于进一步认识 AD 发病的本质及其变化规律,为临床早期诊断 AD,并实施早期干预提供一定的理论依据。

稳定极限环对应着神经元的周期放电行为。处于稳定放电状态的神经元,当受到一个微小扰动时,稳定极限环发生偏移,但最终仍能重新恢复到扰动前的状态,并保持放电幅值和频率不变。神经元也是振荡系统,振荡系统之间通过某种作用互相影响,调节各自的动力行为趋于一致的现象称为同步。神经系统所发现的同步放电活动表明:神经同步活动是神经元协同作用的过程,同步在神经系统中的信息处理过程中起着关键作用,同步现象与记忆、认知等大脑功能,以及癫痫、帕金森、阿尔茨海默病等功能障碍性神经疾病等都有紧密关系[13-15],因此研究神经元的同步和去同步的相关机制是神经科学非常重要的课题,也是目前神经科学的热点问题之一。

神经系统中的同步化电活动无处不在,与一般动力系统不同的是:在神经系统中,不仅有耦合连接的神经元之间能产生同步化反应,而且非耦合神经元之间同样存在着同步化活动。近年来,人们对神经元的同步问题进行了深入的研究,取得了一些理论和应用成果[16-28],这些研究更多地考虑到神经元之间有耦合连接的情况,且主要集中在混沌同步与控制的领域,而对于非耦合神经元的同步问题,则研究得较少,这主要是由于非耦合神经元同步不同于一般动力系统的同步问题,难以用一般动力系统同步的理论和方法进行分析和研究,虽然一些学者也对非耦合神经元同步问题进行了一些研究和探讨,但这些研究主要集中在噪声所引起的非耦合神经元同步问题上,研究显然不够系统全面;此外,判定同步类型指标,以及判定方法的选择也不够理想,存在问题和分歧。

非耦合神经元是否仅对特定信号的刺激能实现同步? 不同的刺激信号实现非耦合神经元同步的刺激强度阈值是否存在较大差别? 在描述神经元多时间尺度的动力学特性的同时,是否存在更好的衡量指标能对非耦合神经元不同的同步类型进行更好的判定? 针对这些问题,本书拟以神经动力学理论为基础,分析和研究判定非耦合神经元同步类型的有效动力学指标及算法;运用计算机和信息技术,建立非耦合神经元系统模型,并利用不同信号刺激非耦合神经元系统模型,研究其特有的同步动力学特性,对比分析不同刺激信号实现同步的刺激强度阈值,找到实现同步的差异性及一般同步规律。可以相信:上述问题的深入研究,有助于进一步认识非耦合神经元同步机理,也为非耦合神经元网络同步和神经信息编码奠定一定的理论基础;同时也为研究癫痫、帕金森以及阿尔茨海默病等功能障碍性神经疾病提供一定的理论帮助。

1.2　神经动力学及相关研究进展

1952 年,英国生物学家 Hodgkin 和 Huxley 利用毛细玻璃管电极,首次对乌贼巨型轴突实现了静息电位(rest potential)和动作电位(active potential)的细胞内记录,并对记录的数据进行了精确的定量分析和大胆假设,建立了精确描述细胞膜电行为的微分方程组——Hodgkin - Huxley(H - H)模型[29-32],H - H 神经元模型定量描述了神经元跨膜的动作电位,是所有可兴奋细胞的基础模型,该模型的提出使定量描述可兴奋细胞的电生理特性变成现实。截至目前,人们以 H-H 神经元模型为基础,针对不同神经元或研究问题,建立了许多类似H-H模型的非线性动力学方程模型[33-47],基于这些模型,利用非线性科学、信息论和系统论等相关理论方法,可定量分析和研究神经元及其网络的动力学规律。而非线性动力学理论的快速发展,也为深入研究神经元及其网络复杂多变的放电模式的潜在规律提供了理论基础和支撑。在此基础上,逐渐形成了一门新兴的交叉学科——神经动力学(neurodynamics)[48]。

1.2.1　神经动力学概念

神经动力学是以非线性动力系统理论为核心,系统研究神经元的电生理特性、分岔,及其计算特性之间关系的科学[48]。神经动力学借助从具体问题中抽象出来的神经元数学模型(即神经元动力系统),研究相应于神经元内外环境变化而引起的系统运动定性性质的突变(即分岔)规律,进而从理论角度来揭示神经元放电样式复杂变化的机制,阐明神经元的刺激-响应规律,并以图作为认识神经元编码规律、建立新的理论基础的分析手段[48]。

近几十年来,人们在利用神经动力学理论研究帕金森、癫痫以及阿尔茨海默病等重大神经性疾病的过程中,与实验研究有机结合和相互参照,已经取得了丰硕的理论和应用成果[49-55],同时也极大地促进了神经动力学的发展。2005 年,美国神经动力学专家 Eugene M. Izhikevich 编写的 *Dynamical Systems in Neuroscience：The Geometry of Excitability and Bursting*[48]是神经动力学领域的研究成果的系统总结和升华,第一次较为系统地介绍了神经动力学的理论和研究方法。

目前神经动力学理论研究对象不仅包括单个神经元,还包括多个神经元及其所构成的神经网络;研究层次不仅包括微观动力学,还包括介观动力学和宏观动力学,甚至跨层次动力学;研究内容不仅包括单个神经元的电生理特性及放电动力学特性,还包括多个神经元及其网络的动力学特性,特别是有关神经元及其所构成的网络的分岔和同步问题。

1.2.2 神经元模型及放电动力学描述

神经元模型是对神经元的描述、模仿和抽象,反映神经元的物理本质和主要特征,基于实验数据而建立的神经元数学模型不仅能够复现实验产生的现象,更重要的是要能够揭示神经元活动及功能的潜在机制。自 1952 年英国生物学家 Hodgkin 和 Huxley 建立基于电生理学数据的 H-H 神经元模型以来,人们以该神经元模型为基础,建立了大量的类似 H-H 模型、针对不同神经元或问题的非线性动力学模型。这些所建立的动力学模型,在描述神经元放电活动的同时,也为人们从系统动力学角度研究神经元放电行为及功能相关机制提供便利。

从数学描述形式来看,常见神经元动力学模型包括常微分方程描述的连续时间动力系统和映射迭代系统描述的离散时间动力系统,如前面所提到的 H-H 神经元模型和后面将要研究的 Hindmarsh-Rose 神经元(HR 神经元)模型。H-H 神经元模型是一个四维常微分方程描述的动力系统,神经元状态变化规律是由膜电位变量、持续钾电流的电压门控激活变量、瞬时钠电流的电压门控激活变量,以及失活变量所组成的四维常系数微分方程组来描述;HR 神经元模型具有多时间尺度动力学行为,其模型方程为一个三维常系数无量纲微分方程组,神经元状态变化规律是由膜电位变量、快速恢复变量,以及慢适应电流变量所组成的三维常系数微分方程组来描述,与 H-H 神经元模型相比,该模型也具有丰富的放电模式,但方程形式更为简单。映射迭代系统描述的离散时间神经元动力系统模型在理论分析和复杂计算上更具有优势,主要应用在构建和分析大规模神经元网络,以及神经元集群行为等方面,如 Rulkov 神经元模型就是一个二维的映射神经元模型,神经元状态由对应于膜电位的快变量和相当于恢复变量的慢变量来确定和描述,该神经元模型能够产生复杂的簇放电行为。

随着信息技术的快速发展和应用,对神经元及其网络进行仿真分析和研究已成为神经科学的热点领域。神经元及其网络仿真分析是以神经元模型为基础的,其基本过程如下:首先根据所建立的神经元数学模型,利用 Neuron、MATLAB 等仿真建模应用软件,建立满足要求的神经元及其网络仿真模型;然后按照仿真环境和条件,对模型进行调试和动态仿真,得到满足要求的仿真数据和结果;最后通过分析仿真数据和结果,对相关问题进行研究和探讨。通过对神经元及其网络仿真,可以解决实验数据不够,以及实物模型获取困难等问题,并节省人力、财力以及时间等实验成本。此外,也可利用仿真模型得到的仿真数据和结果来分析和指导过程较为复杂或不好控制的实物实验,以便实验人员能顺利地完成实验。必须指出的是,利用仿真建模应用软件所建立的神经元仿真模型,能够模拟真实神经元的主要功能、特征和行为,除了具备动作电位的发放等基本放电行为外,在适当条件下,也能产生周期放电、簇放电和混沌放电等丰富的放电模式。

在神经系统中,神经元是通过发放不同模式的动作电位序列来传递信息的,对于机体内外环境的各种形式的变化,神经系统均以神经元放电活动的不同模式(包括动作电位的产生与否,动作电位的频率、波形、峰值的差异等)对信息进行编码、传输和解码,从而实现神经系统信息的产生、整合和传递。不同的外界刺激引起的神经元放电模式不同,所产生的机体生理效应也不同。

神经元是复杂的非线性系统,在外界刺激下,具有复杂多变的放电响应模式[56-65],但遗憾的是,长期以来人们对其复杂多变的放电模式还无法建立一个公认的分类标准,对实验中所观察到的神经元放电行为,只能进行直观的定性描述,如"规则放电""不规则放电""持续放电"以及"开-关放电"等。这些描述方法仅能片面地认识神经元放电特征的一个方面,而不能系统全面地去刻画神经元放电的本质特征,因此,需要对神经元复杂多变的放电模式,建立基于其放电产生机理的科学定义。而基于非线性动力系统理论的神经动力学分析方法,利用非线性动力学中关于动态运动的基本概念,对神经元放电节律模式能给出更合理的定义和分类,如Holden 和 Chay 等人运用周期运动的拓扑特征,定义了胞内钙和膜电位的周期振荡形式,将周期不同的膜电位周期振荡定义为周期一(period 1)、周期二(period 2)、周期三(period 3),等等;此外,人们还定义了不同周期之间的混沌放电,以及混沌簇放电等其他节律形式[56-60]。这种基于神经动力学机制的定义和分类方法能更本质、系统地揭示神经元放电的模式特征,更有利于刻画神经元不同放电节律间相互转化的特征和规律。

通过对神经元及其网络进行建模仿真分析,深入研究神经元的不同放电模式与外刺激的关系,将有助于揭示和解释由外刺激(如电磁场)导致神经疾病的产生机理,同时也可以利用不同的外刺激控制产生特定的放电模式,从而达到治疗某些疾病的目的,所以对于神经元放电模式与外刺激对应关系的研究一直是神经科学领域的研究热点。

1.2.3　非耦合神经元的同步研究

系统同步概念自 Pecora 等人[66-67]在 1990 年提出以来,同步研究在神经科学领域引起了人们的广泛关注。脑内神经活动同步化不仅表现在同一脑区有连接的神经元群之间,而且也可出现在同一脑区相互分离的神经元群之间或不同的皮层区之间,甚至跨越大脑的两个半球[68]。由此可见,在神经系统中,不仅有耦合连接的神经元之间产生同步化反应,非耦合神经元之间同样存在同步化活动。

目前,关于神经元同步化的研究主要集中在两个方面——一是考虑神经元之间有耦合连接情况,二是神经元处于非耦合情况,但研究较多的还是前一种情况。2002 年,A. B. Neiman等人第一次从实验中证实了噪声能引起非耦合感觉神经元之间的同步[69],随后几年内,不少学者对非耦合神经元同步问题也进行了一些研究和讨论,但这些研究主要集中在噪声所引起的同步问题上。一些学者以 Hindmarsh - Rose、Hodgkin - Huxley 等神经元模型为研究对象,通过噪声、膜电位等信号驱动或调制,以及参数失配或调制,都能实现两个参数相同或不同的非耦合神经元的完全同步或相位同步[70-77]。通过分析最大条件李雅普诺夫(Lyapunov)指数与刺激强度的关系,对达到同步的刺激强度阈值进行了分析,指出混沌信号刺激与周期信号刺激相比,更容易实现两个非耦合神经元同步,即混沌刺激比周期刺激所引起的神经元反映更强,这印证了文献[78]的实验结果。

综上所述,不少学者对非耦合神经元同步问题进行了深入研究和讨论,但关于非耦合神经元同步化形成机制还不完全清楚,如非耦合神经元实现同步时所需的刺激电流强度阈值较大的问题[70-77],至今仍无法进行合理的解释。因此,这些研究还不够系统全面,主要表现在:一是刺激电流信号的选择上较为单一,主要集中在弱噪声信号上,且对达到同步的刺激强度阈值也没有进行系统对比研究;二是判断同步指标和方法选择不够理想,如选择最大条件李雅普诺夫指数来判定神经元是否达到同步,但最大条件李雅普诺夫指数为负值是两个神经元达到同步的必要条件,并非充分条件[75,79-83]。针对这些问题,有必要对判定非耦合神经元同步类型的有效动力学指标和算法、不同刺激信号实现同步的刺激强度阈值,以及实现同步的差异性和规律进行深入系统的研究,将有助于进一步认识非耦合神经元的同步机理,为非耦合神经元网络同步和神经信息编码奠定一定的理论基础。

1.2.4　AD 的神经动力学研究

生物神经细胞和神经网络的电活动有其特有的动力学规律,而神经细胞膜的电生理性质及其相关影响因子是构成其神经动力学规律的物质基础。研究表明,某些神经功能的病态变化(如痛敏[84]、癫痫[85]等)是神经电特性发生改变,进而诱发神经动力学特性的异常突变所造成的。AD 是一种以进行性高级认知功能障碍和记忆功能丧失为特征的疾病,有其神经病理学基础,形态学研究已确认该病在脑部有三个标志性病理特征:出现 Aβ 沉积、神经纤维成团化以及轴突和树突的退化。而神经分子学研究也发现了某些与发病相关联的机制。目前学术界对于其分子病理机制存在多种假说,各种有针对性的治疗手段并没有收到良好的效果。

值得注意的是,迄今的研究已经发现在 AD 的发病过程中,神经电特性经历了进行性的变化过程。有研究表明:AD 患者在出现临床症状之前已经出现如人格改变[86]等精神症状,这意味着在 AD 临床发病之前可能已经发生神经元和神经网络系统信号处理功能的异常突变。最近的研究发现:在 Aβ 沉积之前,神经元 A 型钾电流已有 60％的增加[87],这必然对神经元电兴奋性产生很大的影响;在 AD 发病后,神经元及其网络的电兴奋功能也在不断改变。Aβ 沉积造成离子通道表达及其特性的改变[88],从而破坏细胞电平衡,引起剂量依赖的全细胞电流减少,抑制瞬态外向钾电流和延迟整流钾电流[87,89],改变细胞静息电位并抑制细胞放电活动[90],破坏细胞内钙平衡[91]。同时,神经突触连接的可塑性是神经系统实现学习、记忆的重要基础,AD 发病过程中神经可塑性的改变[92]也会引起学习、记忆功能的变化,对大鼠急性注射 Aβ$_{25-35}$ 片断,发现其学习记忆功能的下降存在明显的剂量依赖性[93]。药物调变细胞集团的突触耦合、改变单个细胞的电兴奋性质会改善 AD 症状。这些研究结果表明:在 AD 发病过程中,神经细胞的电生理特性以及细胞间突触连接都发生了渐进性变化。但目前对这些变化所造成的神经元信息处理功能,以及神经网络的学习、记忆功能的改变尚未开展深入的研究。

研究 AD 发病过程中神经功能电活动的异常突变很可能成为深入揭示 AD 发病机理的新的突破口。在 AD 发病早期,神经细胞电生理性质以及动力学特性的突变可能已经出现,揭示该过程中神经动力学突变特征可以深入理解发病的动因和精确机制;在 AD 发展过程中,单个细胞的电活动、细胞集团同步活动的神经动力学规律的突变也可能是造成精神症状改变的重要机制。

1.3 非线性动力学简介

神经动力学是利用非线性动力学理论和方法,从动力学角度探讨神经元的电生理特性、分岔及其计算特性之间的关系及其功能描述。非线性动力学作为神经动力学的基础理论,是研究非线性动力系统中各种运动状态的定量和定性规律,特别是运动模式演化行为的科学。非线性动力学这一概念于 20 世纪 70 年代中后期被提出,其理论及研究成果涉及自然科学、工程技术和社会科学等领域,特别是混沌运动的发现是 20 世纪后半叶自然科学的最重要成就之一。本节将介绍非线性动力学的相关概念和基本原理方法,以及发展动态[94-95],为理解神经动力学相关理论知识提供参考和帮助。

1.3.1 非线性动力学发展概述

人类对非线性问题的认识,至少可以追溯到 1673 年,C. Huygens 观察到单摆大幅摆动对等时性的偏离,以及两只频率接近时钟的同步化两类非线性现象,1687 年牛顿发表的运动定律表明动力学问题本质上也是非线性的,但直到 20 世纪 30 年代才有非线性力学这一名称,涉及内容主要是经典的非线性振动理论。而非线性动力学这个名称在 20 世纪 70 年代中后期才逐渐使用,用来概括对混沌、分岔和分形等问题的最新研究成果。

1. Poincare 奠基性工作和对非线性现象的早期认识

19 世纪后期法国著名数学家和力学家庞加莱(H. Poincare)的相关研究工作和成果为非线性动力学的发展奠定了基础。Poincare 开创了动力学问题研究的一个全新方向——定性理论。1881 至 1886 年,Poincare 讨论了二阶系统奇点的分类,引入了极限环概念并建立了极限环的存在判据,定义了奇点和极限环的指数,建立了分岔研究中其重要作用的范式理论的雏形,并对分岔问题进行了研究。1890 年 Poincare 证明了不可积系统的存在;1892 年 Poincare 论证了摄动法的合理性,有力地促进了非线性系统近似解析方法的研究;1894 年 Poincare 发现了伴随横截同宿点产生的复杂运动现象;1905 年 Poincare 明确地阐明了对初值敏感依赖而导致的不可预测性。

20 世纪 20 年代以来,对非线性振动的研究使得人们对非线性系统与线性系统的本质差别已有所认识,G. Duffing 等人通过对典型非线性振动系统的研究,揭示了次谐振动、自激振动等非线性系统的特性。以 Poincare 的研究成果为基础,人们将 Poincare 提出的极限环概念与自激振动建立了联系,并对平面动态系统的定性特征进行了全面的研究,随后提出和发展了非线性系统近似解析方法。

2. 混沌的研究

人类对混沌现象的广泛研究,有力地促进了非线性动力学的迅速发展。就不可预测性的物理概念而言,M. Born 和 L. Brillouin 分别于 1955 年和 1964 年阐述和发展了 Poincare 思想,并指出经典动力学系统中存在产生于不稳定性的不确定性。就非周期性的数学描述而言,1921 年 H. M. Morse 引进的符号动力学方法,1963 年 S. Smale 构造的马蹄映射,以及后来 J. Moser 等人由近可积保守系统的非周期性运动产生机制而演绎证明的 KAM 定理,为混沌现象的产生奠定了坚实的理论基础。计算机发展和应用为混沌研究提供新的手段和方法,一系列重要的数值结果验证了混沌现象的存在,包括 1963 年 E. N. Lorenz 的简化热对流模型、1964 年 M. Henon 和 C. Heiles 的 2 自由度保守系统模型、1973 年上田和林千博的受迫非线性振动模型,以及 1976 年 M. Henon 的存在奇怪吸引子的 2 维映射模型等。奇怪吸引子概念于 1971 年由 D. Ruelle 和 F. Takens 提出,1975 年李天岩和 J. A. Yorke 尝试对区间映射给出混沌的数学定义,1976 年 R. M. May 对 1 维映射中复杂动力学行为的研究使得混沌受到普遍关注。20 世纪 70 年代后期,混沌与分岔和分形相交融,使得非线性动力学的研究工作更加深入和广泛。

3. 分岔的研究

20 世纪 70 年代原来独立发展的分岔理论汇入非线性动力学学科领域。分岔现象的发现可以追溯到 1729 年 P. Musschenbrock 对压杆失稳实验的观察。1744 年 L. Euler 从挠曲线角度进行了理论分析。固体力学中将这类分岔称为屈曲。1877 年 Lord Rayliegh 开始发展分岔的数学理论,并在 1883 年利用系统参数的分岔成功地解释了 1831 年 Faraday 和 1868 年 Matthiessen关于振动流体实验的不同结果。1883 年 O. Reynolds 发现在临界数时层流转变为湍流的现象,这种运动分岔在流体力学中称为转捩。1885 年 Poincare 的工作标志着分岔理论的创立。作为数学分支,分岔理论在 20 世纪 60 年代已基本形成。1972 年 R. Thom 宣传的突变理论曾使得分岔理论中的奇异性方法受到广泛注意。1971 年 Rulle 和 Takens 提出环面分岔进入混沌,到 1982 年这种进入混沌的途径基本清楚。1978 年 F. J. Feigenbaum 发现了倍周期分岔进入混沌途径的普适规律。1980 年 Y. Pomeou 和 P. Manneville 发现了伴随鞍结分岔的阵发性进入混沌的途径。这些工作建立了分岔和混沌的联系。

4. 分形的研究

20 世纪 70 年代开创的分形几何对非线性动力学的深入和普及都起了重要作用。1880 年 Poincare 和 F. Klein 关于自反演的研究工作已涉及分形的若干方面;1918 年 F. Hausdorff 定义了维数,而且维数不必局限为整数。20 世纪 20 年代,P. Fatou 等人在复变映射的研究中揭示了分形现象的作用机理。1975 年 B. B. Mandelbrot 开创了分形几何以处理具有自相似性和无标度性的破碎几何形体,20 世纪 80 年代以后引起公众对非线性现象尤其是分形的极大热情。20 世纪 80 年代初期分形被 E. Ott、D. Farmer、P. Grassberger 等众多研究者用以刻划混沌运动在相空间中对应的奇怪吸引子;20 世纪 80 年代中后期,S. W. McDonald、C. Grebogi、J. A. Yorke等用分形描述多吸引子系统吸引盆的边界,并提出了不同于混沌的初值敏感性的终态敏感性概念。随着分形概念的深入发展和应用,多重分形和胖分形等概念相继提出,并应用于动力学的研究。

从非线性动力学发展看,对非线性现象的研究需要数学、物理、工程以及电子信息等多个学科领域交叉,纯粹和应用数学方面的动态系统、奇异性、摄动法等理论,理论和实验力学方面的工程现象力学建模、应用力学规律解释动力学行为、固体和流体系统实验研究等理论方法，以及电子计算机的数值和符号运算等计算分析功能，均为研究非线性问题的重要工具。在多学科交叉的基础上，非线性动力学这一新的分支学科形成了。随着对非线性动力学研究的深入，机遇、因果、决定论等人类认识自然的基本概念和范畴需要重新认识。非线性动力学的研究导致了一种新的实验方式，数值实验的产生和广泛应用，同时也促进了数学、物理、力学相关学科的发展，并在工程技术、生物医学和社会科学中显示出广阔的应用前景。

1.3.2 非线性动力学方程及解形式

广义动力学研究的是系统如何随时间变化。系统的性质或特征是用一些所谓状态变量（state variables）来表征的，如人体的温度和心率、粒子的动量和坐标，以及日常生活中的商品数目和股票行情等。当这类状态变量随时间变化，也就是系统处于非平衡态时，此时的系统称为动力（或动态）系统（dynamical system）。动力学就是研究动力系统中状态变量如何随时间变化（即系统的运动）的一门学科。状态变化的规律既可能表示为连续形式的微分方程或微分积分方程，也可能用关于状态变量的离散方程表示。

1. 非线性动力学方程概念

动力学是研究动力系统的状态变量随时间变化规律的学科。状态变量随时间变化的定量表述是各种形式的（连续的或离散的）数学方程，这种表示状态随时间变化的方程称为动力学（动态）方程（dynamical equation）或运动方程。动力学方程的正确性要以客观实践的检验作基础。过去对动力系统的研究一般多限于线性系统，即其动力学方程都是线性的，即在方程中只有各状态变量及其各阶导数的线性（一次）项。这样做是因为线性方程易于求解，而且解服从线性叠加原理。然而实际的大量自然现象或社会现象毕竟是很复杂的，遵从的是非线性规律，一般用非线性方程来描述非线性系统所呈现出的这种非线性规律，其描述形式一般包括两种：连续形式的微分方程和离散的差分方程。人们一般把含有状态变量或其导数高次项的运动方程称为非线性方程，非线性方程除极少数外，大都不存在解析解，难以用一些经典方法了解其特性。早在 19 世纪末 20 世纪初，Poincare 就已指出，某些非线性系统具有内禀的随机性。随着计算机科学技术的迅速发展，人们可以容易地求得一般非线性方程的数值解，这才使人们对非线性系统有了较深刻的了解，而且使非线性动力学在自然科学和社会科学的许多领域中得到广泛应用。

在许多情形下，人们并不清楚系统包含哪些状态变量，以及这些状态变量之间相互作用的规律。还有不少情形，人们只是观测到反映系统随时间变化时某个（或某些）变量变化的时间序列（time series），此变量甚至可能不是系统的状态变量而只是与状态变量有关的另外的变量。在这类不知系统状态变量相互作用规律的情形下，人们仍希望借助于已有的知识，特别是某些变量随时间变化的规律来建立系统的动力学方程，这就是所谓的建模（model）。人们希望将这种模型方程的解与实际观测结果进行比较以验证模型的正确，同时也希望从模型推出其他有意义的结果。因此，根据已有的关于系统知识和实验数据建立系统的动力学模型，也是研究动力系统的重要方法之一。

2. 非线性动力学方程标准形式

连续流的动力学方程通常是用微分方程形式表述的,而一般常微分方程(暂不讲偏微分方程问题)有各种不同的形式:有一元高阶的,其中又有自治的(autonomous,即方程中不显含时间)和非自治的(nonautonomous,即方程中显含时间)之分;又有多元的常微分方程组。但所有常见的非线性常微分方程都可以化为自治的一阶常微分方程组,因为对于高阶自治方程,只要把各阶导数当作新的变量即可。对于非自治方程,只要把方程中显含的时间 t 当成新的变量,这样,原来的 n 个变量非自治方程就变成 $(n+1)$ 个变量的自治微分方程组了。

根据以上分析,以如下的一阶自治方程组作为分析讨论的对象(n 为状态变量个数,也称自由度数):

$$\dot{X}_i = f_i(X_j), \qquad i,j = 1, 2, \cdots, n \qquad (1-1)$$

式(1-1)也可写成矢量形式:

$$\dot{\boldsymbol{X}} = \boldsymbol{f}(\boldsymbol{X}) \qquad (1-2)$$

式中:$\boldsymbol{X}$ 是 n 维欧几里得空间 $\mathbf{R}^n$ 中的矢量($\boldsymbol{X} \in \mathbf{R}^n$),其第 i 个方向的分量就是 X_i。于是方程式(1-2)也可写成矩阵形式:

$$\begin{bmatrix} \dot{X}_1 \\ \dot{X}_2 \\ \vdots \\ \dot{X}_n \end{bmatrix} = \begin{bmatrix} f_1(X_1, X_2, \cdots, X_n) \\ f_2(X_1, X_2, \cdots, X_n) \\ \vdots \\ f_n(X_1, X_2, \cdots, X_n) \end{bmatrix} \qquad (1-3)$$

$$\boldsymbol{X} = (X_1, X_2, \cdots, X_n)^\mathrm{T} \in \mathbf{R}^n$$

$$\boldsymbol{f} = (f_1, f_2, \cdots, f_n)^\mathrm{T} \in \mathbf{R}^n$$

式中:T 表示矩阵的转置。我们称由状态变量 $\boldsymbol{X}$ 所张的空间 $\mathbf{R}^n$ 为相空间(phase space)或状态空间(state space)。很明显,用相空间分析系统的运动具有几何学直观的优点。

方程式(1-1)或式(1-2)这样的自治方程组称为动力(学)方程的标准形式,它们代表所要分析讨论的动力系统状态变化的规律。它们既被称为系统的动力(学)方程,也被称为运动方程或状态方程。

方程式(1-1)形式的运动方程的物理意义极为明确:每一方程表示动力系统每一状态变量随时间的变化率;其次,这种形式的方程具有时间平移不变性,即方程形式不会随时间变化,从而方程式也明确表示系统动力学规律的不变性。

在相空间中,每一时刻的状态[解方程式(1-1)得到的 X_i 取值]用相空间的一点或矢量 $\boldsymbol{X}$ 表示,状态随时间的变化则是相空间中的轨线,也就是方程式(1-1)的解曲线或积分曲线。这些曲线与初始条件有关。相互临近的初始条件的轨线的集合构成所谓的流(flow),它表示系统运动的趋势。

3. 定点

在研究动力系统状态随时间变化时,有一类状态具有特殊重要的意义,这就是所谓定态(steady state),定态就是所有状态变量对时间的导数全都等于零的状态:

$$\frac{\mathrm{d}X_i}{\mathrm{d}t} = f_i(X_j) = 0, \quad i, j = 1, 2, \cdots, n \tag{1-4}$$

可见，定态也就是不随时间变化的状态。定态在相空间中的代表点称为定点[不动点 (fixed point)或平稳点(stationary point)]。物理学和化学中所说的平衡态就是定态。在通常情形下，人们往往不区别定态和平衡态。与力学中的平衡态有稳定与否之分类似，一般动力学系统的定态也有稳定与否之分。所谓定态(严格说，应该是渐进稳定定态)，是指方程的解经过初始阶段的暂态过程(或者说，$t \to \infty$后)各变量都将趋于稳定不变的数值。

在相空间中定点处轨线无确定的斜率，因为

$$\frac{\mathrm{d}X_i}{\mathrm{d}X} = \frac{\dfrac{\mathrm{d}X_i}{\mathrm{d}t}}{\dfrac{\mathrm{d}X}{\mathrm{d}t}} = 0/0 \tag{1-5}$$

这表示没有轨线通过该点或有不止一条(甚至有无穷多条)轨线通过该点。人们称这种斜率不定的点为奇点(singular point)，有时也称为临界点(critical point)。即定点、不动点、平衡点、平稳点、奇点和临界点是同一客体的不同名称。在相空间中，奇点以外所有其他点都有确定的斜率，这样的点称为寻常点(ordinary point)或解析点(analytical point)。

定点有许多不同类型。不同类型的定点及其稳定性对决定动力系统的行为，特别是定点附近的行为十分重要。在由自治方程式(1-1)所描述的相空间中，除奇点外，所有轨线均不能相交。需要特别说明的是：如果把高维($n \geqslant 3$)系统的轨线投影到低维空间，如投影到二维平面上，则不同的空间轨线在平面上的投影自然可以相交。这也就是说，如果在二维平面(或三维空间)上研究动力系统的运动性质，如遇到轨线相交，则系统不是二维(或三维)非自治的，就是高于二维(或三维)的。也就是说，系统有大于2(或3)的自由度。

4. 解的各种形式

运动方程式(1-1)的解反映系统的运动性质。只有求解运动方程，才能知道系统运动的性质和各种形式。相空间的轨线就是由解运动方程得到的，因此相空间中的轨线是表示运动方程的解和系统运动特征的一种形象方式。非线性方程大都不存在解析解，通常只能用数值法(近似计算法)和计算机求其数值解，或者通过作图方式定其轨线走势。与线性方程类似，非线性方程的解在经过与初始条件有关的暂态过程后，一般将达到一稳恒(定常)形式。除了要研究暂态过程的性质和作用外，通常人们总是着重研究稳恒形式的解。

实际上，定态或定点就是运动方程最简单的平凡解。定态或定点有稳定和不稳定之分。非线性运动方程往往有不止一个定点，这些定点中有的稳定，有的不稳定。定点稳定时，其附近的轨线将趋于此定点。对于不稳定定点，其附近的轨线将远离此定点，那么它们将终止在何处呢？计算和分析指出，这有下列3种情形：

(1)轨线趋于另一稳定的定点。

(2)解是发散的，即给定 X_i 以有限的初始值 $X_i(0)$，$X_i(t)$将随时间无限制地偏离有限值而趋于无穷。由于这类情形毕竟少见，所以一般不考虑发散解。

(3)系统状态变量既不趋于无穷大，也不终止于某一稳定定点，其取值总是在有限范围内不断变化。也就是说，解是振荡的。由于振荡解最具有实际意义，在实际工作或研究中，常常对振荡解进行重点分析和研究。

对于单变量的自治方程[方程式(1-1)中，令 $n=1$]，具有以下性质：①所有的解只能是时间 t 的单调增函数或单调减函数；②如果所有解都是有界的，则解实际上是一定点（平衡点）；③单变量自治方程不可能有振荡解。因此，方程式(1-1)和式(1-2)只有在 $n \geqslant 2$ 时才有可能存在振荡解。

所有振荡解大体上具有如下 3 种形式。

1. 周期振荡

方程的解在相空间（相平面）的轨迹是围绕某一不稳奇点的闭曲线，这时系统状态变化总是周而复始地重复进行，即振荡具有确定的周期。除少数情况（各种保守的线性振荡系统，如无阻尼单摆，或像非线性洛特卡-沃尔泰拉方程的解的守恒振荡）外，多数非线性方程的周期解都与初始条件无关，而只由方程本身及其中的参量值决定。不同初始条件的解的轨线经过一段暂态过程最后都落在闭曲线上，相平面上这种孤立的闭曲线称为极限环。

2. 准周期振荡

方程的解与周期振荡稍有区别。在相平面上的轨迹不是封闭曲线，经过较长时间后轨线密集在一封闭带中。准周期振荡实质是由两个振荡系统耦合而成的系统，由于频率之间不可公度，而使振荡貌似周期实际却是非周期的振荡称为准周期振荡。从解合成角度来看，两个（或两个以上）不可公度的振荡沿不同方向合成时，当然也是准周期振荡。

3. 混沌

混沌是一种具有随机性的非周期运动，这是一些非线性系统存在的另一类型的非周期运动。方程的振荡解有可能是混沌形式，由于非线性方程往往有不止一个定点，整个相空间（或相平面）可能被划分为不同的流域（basin）或吸引域，不同流域中的轨线将趋于不同的稳定定点或者趋于无穷远。如果对这类系统加上随时间变化的外力，系统便很可能穿过不同流域的分界线，在不同流域之间来回跳动，从而形成复杂的振荡状态。或者说，含时外力的作用使系统的相空间维数增加了，定点的性质也可能发生变化，从而使系统可能在原来那些稳定定点的周围或不同定点之间作各种复杂的运动：由于方程中参量取值不同（系统和外力有所不同），系统既可作周期运动或准周期运动，也可作复杂的混沌运动。

1.3.3 线性稳定性分析

动力学方程的解 $X(t)$ 代表系统的运动（状态如何随时间变化），解的稳定与否即表示系统运动的稳定与否。定态解一般就表示平衡态，平衡态的稳定性在许多实际问题中至关重要，定态（定点）的稳定性还决定着其邻域解（运动）的性质。因此，研究解的稳定性特别是定态（定点）的稳定性具有十分重要的意义。

1. 稳定性概念

把方程式(1-1)简写如下：

$$\frac{\mathrm{d}X_i}{\mathrm{d}t} = f_i(\lambda, X_1, X_2, \cdots, X_n), \quad i = 1, 2, \cdots, n \tag{1-6}$$

式中:λ 是方程某一控制参数。设方程式(1-6)在初始条件 $X_i(t_0) = X_i^0$ 下的解为 $X_i(t)$,如果用与原来略有差别的初始条件 $X'_i(t_0) = X_i^0 + \eta_i$,$\eta_i$ 是一个小扰动,就会得到方程组的新解 $X'_i(t)$。如果对于任意给定的 $\varepsilon > 0$,存在 $\delta > 0$,并且 $|\eta_i| \leqslant \delta$,当 $t \geqslant t_0$ 时也满足

$$|X'_i(t) - X_i(t)| < \varepsilon, \quad i = l, 2, \cdots, n \tag{1-7}$$

则称方程式(1-6)的解 $X_i(t)$ 是稳定的,否则它就是不稳定的。这样定义的稳定性称为李雅普诺夫稳定性。

如果 $X_i(t)$ 是稳定的,并且满足极限条件:

$$\lim_{t \to \infty} |X_i(t) - X'_i(t)| = 0, \quad i = 1, 2, \cdots, n \tag{1-8}$$

则称 $X_i(t)$ 是渐近稳定的。

上述抽象的数学定义可以直观理解为:方程式(1-6)对于不同的初始条件有不同的解,如果原初始条件 $X_i(t_0)$ 和受扰动后的初始条件 $X'_i(t_0)$ 之差限定在一定的范围内,即 $|X'_i(t_0) - X_i(t_0)| < \delta$,未扰动解 $X_i(t)$ 和扰动解 $X'_i(t)$ 之差也不超出一定的范围,即 $|X'_i(t) - X_i(t)| < \varepsilon$,则未扰动解 $X_i(t)$ 就是稳定的;如果 $X'_i(t)$ 渐渐趋近于 $X_i(t)$,最终变得和 $X_i(t)$ 一致,则称 $X_i(t)$ 是渐近稳定的;如果 $X'_i(t)$ 与 $X_i(t)$ 之差不存在一个有限范围,即 $X'_i(t)$ 远离 $X_i(t)$,则称 $X_i(t)$ 是不稳定的。

由上述李雅普诺夫稳定性的定义可以看到,要对动力系统的解的稳定性做出判断,必须对动力学方程组求解,然而对于非线性动力系统是很难获得解析解的,即使获得近似解析解也是如此。那么,能否像最小熵产生原理那样,不用对方程组具体求解就能对系统的稳定性做出判断。李雅普诺夫发展了这种判断方法,通常称为李雅普诺夫第二方法。这种方法主要是寻找(或构造)一个李雅普诺夫函数,利用这个函数的性质对系统的稳定性做出判断。

2. 线性稳定性分析

通过上述对稳定性的定义可知,要对非线性微分方程组的解的稳定性做出判断,最好是求出它的解析解。然而,对于大多数非线性微分方程组很难得到它们的解析解,甚至求近似解析解也是不可能的。虽然李雅普诺夫方法避开了这一困难,但寻找一个李雅普诺夫函数仍存在着困难。那么能否不对非线性方程组求解,而采取一种既简单又有效的方法对非线性方程组定态解的稳定性做出定性的判断。这样的方法是存在的,那就是线性稳定性分析方法。

线性稳定性分析方法由李雅普诺夫提出,其主要思想如下:在非线性微分方程组定态解的小邻域,把非线性微分方程组线性化,用线性微分方程组来研究定态解对小扰动的稳定性。因为线性微分方程组是容易求解的,而且在定态解的小邻域,用线性微分方程组近似取代非线性微分方程组是合理的,所以线性稳定性分析方法既简单又有效,是一种常用的稳定性分析方法。线性稳定性分析方法描述如下:

设有非线性方程组为

$$\frac{\mathrm{d}X_i}{\mathrm{d}t} = f_i(\lambda, \{X_j\}), \quad i, j = 1, 2, \cdots, n \tag{1-9}$$

并设 $x_i(t)$ 是定态解 $\{X_{i0}\}$ 附近的小扰动,即

$$X_i(t) = X_{i0} + x_i(t) \\
\left| \frac{x_i}{X_{i0}} \right| \ll 1, \quad i = 1, 2, \cdots, n \left.\right\} \tag{1-10}$$

非线性方程组式(1-9)在定态解$\{X_{i0}\}$附近的线性化方程为

$$\frac{\mathrm{d}x_i}{\mathrm{d}t} = \sum_{j=1}^{n} \left(\frac{\partial f_i}{\partial x_j} \right)_0 x_j \tag{1-11}$$

线性稳定性定理:如果线性化方程组式(1-9)的零解($x_1 = x_2, \cdots = x_n = 0$)是渐近稳定的,则非线性方程组式(1-9)的定态解$\{X_{i0}\}$也是渐近稳定的;如果零解是不稳定的,则定态解$\{X_{i0}\}$也是不稳定的。

线性稳定性定理保证了利用线性的方法来研究非线性方程定态解稳定性的有效性。利用线性稳定性定理来研究非线性方程定态解稳定性的过程称为线性稳定性分析。这种分析方法在处理实际问题中经常被用到。必须指出的是,线性稳定性定理只是对线性化方程零解是渐近稳定的或是不稳定的情形给出了结论,而对于零解是李雅普诺夫稳定的并还是渐近稳定的情形没有给出任何信息。

1.3.4 奇点分类和极限环

为描述简单形象,以两个状态变量(X, Y)的非线性动力系统为例,利用线性稳定性分析方法,讨论奇点类型和极限环。

两个状态变量(X, Y)的非线性动力系统描述如下:

$$\frac{\mathrm{d}X}{\mathrm{d}t} = f_1(X, Y) \\
\frac{\mathrm{d}Y}{\mathrm{d}t} = f_2(X, Y) \left.\right\} \tag{1-12}$$

现在相空间变为分别以X和Y为坐标轴的二维相平面。如果非线性方程组式(1-12)的解存在且唯一,那么它的解在相平面上就表现为一条线。轨线斜率为

$$\frac{\mathrm{d}Y}{\mathrm{d}X} = \frac{f_2(X, Y)}{f_1(X, Y)}, \quad f_1 \neq 0 \\
\frac{\mathrm{d}X}{\mathrm{d}Y} = \frac{f_1(X, Y)}{f_2(X, Y)}, \quad f_2 \neq 0 \left.\right\} \tag{1-13}$$

只要$f_1(X, Y)$和$f_2(X, Y)$不同时为零且连续可微,轨线斜率就是唯一的,它意味着轨线不相交。如果轨线在相平面中某一点相交,则这一点的斜率就不是唯一的。换句话说,数学上的解的存在与唯一性定理要求相空间中的轨线不能相交。

如果$f_1(X, Y)$和$f_2(X, Y)$同时为零,即

$$f_1(X_0, Y_0) = 0 \\
f_2(X_0, Y_0) = 0 \left.\right\} \tag{1-14}$$

则有

$$\frac{\mathrm{d}Y}{\mathrm{d}X} = \frac{0}{0}$$

这表明轨线的斜率不唯一。如前所述,我们把在相平面中使 $f_1(X,Y)$ 和 $f_2(X,Y)$ 同时等于零的点 (X_0,Y_0) 称为奇点。在相平面上除奇点之外的所有其他点都叫作正则点。根据方程式(1-14)可知,奇点就是非线性方程组式(1-12)的定态解。因此,通过研究相空间中奇点的稳定性就可以知道定态解的稳定性。只要弄清楚奇点附近轨线的分布及其流向,就能对奇点的稳定性做出判断。

为此设 $x(t)$ 和 $y(t)$ 是奇点 (X_0,Y_0) 附近的小扰动,即

$$X(t) = X_0 + x(t), Y(t) = Y_0 + y(t) \\ \left| \frac{x}{X_0} \right| \ll 1, \left| \frac{y}{Y_0} \right| \ll 1 \right\} \tag{1-15}$$

把非线性方程组式(1-12)的右边在奇点 (X_0,Y_0) 附近按泰勒级数展开,并保留线性项,有

$$\frac{\mathrm{d}x}{\mathrm{d}t} = f_1(X_0,Y_0) + \left(\frac{\partial f_1}{\partial X} \right)_0 x + \left(\frac{\partial f_1}{\partial Y} \right)_0 y \\ \frac{\mathrm{d}y}{\mathrm{d}t} = f_2(X_0,Y_0) + \left(\frac{\partial f_2}{\partial X} \right)_0 x + \left(\frac{\partial f_2}{\partial Y} \right)_0 y \right\} \tag{1-16}$$

根据定态方程式(1-14),方程式(1-16)变为

$$\frac{\mathrm{d}x}{\mathrm{d}t} = a_{11} x + a_{12} y, \quad \frac{\mathrm{d}y}{\mathrm{d}t} = a_{21} x + a_{22} y \tag{1-17}$$

其中

$$a_{11} = \left(\frac{\partial f_1}{\partial X} \right)_0, \quad a_{12} = \left(\frac{\partial f_1}{\partial Y} \right)_0, \quad a_{21} = \left(\frac{\partial f_2}{\partial X} \right)_0, \quad a_{22} = \left(\frac{\partial f_2}{\partial Y} \right)_0 \tag{1-18}$$

下标 0 表示在定态取值。方程式(1-17)可以方便地写为矩阵形式:

$$\frac{\mathrm{d}}{\mathrm{d}t} \begin{bmatrix} x \\ y \end{bmatrix} = \begin{bmatrix} a_{11} & a_{12} \\ a_{21} & a_{22} \end{bmatrix} \begin{bmatrix} x \\ y \end{bmatrix} \tag{1-19}$$

由方程式(1-19)的线性结构可知,其具有如下的形式解:

$$x = x_0 \mathrm{e}^{\omega t}, \quad y = y_0 \mathrm{e}^{\omega t} \tag{1-20}$$

这样的解称为简正模。把式(1-20)代入式(1-19)可以得到对 (x_0,y_0) 为一阶的齐次代数方程组:

$$\omega \begin{bmatrix} x_0 \\ y_0 \end{bmatrix} = \begin{bmatrix} a_{11} & a_{12} \\ a_{21} & a_{22} \end{bmatrix} \begin{bmatrix} x_0 \\ y_0 \end{bmatrix} \tag{1-21}$$

这个方程组具有非零解的条件为

$$\begin{vmatrix} a_{11} - \omega & a_{12} \\ a_{21} & a_{22} - \omega \end{vmatrix} = 0 \tag{1-22}$$

即

$$\omega^2 - T\omega + \Delta = 0 \tag{1-23}$$

其中

$$T = a_{11} + a_{22}, \quad \Delta = a_{11} a_{22} - a_{12} a_{21} \tag{1-24}$$

方程式(1-23)称为线性化方程组式(1-19)的特征方程，ω 称为线性化方程组的特征值。

特征方程式(1-23)是一个一元二次方程，有两个不同的特征根 ω_1 和 ω_2，即

$$\omega_{1,2} = \frac{1}{2}(T \pm \sqrt{T^2 - 4\Delta}) \qquad (1-25)$$

这时线性化方程组式(1-19)有两组如下形式的线性无关解：

$$\left. \begin{array}{l} x = x_{01}e^{\omega_1 t}, \quad y = y_{01}e^{\omega_1 t} \\ x = x_0 e^{\omega_2 t}, \quad y = y_0 e^{\omega_2 t} \end{array} \right\} \qquad (1-26)$$

其中：$\begin{bmatrix} x_{01} \\ y_{01} \end{bmatrix}$ 和 $\begin{bmatrix} x_{02} \\ y_{02} \end{bmatrix}$ 分别是方程组式(1-21)系数矩阵(a_{ij})的特征值 ω_1 和 ω_2 对应的特征向量。这样，线性化方程组式(1-19)的一般解应是两个线性无关解的线性组合，即

$$x = c_1 x_{01}e^{\omega_1 t} + c_2 x_{02}e^{\omega_2 t}, \quad y = c_1 y_{01}e^{\omega_1 t} + c_2 y_{02}e^{\omega_2 t} \qquad (1-27)$$

其中：c_1 和 c_2 由初始条件确定。

从方程式(1-25)可知，特征值 $\omega_i(i=1,2)$ 可能为复数，而奇点(X_0,Y_0)的稳定性只取决于特征值实部 $\mathrm{Re}(\omega_i)$ 的符号。由此可以根据方程式(1-27)直观地得到如下稳定性判据：

(1)如果两个 $\mathrm{Re}(\omega_i) < 0(i=1,2)$，则奇点$(X_0,Y_0)$是渐近稳定的；

(2)如果至少有一个 $\mathrm{Re}(\omega_a) > 0(\alpha=1$ 或 $2)$，则奇点(X_0,Y_0)是不稳定的；

(3)如果至少有一个 $\mathrm{Re}(\omega_a) = 0(\alpha=1$ 或 $2)$，而另一个 $\mathrm{Re}(\omega_\beta) < 0(\beta=2$ 或 $1)$，则奇点(X_0,Y_0)是李雅普诺夫稳定的，而不是渐近稳定的。我们称这种情况为临界稳定性。

奇点也可认为是非线性系统行为异常的点。虽然这样的点在相空间的分布是极为稀少的，但它们却是人们关注的热点。通常按奇点的性质把它分为结点、鞍点、焦点和中心点四类。现在分别加以简要介绍。

1. 结点

当 $T^2 - 4\Delta \geq 0$ 和 $\Delta > 0$ 时，对应的奇点称为结点。此时两个特征根不但都是实的，而且同号$(\omega_1 + \omega_2 = T, \omega_1\omega_2 = \Delta)$，即：$\omega_1 = \frac{1}{2}(T + \sqrt{T^2 - 4\Delta})$，和 T 同号；$\omega_2 = \frac{1}{2}(T - \sqrt{T^2 - 4\Delta})$，也和 T 同号。

【例】 若线性化方程式(1-17)中的 $a_{12}=a_{21}=0, a_{11}=a_{22}=a\neq0$，则 $T^2 - 4\Delta = 0, \Delta = a^2 > 0$，奇点$(X_0,Y_0)$为结点。这时方程式(1-17)变为

$$\frac{\mathrm{d}x}{\mathrm{d}t} = ax, \quad \frac{\mathrm{d}y}{\mathrm{d}t} = ay \qquad (1-28)$$

其解为：$x = x_0 e^{at}$；$y = y_0 e^{at}$。

在结点附近轨线的斜率为

$$\frac{\mathrm{d}y}{\mathrm{d}x} = \frac{y_0}{x_0} = 常数 \qquad (1-29)$$

对于不同的初始条件(x_0,y_0)，会有不同的常数，也就有不同的斜率。同时，因为 $T=2a$，所以结点的稳定性取决于 a 的符号，$a<0$ 对应于渐近稳定结点，$a>0$ 对应不稳定结点。因此，

可以根据 T 的符号来判断结点的稳定性：$T<0$，渐近稳定结点；$T>0$，不稳定结点。图 1-1 给出了不同类型的结点附近轨线分布及其流向示意图。从这些图看到，稳定结点是相平面的汇，不稳定结点是相平面的源。

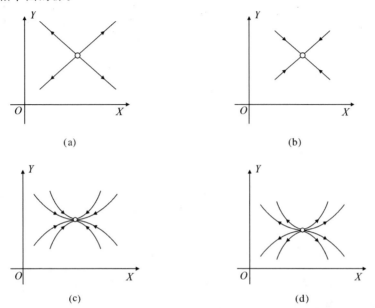

图 1-1　不同类型的结点附近轨线分布及其流向示意图

(a)渐近稳定星形结点；(b)不稳定星形结点；(c)渐近稳定星形结点；(d)不稳定星形结点

2. 鞍点

当 $T^2-4\Delta\geqslant0$ 和 $\Delta<0$ 时，相应的奇点称为鞍点。这种情形的特征根总是异号的实根，即

$$\omega_1=\frac{1}{2}(T+\sqrt{T^2-4\Delta})>0,\quad \omega_2=\frac{1}{2}(T-\sqrt{T^2-4\Delta})<0。$$

无论 $T>0$ 或 $T<0$，鞍点总是不稳定的。

【例】　若方程式(1-17)中的 $a_{12}=a_{21}=0$，$a_{11}<0$，$a_{22}>0$，则 $T^2-4\Delta=(a_{11}-a_{22})^2>0$，$\Delta=a_{11}a_{22}<0$，奇点 (X_0,Y_0) 为鞍点。这时线性化方程可变为

$$\frac{\mathrm{d}x}{\mathrm{d}t}=a_{11}x,\quad \frac{\mathrm{d}y}{\mathrm{d}t}=a_{22}y \tag{1-30}$$

其形式解为

$$x=x_0\mathrm{e}^{a_{11}t},\quad y=y_0\mathrm{e}^{a_{22}t} \tag{1-31}$$

鞍点附近轨线斜率不但与初始条件 (x_0,y_0) 有关，而且还与线性化系数 a_{11} 和 a_{22} 有关，即

$$\frac{\mathrm{d}y}{\mathrm{d}x}=\frac{a_{22}y_0}{a_{11}x_0} \tag{1-32}$$

式中忽略了因子 $\exp[(a_{22}-a_{11})t]$，因为其不影响结论。根据斜率在不同象限的符号，可以得到图 1-2 所示的轨线分布形式。由于它与马鞍曲面在平面上的投影相类似，所以称为鞍点。

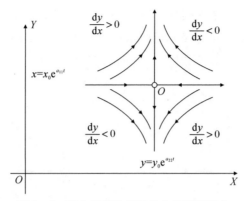

图 1-2　鞍点附近轨线的分布情形及流向

3. 焦点

当 $T^2-4\Delta<0,T\neq0$ 时，对应的奇点称为焦点。这时特征根为两个共扼复根，即

$$\omega_1=\omega'+i\omega'',\quad \omega_2=\omega'+i\omega'' \tag{1-33}$$

其中：$\omega'=\dfrac{T}{2},\omega''=\dfrac{1}{2}\sqrt{4\Delta-T^2}$，分别是共轭复根的实部和虚部。

焦点的稳定性取决于实部 ω' 的符号。$T<0$，渐近稳定焦点；$T>0$，不稳定焦点。复根的虚部 ω'' 是周期振荡的频率。

【例】 当 $a_{21}=-a_{12}=b>0,a_{11}=a_{22}=a$ 时，有 $T^2-4\Delta=-4b^2<0,T=2a\neq0$，则奇点 (X_0,Y_0) 为焦点。这时线性化方程式(1-17)变为

$$\frac{\mathrm{d}x}{\mathrm{d}t}=ax-by,\quad \frac{\mathrm{d}y}{\mathrm{d}t}=bx+ay \tag{1-34}$$

令 $z=x+iy$，方程式(1-34)变为

$$\frac{\mathrm{d}z}{\mathrm{d}t}=(a+ib)z \tag{1-35}$$

其解为 $z=z_0\mathrm{e}^{(a+ib)t}$，利用欧拉公式可变为

$$z=(x_0+iy_0)\mathrm{e}^{at}(\cos bt+i\sin bt) \tag{1-36}$$

其中：x_0 和 y_0 是初始条件。通过令方程式(1-36)两边的实部和虚部相等，可得

$$x=\mathrm{e}^{at}(x_0\cos bt-y_0\sin bt),\quad y=\mathrm{e}^{at}(x_0\sin bt+y_0\cos bt) \tag{1-37}$$

令 $x_0=q\cos\varphi,y_0=q\sin\varphi$，可得

$$x=q\mathrm{e}^{at}\cos(bt+\varphi),\quad y=q\mathrm{e}^{at}\sin(bt+\varphi) \tag{1-38}$$

由此得到焦点附近的轨线方程为

$$r^2=x^2+y^2=q^2\mathrm{e}^{2at} \tag{1-39}$$

方程式(1-39)是一个螺线方程，q 与初始条件有关，a 的符号决定着螺线的旋转方向。图1-3中：$a<0$，螺线旋向焦点，它代表一种衰减振荡；$a>0$，螺线旋离焦点，它代表一种放大振荡。

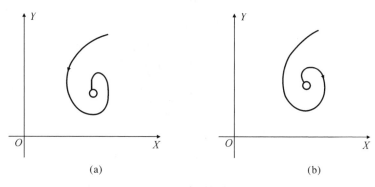

图 1 - 3 不同类型焦点示意图

(a)渐近稳定焦点;(b)不稳定焦点

4. 中心点

当 $T^2 - 4\Delta < 0, T = 0$ 时,对应的奇点 (X_0, Y_0) 称为中心点。此条件表明 Δ 必大于零,所以两个特征根是异号的纯虚数,即

$$\omega_1 = i\sqrt{\Delta}, \quad \omega_2 = -i\sqrt{\Delta} \tag{1-40}$$

这种奇点附近的轨线代表无阻尼振荡,因此这些轨线是一些闭合曲线,奇点被这些闭合曲线围绕在中间,所以这种奇点称为中心点。中心点附近的轨线既不无限地趋于它,也不无限地远离它,所以中心点是李雅普诺夫稳定的,而不是渐近稳定的。

【例】 若 $a_{11} = a_{22} = 0, a_{21} = -a_{12} = b$ 时,有 $T = 0, \Delta = b^2 > 0$,则相应的奇点是中心点。这时线性化方程式(1-17)变为

$$\frac{\mathrm{d}x}{\mathrm{d}t} = -by, \quad \frac{\mathrm{d}y}{\mathrm{d}t} = bx \tag{1-41}$$

令 $z = x + iy$,方程式(1-41)变为

$$\frac{\mathrm{d}z}{\mathrm{d}t} = ibz \tag{1-42}$$

其解为

$$z = z_0 e^{ibt} == z_0(\cos bt + i\sin bt) \tag{1-43}$$

其中:$z_0 = x_0 + iy_0$,x_0 和 y_0 是初始条件。

令 $x_0 = q\cos\varphi, y_0 = q\sin\varphi$,可得

$$x = q\cos(bt + \varphi), \quad y = q\sin(bt + \varphi) \tag{1-44}$$

最后可得到中心点附近的轨线方程为

$$x^2 + y^2 = q^2 \tag{1-45}$$

方程式(1-45)是一个圆方程,圆的半径 q 依赖于初始条件,初始条件稍有不同,轨线就会表现为一个新的圆。中心点附近的轨线分布如图 1-4 所示。因此,中心点既不是相平面中的汇也不是它的源,而是一种中间情形,所以又把它叫作临界稳定性。

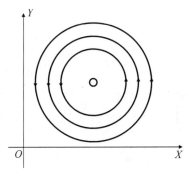

图 1-4 围绕中心点的闭轨线

上述所介绍的结点、鞍点、焦点和中心点,这 4 种奇点称为简单奇点。根据方程式(1-25),令 $D=T^2-4\Delta$。这 4 种奇点分布及特性总结归纳于图 1-5。渐近稳定结点和渐近稳定焦点是相空间的汇,其周围的轨线都以它们为极限,最后趋于它们,这些奇点好像是它们周围轨线的吸引中心,故把它们称为吸引子。相应地,把不稳定结点和不稳定焦点称为排斥子。系统的演化一旦达到吸引子就不会再运动,所以有时把吸引子又称为不动点。吸引子只有在耗散系统中才可能出现,因为吸引子是衰减运动的极限状态,而耗散是衰减运动的原因。在耗散系统中,二维相平面中的各种轨线最后都归并到零维的吸引子上,这称为相空间收缩。相反,对于守恒系统相空间不会收缩,而是保持相体积不变。同时,也可以看出,耗散是维持系统稳定的因素。

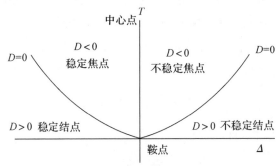

图 1-5 4 种简单奇点的分布

上述分析都是针对奇点附近的小邻域而言的,并用线性化方程得到奇点附近的轨线分布及其演化趋势,它们给奇点的性质提供了直观的图像。然而,在远离奇点时线性近似不再适用,必须考虑完整的非线性方程,这时轨线的演化趋势不外乎以下几种情形:

(1)如果相平面中只有一个吸引子,则相平面中所有轨线都流向于它;

(2)如果相平面中只有一个排斥子,则相平面中所有轨线都会从它出发流向无穷远;

(3)如果相平面中不但有吸引子,而且有排斥子,则大部分轨线会从排斥子出发流向吸引子,一小部分轨线可能自排斥子流向无穷远;

(4)最后一种情形是,排斥子附近的轨线流向四周去,而远方的轨线流向排斥子,两套流线必然在某个环形区域交锋,交锋的结果是在环形区域中出现一条闭合曲线,这条闭合曲线是内外两套轨线演化的共同极限集,这条闭合曲线称为极限环。

极限环是一条孤立的闭合轨线,也就是在它的周围不存在无限接近于它的另一条闭合轨线,这一点和中心点周围的闭合轨线有着本质差别。如果极限环内外的轨线都渐近地趋于它,则是渐近稳定极限环[见图 1-6(a)],否则,是不稳定极限环[见图 1-6(b)]。如果极限环内部(或外部)轨线渐近趋于它,而外部(或内部)轨线离开它,则称为半稳定极限环[见图 1-6(c)]。半稳定极限环也是不稳定极限环的一种。

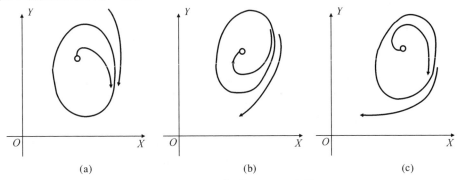

图 1-6　不同类型极限环示意图

(a)渐近稳定极限环;(b)不稳定极限环;(c)半稳定极限环

　　自然界中无外源强迫的持续稳定周期振荡现象都对应一个渐近稳定的极限环,又称为周期吸引子。极限环不可能在线性系统中产生,只可能在非线性系统中产生。因此,自然界中的持续振荡是非线性现象。但是,并不是每个非线性系统都能产生极限环,即非线性是产生极限环的必要条件,并不是充分条件。所以,判断一个非线性系统能否产生极限环十分重要。如果能够得到非线性系统的解析解,就能很容易地做出判断。然而,对于大多数非线性系统而言,要获得解析解是不可能的,所以采用定性的方法推断极限环是否存在及其在什么位置就成为必要了。由于非线性系统的复杂性,目前对极限环还没有一种普适的判断方法。下面仅对数学上的一些有关极限环定性结论进行简要介绍。

　　(1)如果极限环内只有一个简单奇点,则这个奇点绝对不是鞍点;如果极限环内有多个简单奇点,则一定是奇数个,并且鞍点数比其他奇点数少 1。

　　(2)本迪克森(A. Bendixson)负判据。对于方程式(1-12)所描述的非线性系统,如果 $\frac{\partial f_1}{\partial x}$ $+\frac{\partial f_2}{\partial y}$ 在某一相平面区域 D 内不改变符号,则在 D 内不可能存在极限环。根据本迪克森负判据可以直接证明线性系统不会产生极限环,因为对于线性系统 $T=a_{11}+a_{22}=\frac{\partial f_1}{\partial x}+\frac{\partial f_2}{\partial y}$,其不会改变符号。

　　(3)如果方程式(1-12)所描述非线性系统的轨线在某一相平面环形区域 D 的边界上总是自外向内,又在 D 内无奇点,则在 D 内至少有一个渐近稳定的极限环。如果方程式(1-12)所描述的非线性系统的轨线在某一相平面区域 D 的边界上总是自外向内,又在 D 内除有不稳定焦点或不稳定结点之外无其他奇点,则在 D 内至少有一个渐近稳定的极限环。

　　由上述讨论可知,一个渐近稳定的极限环代表着一种稳定的周期行为。所谓的时空有序结构实际上主要指在系统内部自发形成的在时间或空间上的周期行为。要想知道形成时空有序结构的动力学条件,就必须研究极限环的形成条件。

　　必须指出的是:当非线性系统在定点邻域的线性化方程的特征值实部等于零(临界情形)

时,由线性稳定性定理得不出什么结果。这时可根据中心流形定理对非线性项做进一步分析,判断定点的稳定性及其邻域的流形和流的特征。在某些实际问题中可能遇到非齐次方程,根据微分方程理论,线性非齐次方程的通解等于该非齐次方程的特解与相应的齐次方程的通解之和。因此,对于自治的非齐次方程,其解的稳定性由相应的齐次方程的解的稳定性决定。

1.3.5 全局分析相关概念

1.3.3 节和 1.3.4 节的线性稳定性分析都是在定点(或定态)邻域利用线性方法进行的,这就是所谓的局域(或局部)分析。绝不能把在定点邻域所得结果外推到非邻域甚至整个相空间,所以不变流形都是相对于某一定点的邻域而言的。不同定点的各不变流形自然互不相同。也就是说,这两节研究的是系统的局域稳定性(local stability)。关于系统在整个空间的行为还有不少应该研究的内容,如相空间可能有不同流域,从而即使某一定点是渐近稳定的,系统也不一定就趋于该点;某定点不稳定,系统也不一定趋于无穷远,而可能在某一有限区域内振荡(轨线在该区域内来回游荡),而且振荡的形式可能多种多样。一般把对系统在整个相空间表现的研究称为全局(或整体)分析(global analysis)。

如果系统在长时间($t \to \infty$)内局限于相空间的有限区域内,或者说,若 $t \to \infty$ 时,系统收敛于相空间 $\mathbf{R}^n$ 的某一有限子集合上,则称系统具有全局稳定性(global stability)。因此,由局域分析得知某定点是不稳定的并不一定意味全局也是不稳定的;同样,某定点是稳定的也不一定意味全局也是稳定的(如可能另有趋于无穷远的流域存在)。只有考虑非线性对全局的影响并进行分析,才能得到全局稳定性的正确结论。常见的李雅普诺夫函数法就是可进行全局稳定性分析的方法之一。

系统具有全局稳定性时,其轨线(或流)所收敛的单连通闭区域(包括轨线所包围的稳定的或不稳定的定点)称为系统的捕捉区(trapping region)。因此,只要能证明捕捉区的存在,也就表示不管其中的定点是否稳定,系统都具有全局稳定性。只要初始条件在捕捉区,系统就具有全局稳定性。

在相空间中,同时是稳定流形和不稳流形归宿的点为同宿点(ho‐moclinic point),通过同宿点的轨道既是其稳定轨道,又是其不稳定轨道,这样的轨道(也就是说,两头归宿于同一点的轨道)称为同宿轨道(ho‐moclinic orbit)。非线性系统往往不止有一个定点,不同的定点的稳定(或不稳定)轨道与稳定(或不稳定)轨道不能连接,否则将得到矛盾结果;但一个定点的稳定轨道可以与另一定点的不稳定轨道相连接,这样连接的轨道称为异宿轨道(heteroclini orbit),用异宿轨道连接的两定点都称为异宿点(heteroclinic point)。在某些情形下,同宿轨道与异宿轨道也可能不停地缠绕(tangle)而使运动复杂化,从而便形成混沌,因此同宿和异宿概念在研究混沌的发生时十分重要。

1.3.6 结构稳定性与分岔现象

前面的讨论都未涉及非线性方程组包含的控制参数 λ 对系统行为的影响,换言之,我们是在假定控制参数不变的前提下讨论了系统的稳定性问题。然而,控制参数对系统稳定性的影响十分重要,有时控制参数的一个微小变化都会引发系统的行为质的跃变。一个系统模型往往要包含若干参数,有的参数对系统行为没有实质性作用,但有的参数却起着关键作用。起关键作用的参数在其临界值附近的一个微小变化都会使系统的演化行为发生质的改变。

1. 结构稳定性

考虑双变量的非线性动力系统,方程描述如下:

$$\left.\begin{array}{l} \dfrac{\mathrm{d}X}{\mathrm{d}t} = f_1(\lambda, X, Y) \\[2mm] \dfrac{\mathrm{d}Y}{\mathrm{d}t} = f_2(\lambda, X, Y) \end{array}\right\} \qquad (1-46)$$

式中:λ 代表某一控制参数,并且把它看作是可变的。这样,方程式(1-46)的定态解(X_0, Y_0)应是 λ 的函数,即

$$X_0 = X_0(\lambda), \quad Y_0 = Y_0(\lambda) \qquad (1-47)$$

因为 f_1 和 f_2 是 X 和 Y 的非线性函数,所以定态解是多重的。但由于 λ 的变化可能使一些原来有物理意义的定态解失去物理意义,因此,λ 的变化可能会引起定态解的数目发生变化。根据方程式(1-18)可知,方程式(1-46)的线性化系数 a_{11}、a_{12}、a_{21} 和 a_{22} 是在定态取值,因此有 $T = T(\lambda), \Delta = \Delta(\lambda), \omega = \omega(\lambda)$。

这意味着 λ 的变化不但会使相平面中奇点的数目发生变化,而且还会引起奇点稳定性的变化,即引起相平面中轨线分布的结构变化。

如果控制参数 λ 发生一微小变化,描述系统的方程[如方程式(1-46)]的奇点数目及其稳定性不发生变化,则称系统方程是结构稳定的;否则,系统方程是结构不稳定的。这样定义的稳定性称为结构稳定性。

2. 分岔过程

由上述分析可见,控制参数 λ 固定,相空间中奇点的数目及其稳定性就是确定的。因此,相空间轨线的流形结构(拓扑结构)也是确定的。如果某一参数 λ 发生一个小扰动,相空间轨线的流形结构未发生变化,我们称这样的参数为普通参数。如果某一参数 λ 在达到 $\lambda = \lambda_c$ 时,一个微小的扰动就会使相空间轨线的流形结构发生根本性的改变,这时称系统发生了分岔现象,λ 称为分岔参数,λ_c 称为分岔点或临界点。

分岔现象是参数 λ 在分岔点 λ_c 处引发的,要么它使某一类型奇点由稳定变为不稳定,要么它使一类型稳定奇点变为另一类型不稳定奇点。这两种作用都会使相空间轨线的流形结构发生质的改变。因此,由稳定奇点变为不稳定奇点的条件就形成了确定分岔点 λ_c 的基本条件。根据前面 1.3.4 节讨论可知:在实特征根的情形下,$T < 0$ 和 $\Delta > 0$ 对应渐近稳定结点,$\Delta < 0$ 对应不稳定的鞍点;在复特征根的情形下,$T < 0$ 对应渐近稳定焦点,$T > 0$ 对应不稳定焦点。所以,确定奇点稳定性发生改变的分岔点方程为

$$\left.\begin{array}{l} \Delta(\lambda_c) = 0 \\[2mm] T(\lambda_c) = 0 \end{array}\right\} \qquad (1-48)$$

在参数 λ 达到分岔点 λ_c 时,原吸引子($\lambda < \lambda_c$ 时的渐近稳定奇点)失去稳定性,取而代之的不仅是不稳定奇点,而且还会产生出新的吸引子,如定态吸引子和周期吸引子等。也就是说在分岔点附近不稳定奇点和吸引子是成对出现的。这些新产生出来的吸引子和不稳定奇点统称

为系统方程[如方程式(1-46)]的新分岔解。如果新分岔解出现在$\lambda < \lambda_c$区域,就称为亚临界分岔,如果它出现在$\lambda > \lambda_c$区域,就称为超临界分岔,如图1-7所示。一般把新老分岔解与分岔参数λ的关系图称为分岔图。

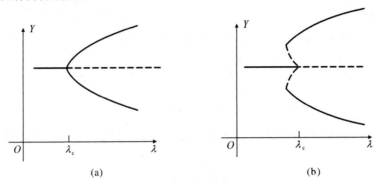

图1-7 不同类型分岔示意图(实线:渐近稳定解,虚线:不稳定解)

(a)超临界分岔;(b)亚临界分岔

必须指出的是,上述讨论是在假设分岔点存在的前提下进行的,但是满足条件式(1-48)并不能完全断定λ_c就一定是分岔点,要能完全确定λ_c是分岔点还需要补充一些条件。

(1)特征根为重根的情况。令

$$\left. \begin{array}{l} X = X_0 + x \\ Y = Y_0 + y \end{array} \right\} \tag{1-49}$$

其中,$z = \begin{bmatrix} x \\ y \end{bmatrix}$是定态解$(X_0, Y_0)$上的小扰动。把方程式(1-49)代入式(1-46),得

$$\frac{\mathrm{d}z}{\mathrm{d}t} = I(\lambda) \cdot z + h(\lambda, z) \tag{1-50}$$

式中:$I(\lambda) = \begin{bmatrix} a_{11} & a_{12} \\ a_{21} & a_{22} \end{bmatrix}$是线性化系数矩阵,也可称为线性化算子,而$h(\lambda, z)$代表所有的非线性项。线性化方程的特征方程为

$$I(\lambda) \cdot u = \omega(\lambda)u \tag{1-51}$$

式中:$\omega(\lambda)$是算子$I(\lambda)$的特征值;$u = \begin{bmatrix} x_0 \\ y_0 \end{bmatrix}$是特征值$\omega(\lambda)$对应的特征向量。其实方程式(1-51)就是方程式(1-21)的简写。由方程式(1-51)确定的特征根可能是单根,也可能是重根。对于重根情形,存在如下定理:如果方程式(1-51)的一个特征值$\omega_i(i=1$或$2)$在$\lambda = \lambda_c$处具有奇重性,并且$\omega_i(\lambda_c) = 0$ $(i=1$或$2)$,则至少存在一个产生于(X_0, Y_0)的新分岔解,λ_c为分岔点。对于特征值ω具有偶重性的情形,在λ_c处可能不产生任何新分岔解。

(2)单重特征值的情况。只要满足条件式(1-48),λ_c就是分岔点。在实特征值从负变为正时,在分岔点$\lambda_c[\Delta(\lambda_c) = 0]$邻近会产生出新的定态分岔解,这称为定态分岔;在复特征值的实部$\text{Re}\omega(\lambda)$从负变为正时,在$\lambda_c(T(\lambda_c) = 0)$邻近会产生时间周期分岔解,这称为Hopf分岔。其特征值在分岔点分别满足条件式(1-52),如图1-8所示。此外,在$\lambda = \lambda_c$附近,超临界分岔解是渐近稳定的,而亚临界分岔解是不稳定的。

$$\left.\begin{array}{l} \text{定态分支 } \omega_c(\lambda_c) = 0, \left.\dfrac{\mathrm{d}\omega}{\mathrm{d}\lambda}\right|_{\lambda_c} > 0 \\[3mm] \text{Hopf 分支 } \mathrm{Re}\,\omega_c(\lambda_c) = 0, \left.\dfrac{\mathrm{d}\mathrm{Re}\,\omega}{\mathrm{d}\lambda}\right|_{\lambda_c} > 0 \end{array}\right\} \qquad (1-52)$$

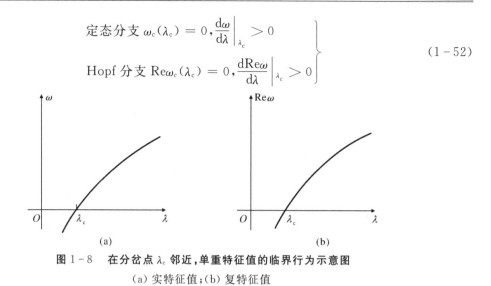

图 1-8　在分岔点 λ_c 邻近，单重特征值的临界行为示意图

(a) 实特征值；(b) 复特征值

1.3.7　混沌及其吸引子

非线性微分方程不存在解析解，过去人们一直只能定性地研究这些不能求解的动力系统的性质和规律。计算机科学和技术的飞速发展，使得在求非线性方程的数值解方面取得了巨大进展，从而使人们对非线性系统有了更深刻的认识，同时也使人们发现了混沌。混沌理论阐释了确定系统产生随机现象的机制，是关于非线性系统在一定参数条件下发生分岔、周期运动与非周期运动相互纠缠，并通向某种非周期有序运动的相关理论。本节简要介绍非线性系统混沌运动及其吸引子相关的性质和特点。

1. 混沌的产生与发展

"混沌"一词很早就出现在人类的历史中，原指宇宙混乱状态的描述，在世界的几个较为发达的古代文明中基本上都用自己的方式对混沌进行过描述。在古代，无论是在中国还是西方，混沌（或浑沌）都表示宇宙形成之前的元气（无序状态）。如三国时曹植的《七启》中有"夫太极之初，混沌未分"。旧时著名的启蒙读物《幼学琼林》的首句就是"混沌初开，乾坤始奠。气之轻清上浮者为天；气之重浊下凝者为地"。在西方，古巴比伦和希腊对混沌一词也有类似的解释，混沌表示完全无序或彻底混乱，如说混沌是"在秩序的宇宙之前就已存在的无秩序、无定形的物质。"虽然古人的这些观点大部分是基于自己的想象，而且其含义也局限于哲学方面，但是可以说这是人类早期对混沌状态的一种探索。

在混沌现象发现之前，人类对很多未知领域进行了探索，没有人怀疑过精确预测的能力是可以实现的，认为只要收集够足够的信息就可以实现。18 世纪法国数学家拉普拉斯甚至宣称，如果已知宇宙中每一个粒子的位置与速度，他就能预测宇宙在整个未来的状态。然而混沌现象的发现彻底打破了这一假设。混沌系统对初始条件的敏感性使得系统在其运动轨迹上几乎处处不稳定，初始条件的极小误差都会随着系统的演化而呈现指数形式的增长，迅速达到系统所在空间的大小，使得预测能力完全消失。如美国气象学家洛伦兹（E. Lorenz）在解释空气系统理论时提到的蝴蝶效应（butterfly effect）。面对这样的问题，科学家们又用到了"混沌"这个词,看似又回到了起点,实际上今天的混沌理论与过去的说法已经有了天壤之别。

19 世纪人们把"混沌"一词引入气体分子运动论中,认为气体中分子混乱无序的运动状态为"分子混沌"(moiecular chaos),混沌与古代一样,就表示完全随机无序的状态。1903 年,庞加莱在《科学与方法》一书中提到庞加莱猜想,他把动力系统和拓扑学两大领域结合起来,指出了混沌存在的可能性。1963 年,美国气象学家洛伦兹(E. Lorenz)在研究区域小气候,求解所提出模型方程时首次发现混沌(Chaos)现象,并提出了混沌理论。

1975 年李天岩和约克(J. Yorke)在题为《周期 3 蕴涵着混沌》的论文中,首先提出了在非线性理论中普遍采用的混沌概念,即混沌是非线性系统的一种特殊的运动状态。开始时(主要是 20 世纪 70 年代)为了把它与传统的表示无序的概念加以区别,人们把这种具有专门含义的混沌称为"确定性混沌"(deterministic chaos)。现在科技界已普遍接受并习惯使用"混沌"一词的专门含义,于是一般便去掉了"确定性"这一定语。人们已普遍认为"混沌"就是"确定性系统中出现的随机状态"(1986 年英国皇家学会举办的一次国际性专题学术会上与会者达成的共识)。

从 20 世纪 80 年代中期到 20 世纪末,混沌理论迅速吸引了数学、物理、工程、生态学、经济学、气象学和情报学等诸多领域学者的广泛关注,引发了全球关于混沌研究和应用的热潮。混沌理论指出非线性系统具有多样性和多尺度性,解释了决定系统可能产生随机结果的机制,冲破了牛顿力学的教规,被认为是继量子力学和相对论之后 20 世纪物理学界第三次重大革命。

2. 混沌概念

混沌现象起因于物体不断以某种规则复制前一阶段的运动状态,而产生无法预测的随机效果。一般来说,混沌是服从确定性规律但具有随机性的运动。所谓服从确定性规律,是指系统的运动(或演化,evolution)可以用确定的动力学方程[如方程式(1-1)那样的形式,即使有时这类方程还没有被找到]表述,而不是像噪声那样不服从任何动力学方程。所谓运动具有随机性,是指不能像经典力学中的机械运动那样由某时刻状态可以预言(或预测)以后任何时刻的运动状态,混沌运动倒是像其他随机运动或噪声那样,其运动状态是不可预言的,换言之,混沌运动在相空间中没有确定的轨道。洛伦兹把混沌运动这种在确定性系统中出现的随机性称为"貌似随机"。

混沌运动虽然不可预测,但是却并不能完全等同于混乱无章,有些确定的系统也会处于混沌状态。在动力学系统中,确定性指的是系统在任意时刻被初始状态所决定。虽然可以根据物体的初始状态和运动规律推算出其在任意时刻的运动状态,但是,由于初始条件有可能不能完全被考虑到,所以很可能造成预测的失败或者完全无法被预测,就比如对天气系统的预测。一个系统即便是确定的,也有可能是不可预测的,两者并不矛盾。在现实中有很多非线性的系统,尽管系统是确定的,但是却对初始条件极为敏感,形成了一种看起来随机的不可预测的运动状态,这就是混沌状态。

3. 混沌运动的特点

通过对混沌系统的研究,人们认识到混沌的奇特之处在于它把"表现"的无序与内在的决定论机制巧妙地融为一体。具体来讲,混沌运动有以下基本特点。

(1)混沌运动是决定性和随机性的对立统一。决定性和随机性的对立统一,是指混沌运动具有随机性,但又不是真正的或完全的随机运动。通常所说的随机性不仅是非周期的(aperi-odic),而且不服从确定的动力学规律(与准周期运动比较),从而其随时间的演化是完全不可预言的。也就是说,它不服从因果律。因此过去一直认为,随机性与决定性(determinism)或因果性(causality)是截然对立的。但是混沌运动是在确定(决定)性系统中发生的,这与完全随机运动有着本质的区别:一是混沌运动服从确定的动力学规律;二是混沌振荡虽具有随机性且不是规则的,但其运动也不是完全杂乱无规的;三是虽然混沌运动在整个时间进程中具有随机性,即在较长时间上不能对其运动做出预言,或者说它不服从因果律,但是在较短的一定的时间范围内,预言还是可能的,或者说,因果律并未被完全否定。因此才可以说,混沌运动是决定性和随机性的对立统一。

由于混沌运动具有随机性,与随机运动在表观上便具有相似性,所以当观察到某系统的某一变量随时间的变化是杂乱无章时,如自然界和社会统计资料中的许多振荡现象(如地震波、太阳黑子出现的似周期变化、股市的波动等)和许多生理电信号(如脑电、肌电和胃电等)所表现的那样,绝不能贸然认为它们一定是噪声和没有规律的,而必须对它们进行仔细分析,才可能做出正确判断。当然,判断了一个时间序列是非线性的混沌运动,并不等于就知道了系统的运动规律(动力学方程),寻找或建立运动系统的动力学规律(即所谓建立模型),很可能还是十分复杂而艰巨的任务。

(2)混沌运动对初始状态的敏感依赖。与随机性密切相关的是混沌运动对初始状态的敏感依赖。系统做规则运动时,无法避免的涨落或噪声干扰所引起的初始条件的微小变化一般只引起运动状态的微小差别,即初始状态很接近的轨道总是很接近的,甚至可能趋于一致(如极限环所代表的周期运动)。这样才能使人们对系统的运动做出预言,也才有所谓的机械决定论(拉普拉斯决定论)。混沌运动则不然,由于系统无法避免的涨落(内禀的噪声),初始条件的微小差别往往会使相邻轨道按指数形式分开。洛伦兹戏称混沌运动这种对初始条件的敏感依赖性为蝴蝶效应:如果全球气象处于混沌状态,那么有一只蝴蝶在巴西拍动翅膀,就可能在美国得克萨斯州引起龙卷风。

系统无法避免的、固有的(内禀的,intrinsic)涨落和外界噪声干扰使得系统初始状态的微小差别是无法避免的,这就使非线性系统做混沌运动时不可避免地存在蝴蝶效应。这种状态(或轨道)变化微小差别地被放大就是运动的不确定性和随机性。由此可见,随机性和蝴蝶效应是密切相关的,早在混沌运动被发现以前的 19 世纪末 20 世纪初,庞加莱在研究非线性系统运动和微分方程解的性质时就精辟地指出:"一种非常微小的,以至于察觉不到的起因可能产生一个显著的、绝不能看到的结果。"当然,由于当时科技水平的限制,特别是计算机尚未问世,庞加莱不能对非线性系统做更深入的分析并发现混沌运动,但是能得到上述正确结论,在当时也确是难能可贵的。

综上所述,蝴蝶效应是区别混沌与其他确定性运动的最重要标志,因为不但经典力学中常见的各种确定性运动(如抛物运动和各种周期运动)不具有蝴蝶效应,而且貌似具有随机性的准周期运动也不具有蝴蝶效应,准周期运动的初始条件的微小差别不会使两相邻轨道分道扬镳。虽然蝴蝶效应或随机性使得在混沌运动中不能对状态变化做出预言,但这是对较长时间运动来说的。事实上,混沌运动毕竟服从确定规律,在一定的较短时间范围内做出预言还是可能的。

(3)只有非线性系统才可能做混沌运动。对于线性微分方程,初始条件给定,它就有确定的解。也就是说,线性系统不可能做带有随机性的混沌运动。因此,混沌运动只可能出现在非线性系统中。混沌的出现是由于系统有不止一个定点和有不同的流域,当系统所处的条件合适(方程中的参量取值适当或受外力作用适当)时,它可以在这些不同流域之间来回跳动,这才可能出现混沌,而不止一个定点或不止一个流域的出现正是非线性才有可能。

当然,系统的非线性只是混沌出现的必要条件,还不是充分条件。也就是说,非线性系统不一定都能做混沌运动,做混沌运动还得满足一定的适当条件:

1)只有 3 个或 3 个以上变量的自治的非线性系统才有可能做混沌运动,只有 2 个变量的自治系统不可能做混沌运动。二维自治系统在相平面上的轨线不能相交。这就注定二维自治系统只可能趋于定点或无穷远,或者做闭曲线的周期运动。但是,混沌运动具有随机性而是非周期的,它在相空间的有限区域(捕捉区)内的吸引子不可能是一个点或闭曲线之类的平庸吸引子,从而其轨线必然有折叠,其在相平面上的投影必然有交点。这是二维自治系统不允许的,从而系统的自由度必大于 2。

2)同一系统的运动性质(是否做混沌运动)还与其所处条件(运动方程中的参量取值)密切相关。同一系统,当其所处内在或外在条件不同时,它既可能做混沌运动,也可能做其他形式的运动。

必须指出的是:非线性系统混沌运动的形成常见方式包括倍周期分岔通向混沌、由周期运动经切分岔等通向间歇混沌,以及由准周期运动通向混沌等。以倍周期分岔通向混沌为例,当受迫二维达芬方程中加了周期外力作用后变成三维以上系统,当周期外力 F 逐渐增大时,系统的振荡周期由 T 变为 $2T$,继而为 2^2T、$\cdots$、2^nT,直至出现混沌。人们称这种周期加倍的分岔为倍周期分岔(period-doubling bifurcation)。很明显,每次倍周期都是音叉分岔。由倍周期分岔通向混沌是出现混沌的重要方式(或道路)之一,也可以说,非线性系统出现倍周期分岔即预示着混沌的存在。

4. 混沌吸引子

混沌运动的重要特点表现在:相空间中的轨线在捕捉区所形成的吸引子不同于通常规则运动的吸引子。线性系统都有确定形式的解,其在相空间中的轨道一般都有确定的形式,这些一定形式的轨道也就可以用来刻画系统的运动。对于混沌运动,蝴蝶效应及其固有的随机性,使得单一轨道难于刻画系统的运动特征。相反,所有轨道的集合为一吸引子(attractor),具有一些独特的性质。对吸引子独特性质的分析和研究,可以了解系统做混沌运动时的一些特征和性质。

(1)吸引子概念。若非线性系统具有全局稳定性,则系统最终要收缩到捕捉区内,而捕捉区内又无收点,因此系统只能在区内不停地振荡,于是轨线最终要在捕捉区内形成一个不变集合,这就是所谓的吸引子。由此可见,吸引子是系统在足够长时间后(即去掉开始一段时间的暂态过程)在相空间中收缩所形成的不变集,或者说吸引子是由所有不同初始状态出发的轨道最后所构成的不随时间变化的集合或流形。对于规则运动,吸引子很简单,如稳定定态就是一个点,周期运动的是闭曲线,准周期运动的吸引子则是封闭的带或环。人们一般称这些规则运动的吸引子为简单吸引子(simple attractor)或平庸吸引子(trivial attractor)。当系统做混沌运动时,其相空间轨线往往受到折叠作用,这就使吸引子具有十分复杂而独特的性质和结构,人们称混沌运动这种具有独特性质和结构的吸引子为奇怪吸引子(strange attractor)。图 1-9 所示为从不同角度看到的洛伦兹系统做混沌运动时的吸引子。

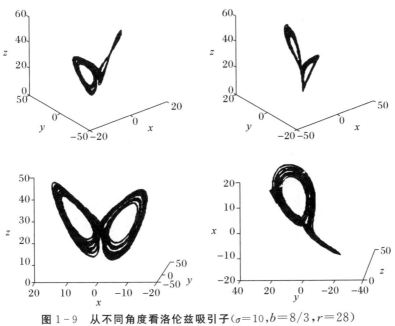

图 1-9　从不同角度看洛伦兹吸引子($\sigma=10,b=8/3,r=28$)

严格来说,混沌(运动的)吸引子(chaotic atractor)与奇怪吸引子两概念之间还存在一定的区别。混沌吸引子对应于系统做混沌运动,其最重要标志是运动对初始条件的敏感依赖(蝴蝶效应),其主要的定量标志是具有大于零的李雅普诺夫指数。奇怪吸引子则是指吸引子结构具有自相似性(分形结构,其定量标志是具有非整数的分形维)。即混沌吸引子是就其运动性质来说的,而奇怪吸引子则是就其静态结构性来说的。在多数情况下,混沌吸引子与奇怪吸引子是一致的,混沌运动的吸引子是奇怪的,而奇怪吸引子则标志着系统的运动是混沌。但是在某些特殊情况下,如某些准周期驱动系统的吸引子是奇怪的,但运动却非混沌,这毕竟是极少数的特殊情况。因此,在一般情形下对混沌吸引子与奇怪吸引子概念不作区分。

(2)混沌吸引子特点。对于非线性系统的混沌运动,其蝴蝶效应表明:初始条件的微小差别足以使相邻两轨道最终分道扬镳。在出现混沌运动的系统中,相空间不止有一个定点,而且这些定点中总会有些是不稳定的。在这些不稳定定点的邻域,李雅普诺夫矩阵总会存在正实部的特征根,使得在这样的区域中的轨道要随时间迅速分开,从而不具有轨道稳定性,却具有蝴蝶效应(对初始条件极端敏感、依赖),这就使混沌运动的奇怪吸引子成为具有复杂结构的集

合(流形)。混沌运动的奇怪吸引子至少有以下特点:

1)从整体说,系统是稳定的:吸引子外的一切轨线最后都要收缩进入吸引子中。但是,就局部来说,吸引子内的运动又是不稳定的:相邻轨道要相互排斥而按指数形式分离,所以奇怪吸引子是这种整体稳定性和局部不稳定性一对矛盾的结合体。

2)混沌运动吸引子是由轨线经大量分离和折叠才形成的。只有吸引子中的轨道都受到折叠作用才能使系统克服蝴蝶效应而获得整体稳定性,从而形成奇怪吸引子,而且正是这种折叠作用才使轨道相互交叉,从而使运动复杂化并出现随机性,单纯的轨道分离(扩张)或收缩是不可能使运动复杂化而形成混沌的。

3)混沌运动吸引子有复杂结构,一般说来,混沌运动的奇怪吸引子具有无穷层次的自相似(self-similar)结构,这种结构称为分形。可以说,自相似性是混沌运动的奇怪吸引子区别于规则运动的平庸吸引子的一个重要标志。

4)奇怪吸引子的维数常常是非整数。既然奇怪吸引子具有无穷层次的自相似结构,其维数就不可能是整数。维数取值可以作为刻画非线性系统的一个重要特征量,对于三维的洛伦兹系统和若斯勒系统,它们的奇怪吸引子一定都是小于 3 的非整数。

此外,奇怪吸引子有遍历性(ergodicity),即时间足够长时,吸引子中轨道可遍及吸引子中各处,从而使得任一物理量对时间的平均就等于对(相)空间的平均,这种具有确定分布(与初始条件无关并且不随时间变化)的概率密度也称为不变测度(invariant measure)。白噪声或许多随机过程的吸引子也都具有遍历性,因此说混沌运动的奇怪吸引子具有遍历性并不意味着具有遍历性的运动就一定是混沌。

(3)庞加莱截面法。从相空间吸引子的形状和结构(如奇怪与否)固然可判断运动的性质(如是否为混沌),但是对于多变量系统,其相空间吸引子中的轨线十分密集,结构十分复杂、直接观察较为困难,必须采取一些有效措施对吸引子施加某些简化处理,降低其复杂性,才有可能看出吸引子的一些特征,庞加莱截面法就是常见的应用方法。

早在 19 世纪末,庞加莱就提出了一种方法,它对分析多变量自治系统的运动很有用。在 N 维系统的 N 维相空间中适当(要有利于观察系统的运动特征和变化,如截面不能与大多数轨线相切)选取 $N-1$ 维超截面,通常称此截面为庞加莱截面,由于截面的维数比原来的小,考查分析运动轨迹与此截面的截点(称为庞加莱点)的分布规律自然要比在原来相空间进行分析简单些。设这些截点依次为 $P_0,P_1,\cdots,P_n,\cdots$。这样,关于原来相空间的连续轨迹的运动方程在庞加莱截面上便表现为这些离散点之间的映射:

$$P_{n+1}=TP_n \qquad (1-53)$$

式中:T 为庞加莱映射,为简单形象计算,通常总是把庞加莱截面取为二维的。设在庞加莱截面上取坐标 (u,v),则式 $(1-53)$ 也可写为

$$u_{n+1}=F_u(u_n,v_n), \quad v_{n+1}=F_v(u_n,v_n) \qquad (1-54)$$

式中:F_u 和 F_v 称为映射函数。

我们知道,单变量的周期运动在相平面中的轨迹是封闭曲线,二变量的周期运动在 2×2

维相空间的轨迹是在二维环面上,依此类推,n 个变量的周期运动是在 $2n$ 维相空间的 n 维环面上。因此,一般情况下,对于 2 个变量,若二变量的周期相等,则运动轨迹通过庞加莱截面都是在同一点,即庞加莱点是一不动点;对于更多变量($n \geqslant 3$)的情形,周期运动和准周期运动的轨线是在 n 维环面上,其与二维庞加莱截面的交点也同样是一些离散点或封闭曲线;对于混沌运动,因其既具有确定性又具有随机性,它在庞加莱截面上将形成有一定形状的线、带或其他图案。利用庞加莱截面法进行处理和分析,抛开相空间的轨道,借助计算机画出庞加莱截面上的截点,由这些截点的分布形状可得到关于系统运动特性的信息。如果庞加莱截面选取适当,当庞加莱截面上只是一个不动点或少数离散点时,运动是周期的:1 个点对应于 $1P$ 周期运动,2 个点对应于 $2P$ 周期运动,4 个点对应于 $4P$ 周期运动,等等;当庞加莱截面上是一闭曲线时,运动是准周期的;当庞加莱截面上是一些线、带或某一定形状的图案,而且图案的细节具有自相似结构时,则运动是混沌的。

必须指出的是:庞加莱截面法在分析 $n>3$ 时实际上仍然很复杂,因为此时的庞加莱截面是 $n-1$ 维超曲面,简单的映射只是使相空间维数减少 1,但仍大于 2 或 3,映射不能给出简单直观的结果,也不能分辨出其中的结构。因此,此方法一般也只对低维系统才比较有效。

1.4　研究内容及结构安排

神经元分岔和同步是神经科学中两个重要的热点问题及研究领域。本书聚焦神经动力学理论及仿真应用,以神经元分岔和同步为研究对象,融合非线性动力学、神经科学,以及信息科学等相关学科理论知识方法,以"提出问题—分析问题—解决问题"为逻辑主线,按照"建模—仿真—分析—应用"的基本思路,对神经元仿真建模分析、神经元放电及同步动力学特性、高维神经元模型简化及动力学分岔分析,以及 AD 引起神经元动力学特性改变等相关内容展开研究和探讨,取得了一些初步研究成果。

1.4.1　研究内容

本书利用神经动力学理论和方法,在深入分析选题意义及国内外研究现状的基础上,围绕神经元分岔和同步相关问题,主要做了下述五方面的工作,并取得了一些研究成果。

(1)以 Hindmarsh-Rose 神经元(以下简称 HR 神经元)为研究对象,分析和讨论了 HR 神经元复杂多变的放电模式及分岔动力学特性;对 HR 神经元模型进行改进,得到处于兴奋状态(即放电状态)的 HR 神经元模型,并讨论该模型在慢变斜坡电流和半波正弦电流刺激下的放电模式及动力学特性。刺激电流决定着神经元的放电模式,通过调控刺激电流的频率(周期)和幅度,可调控神经元的放电模式,刺激电流幅度的增加能使神经元放电模式从复杂向简单演变;不管神经元处于何种初始放电模式,随着刺激电流幅度逐渐增加,慢适应电流也以线性函数逐渐增加,由于慢适应电流与膜内钙离子浓度有关,该变化曲线反映了钙离子在膜内的线性积累过程,即通过调控刺激电流幅度,可调控膜内钙离子浓度。

(2)为了探讨非耦合神经元的同步特性及规律,在分析神经元的同步类型和判定指标的基础上,定义和修正了能描述非耦合神经元放电动力学特性的相位函数,建立了基于 HR 神经元模型的非耦合神经元仿真模型;分析了神经元的同步类型和判定指标,定义了非耦合神经元的动态相位函数,提出并实现了利用最大绝对相位差判定非耦合神经元同步的判定算法;研究和分析了在慢变斜坡电流、半波正弦电流、膜电位信号以及噪声刺激下,非耦合神经元的同步特性及规律;对比研究和讨论了非耦合神经元同步的刺激强度阈值与刺激信号之间的内在关系及规律。

参数不同的非耦合神经元要实现完全同步,对刺激信号不仅要求刺激幅度满足一定的阈值,还需要满足一定的频率要求。在外加信号刺激下,参数相同或不同的两个非耦合神经元随着刺激强度的逐渐增大,从不同步状态,通过间歇放电同步过程,逐渐达到完全同步或相位同步;同步放电模式由刺激信号来确定,而与神经元参数和初始状态无关;对于相同的刺激信号,两个神经元参数 r 差别越小,实现同步的所需阈值就越小,即越容易实现同步。

不同的刺激信号对同步的影响也不同,从信号复杂程度来看,周期信号简单,其所需阈值大,而混沌信号复杂,其所需阈值小,更容易实现同步,也就是说,混沌放电模式更有利于信号的表达和传输;就刺激神经元的参数 r 差异性来看,由于参数 r 与神经元的钙离子膜穿透性有关,其大小反映了慢适应电流的改变速度,参数 r 越小,膜内钙离子积累速度越慢,钙离子影响效果越小,而产生刺激信号的神经元参数 r 越小,两个非耦合神经元这时越容易同步,即刺激信号中钙离子作用效果越小,两个非耦合神经元越容易同步。

(3)针对高维复杂神经元模型不便于分析和计算的问题,提出并实现了基于最小模型与数值回归拟合理论相结合的神经元模型简化算法,并对海马 CA1 区九维复杂神经元模型进行简化,得到其最小模型和二维简化模型。

(4)利用神经动力学分析方法,对海马 CA1 区神经元模型及其简化模型的放电模式及动力学特性进行了系统分析和讨论。对九维复杂神经元模型及其最小模型的动力学特性进行分析和讨论;并深入系统地分析和研究了二维简化模型的平衡点稳定性,以及在直流电流刺激下,瞬时钠通道最大电导和延迟整流钾通道最大电导变化时,该二维简化模型的动力学分岔特性。在外加刺激电流作用下,神经元模型从静息态演变到持续放电状态时经历了鞍-结点分岔,这时神经元是一个具有双稳态的积分器,具有积分器的一般动力学特性,如具有确定的阈值,以及Ⅱ类神经元兴奋性等;而在瞬时钠通道最大电导和延迟整流钾通道最大电导变化时,神经元模型从静息态演变到持续放电状态时都经历了超临界 A－H 分岔,这时神经元是一具有单稳态的谐振器,具有谐振器的一般动力学特性。

(5)以 AD 病理条件下的海马神经元的电生理实验数据为基础,建立了 AD 病理条件下的海马 CA1 区神经元模型,并对模型进行降阶简化,得到二维简化模型;对比分析和研究了 AD 病理组和正常组神经元模型动力学特性的变化特征,与正常神经元模型相比,AD 病理组神经元动力学特性发生了改变,特别是神经元所经历的动力学分岔类型发生了改变。与正常神经元模型相比,AD 病理组神经元动力学特性发生了明显改变,如放电所需电流阈值增大,放电模式变得单一,兴奋性降低,稳定平衡点个数发生改变等;在外加刺激电流作用下,AD 病理组神经元模型从静息态演变到持续放电状态时,经历了超临界 A-H 分岔,这不同于正常组神经元模型所经历的鞍-结点分岔,即在 AD 作用下,神经元从一个双稳态的积分器变为一个单稳态的谐振器,动力学特性发生了本质变化。

1.4.2 章节结构安排

本书首先对神经动力学研究现状,以及神经元分岔和同步相关问题进行阐述,提出本书研究工作聚焦神经动力学理论及仿真应用,围绕神经元分岔和同步需要解决的主要问题。然后以需要解决的问题为牵引,分析解决问题需要的理论及技术的研究进展,并重点综述非线性动力学、神经动力学以及 SIMULINK 软件建模 3 个本研究工作需要的基础理论方法,为本书后续研究,以及阅读理解本书内容成果提供理论基础和参考。最后按照"建模—仿真—分析—应用"的基本思路,通过 SIMULINK 软件构建神经元模型并进行编程模拟仿真,得到相关数据;并利用神经动力学相关理论方法对模型和数据进行分析处理,开展对神经元动力学特性,以及分岔和同步相关内容的研究和探讨,解决本书所提出的问题。

本书以神经元分岔和同步相关问题为研究对象,聚焦神经动力学理论及仿真应用,主要对神经元仿真建模分析、神经元放电及同步动力学特性、高维神经元模型简化及动力学分岔分析,以及 AD 引起神经元动力学特性改变等相关内容展开研究和探讨。内容结构编排如下:

第 1 章为绪论。围绕本书研究问题,主要介绍选题意义、研究现状,非线性动力学基础理论,以及本书主要内容和章节安排。

第 2 章为神经动力学的基础理论。简要介绍与本书研究内容相关的神经动力学理论,主要包括神经元的电生理学基础、动力学描述、分岔、兴奋性和计算特性,以及神经元建模等内容。

第 3 章为 SIMULINK 建模仿真应用基础。重点介绍本书建模所需的相关理论方法,主要包括 MATLAB 应用基础理论,以及 SIMULINK 建模方法及应用实例。

第 4 章为 HR 神经元模型的动力学特性研究。主要分析和研究 HR 神经元的动力学分岔及放电模式,重点研究处于兴奋状态(即放电状态)的 HR 神经元在慢变斜坡电流和半波正弦电流刺激下的放电模式及动力学特性。

第 5 章为非耦合 HR 神经元模型的放电同步特性研究。主要分析和研究神经元同步动力学指标、判定算法,以及在不同激励信号作用下,两个非耦合神经元的同步特性及规律。

第 6 章为海马神经元高维复杂模型及动力学特性研究。主要研究和讨论正常海马 CA1 区神经元的放电模式及其非线性动力学特性。

第 7 章为神经元高维复杂模型简化及动力学分岔分析。主要研究复杂神经元动力学模型简化问题。首先利用神经动力学关于最小模型理论,对九维海马神经元动力学模型进行降维简化,得到最小模型;然后利用数据拟合算法进一步对最小模型降维,简化为二维简化模型;最后详细分析和讨论二维简化模型的动力学分岔特性。

第 8 章为 AD 作用下神经元模型动力学特性改变研究。利用本书前面的研究方法和结果,分析和研究 AD 作用下海马神经元模型的动力学特性的改变。

1.5　本　章　小　结

神经电活动具有复杂的非线性动力学特性,分岔和同步作为非线性系统的基本概念,已成为神经动力学的重要概念和基础内容,也是神经科学的重要研究课题和热点领域。本章以神经元分岔和同步相关问题为研究对象,首先对神经动力学研究现状,以及神经元分岔和同步相关问题进行了阐述,提出本书研究内容聚焦神经动力学理论及仿真应用,围绕神经元分岔和同步需要解决的主要问题;然后以需要解决的问题为牵引,分析和综述了解决问题需要的理论及技术的研究进展,并简要概述了与本书研究内容相关的非线性动力学基础理论;最后对本书研究内容成果、研究思路以及内容章节安排进行了具体介绍。

第2章 神经动力学的基础理论

1952年,英国生物学家 Hodgkin 和 Huxley 从乌贼巨轴突上建立了基于电生理学特性的 H-H 方程模型,以此模型为基础,人们开始将非线性科学思想与方法引入神经科学领域,使得一些原来无从下手的问题获得了新的解决思路。经过几十年的研究和发展,已形成了一门新兴交叉学科——神经动力学。本章将介绍与本书研究内容相关的神经动力学基础理论知识。

2.1 神经元及其电生理学特性

2.1.1 神经元结构及其功能

神经元,即神经细胞,是神经系统中结构和功能的基本单位。1909年,R. Y. Cajal 等人从实验中证实并确立了神经元学说。神经元学说指出:神经系统是由无数个独立神经元所组成的[96]。神经元不仅种类很多,而且其大小、形状和功能各异。神经元主要由胞体、轴突以及树突组成。胞体内有细胞核和细胞内液,每个神经元仅有一个轴突,但却有许多树突,神经元通过树突与外界形成复杂多变的信息交换通道。神经电生理实验测试主要是在胞体、轴突以及树突中进行,为研究神经元电活动提供了大量而丰富的信息。神经元与其他细胞不同,虽然它不是神经系统中为数最多的,但却是接收、加工以及传送信息,并执行神经系统功能的主要承担者,能实现感觉、运动和学习记忆等高级功能。典型的神经元结构如图 2-1(来源于文献[48])所示。

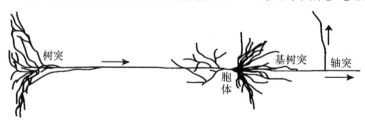

图 2-1 神经元结构示意图

2.1.2 神经元膜及其离子通道

神经细胞被含有脂质和蛋白质的膜所包绕,即神经元膜。神经元膜是细胞体上的双磷脂膜,是生命活动的重要场所,分布在神经元膜上的特殊蛋白质(即离子通道)的运动构成了丰富多彩的生命活动[97-99]。1902 年,有关神经细胞离子通道的基础研究就已开始,Bemstein 等人在这一年就提出了细胞生物电膜学说,并给出了静息电位和动作电位产生机理的相关假说。

　　神经细胞膜对离子的通透性是神经细胞兴奋的基础,而离子的跨膜运动主要是通过膜上的离子通道来实现的[100-102]。离子通道是由特殊蛋白质大分子,在神经元的磷脂双层膜上构成具有高度选择性的亲水孔道,能允许适当大小和电荷的离子通过,大多数离子通道通常是关闭的,只是在电压、化学等信号的刺激下才处于开放状态,离子通道这种功能特性称为门控,其基础是离子通道蛋白的构象变化,开放的通道对离子通过神经细胞膜具有高度选择通透性。

　　门控离子通道一般分为两大类:配体门控(化学门控)离子通道和电压门控离子通道[103-104]。配体门控离子通道与突触传递有关,受细胞外神经递质和细胞内化学信使的调节,在配体与膜受体结合后打开,可按递质对配体门控离子通道进行命名,如谷氨酸受体通道,以及乙酰胆碱受体通道等。电压门控离子通道对神经元膜电位变化敏感,随着膜电位变化,通道进行打开、关闭以及失活等活动,可按离子通道允许通过的离子命名,如电压门控钠通道,以及电压门控钾通道等。

2.1.3　神经元膜电位

　　神经细胞膜内外体液分别称为细胞内液和细胞外液,且细胞内液和细胞外液的化学成分和离子浓度有着显著差别。神经元膜对不同离子的通透性是不同的,这一差别造成了神经元膜内外的两侧离子分布不均匀,存在离子浓度差,从而在膜内外形成一定的跨膜电压差,称为膜电位,当神经元膜的离子通透性发生改变时,神经元的膜电位也随之发生变化。通常,参考电位为细胞外液,因此,膜电位就是细胞内与细胞外的电位差。

　　神经元及其内外环境的任何变化都可能引起神经元的反应,从而形成刺激。刺激来源通常包括热、力、电、声、光以及辐射等物理方面的因素,也包括酸、碱、盐、离子、色素分布、血流量、含水量。以及激素等化学和生物方面的因素。当神经元受到刺激时,其膜电位会随之发生改变。若神经元没有受到刺激,此时神经元处于静息态,所对应的膜电位称为静息电位,通常是 $-40 \sim -90$ mV;当神经元受到刺激,使得其膜电位比其静息电位更负时,这时神经元处于超极化状态;当神经元受到刺激,使得其膜电位负性小于其静息电位的负性时,神经元这时处于去极化状态。

　　当神经元受到阈上刺激时,在静息电位基础上产生快速、可逆转以及可传播的膜电位变化称为动作电位,这时神经元经历了快速去极化和复极化过程。动作电位及其排列是神经系统中信息传递的载体,动作电位具有全或无的特有性质,而且可沿神经纤维进行无衰减的长距离快速传播[105]。

　　在神经元去极化过程中,膜电位达到一定幅度时,神经元才能触发动作电位,这时所对应的膜电位称为阈值电位;在电流刺激下,神经元产生动作电位所需要的最小电流称为阈值电流;低于阈值的电流刺激,引起神经元去极化的膜电位变化称为阈下膜电位振荡,阈下膜电位振荡幅度随刺激强度增强而增大,但不能产生可传导的动作电位,当阈下膜电位达到一定的幅度,即达到阈电位时,就触发神经元产生动作电位。图 2-2 为神经元放电阈值示意图。

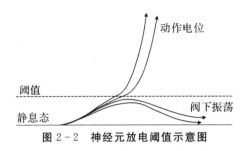

图 2 - 2　神经元放电阈值示意图

2.2　神经元的动力学状态变量

从神经动力学角度来看,神经元是一个动力系统,由一组随时间变化,描述其状态变化规律的变量组成。如 H-H 方程就是一个四维动力系统,其状态变化是由膜电位变量、持续钾电流的电压门控激活变量以及瞬时钠电流的电压门控激活变量和失活变量所确定,其变化规律由上述四个变量所组成的四维常系数微分方程组来描述。

通常,描述神经元动力学特性的动力学状态变量,按照其作用功能及时间尺度,可分为四类:膜电位、兴奋性变量、恢复性变量以及适应性变量。

膜电位变量用来描述神经元的膜电位变化规律,所有神经元动力学模型都包含膜电位变量。由于大多数离子通道具有电压门控特性,因此,大多数离子电流的动力学特性的描述变量也与膜电位变量有紧密关系。

兴奋性变量使神经元去极化,负责完成动作电位的上升相。常见的兴奋性变量有钠电流的电压门控激活变量,以及快速钾电流的电压门控失活变量等。

恢复性变量使神经元复极化,负责完成动作电位的下降相。常见的恢复性变量有钠电流的电压门控失活变量,以及快速钾电流的电压门控激活变量等。

适应性变量在神经元放电过程中逐渐增强,并能影响神经元的兴奋性。常见的适应性变量有电压或钙离子依赖性慢电流激活变量等。

一个神经元模型能进行正常放电,必须包括膜电位变量、兴奋性变量以及恢复性变量。对于适应性变量,并不是所有神经元模型应该具备,但对于需要展示如簇放电等动力学特性的神经元模型,则应包括适应性变量。如常见的 H-H 神经元模型不包含适应性变量,而 Hindmarsh-Rose 神经元模型(简称 HR 神经元模型)则包括适应性变量。

对于电压敏感性电流的动力学特性,如 H-H 神经元模型中的持续钾电流和瞬时钠电流,都可采用下式的形式来描述:

$$I = g_{\max} m^a h^b (V - E) \tag{2-1}$$

式中:I 为电压敏感性电流;$g_{\max}$ 为电流所对应的离子通道最大电导;m 为激活变量,其值大小表征离子通道激活门的打开概率;a 为离子通道激活门的个数;h 为失活变量,其值大小表征离子通道失活门的关闭概率;b 为离子通道失活门的个数;V 为神经元膜电位;E 为 Nernst 电位。

2.3 神经元的相空间描述

由神经元模型中的状态变量建立的坐标空间,称为神经元动力系统运动的相空间。神经元模型相空间的维数由其状态变量的个数来确定,如 H-H 模型方程有 4 个状态变量,则其相空间就是四维相空间。相空间形象地定义和描述了神经元状态变化的过程,具有明确的物理意义,如相空间中的每一个点对应着神经元每一时刻的运动变化状态;相空间中的某一段相轨道对应着神经元某一时段的运动变化过程;相空间中的相轨道变化延伸趋势对应着神经元的运动变化趋势[106]。

神经元系统的运动状态随着时间演变,最终会达到一个稳定的运动状态,这种稳定状态不随时间而改变,始终保持恒定,称这种稳定状态为定态。如神经元的静息态是一稳定状态,对应于相空间中一个点,这个点称为不动点(稳定平衡点)。对处于静息态的神经元施加很小的刺激,其膜电位会偏离静息状态,但最终神经元还会回到静息状态,这是因为神经元静息态所对应的平衡点是不动点,在不动点的邻域内,对运动轨道有吸引作用。按照不动点邻域内轨道趋近不动点方式的不同,不动点可分为结点和焦点两类。

神经元在受到某种外加刺激时,会进入稳定持续放电状态,这时神经元达到稳定的周期运动模式,这同样是一种稳定状态。与不动点不同的是,稳定周期运动状态对应于相空间一个封闭轨道,称这个封闭轨道为极限环。极限环同样会对周围的运动状态有吸引作用,在极限环邻域内,轨道稍微偏离极限环,都会逐渐回到极限环。

不动点和极限环在其邻域内,对周围运动状态有吸引作用,因此,也分别称为不动点吸引子和极限环吸引子。神经元的稳定运动状态与其相空间吸引子是一一对应的,不同的稳定状态对应不同的相空间吸引子,而且相空间吸引子结构决定了神经元运动演化的趋势。

图 2-3(来源于文献[48])给出了神经元不同状态在相空间的示意图。由图 2-3 可知:神经元的静息态对应相空间的一个不动点;神经元的一次放电(即兴奋)过程,对应于相空间中的起点和终点都收于不动点的一段相轨道;而神经元持续放电状态,对应于相空间的一个极限环。

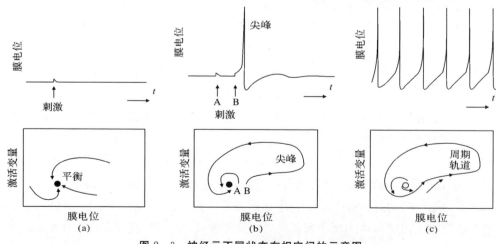

图 2-3 神经元不同状态在相空间的示意图
(a)静息态;(b)一次放电;(c)周期放电

2.4　神经元的分岔

　　神经元是一个动力系统,当神经元动力系统方程中的某一参数发生改变(如外加刺激电流变化),且超过一定范围时,其相空间吸引子会发生突变(如不动点的数目增减或其稳定性改变,以及吸引子的类型或其形状发生改变等),这时神经元从一种状态过渡到另一种状态,这种相空间吸引子发生突变的过程称为分岔[107]。

　　处于静息态的神经元,当受到某种刺激时,会进入持续兴奋性放电过程,从神经动力学看,这时神经元经历了从静息态到持续放电状态的分岔过程;同样,处于持续放电状态的神经元,在外界条件变化或内部参数改变时,会通过动力学分岔过程过渡到静息态。基于本节需要,仅介绍处于静息态的神经元的动力学分岔过程,即相空间不动点处的分岔过程。

　　神经元由静息态过渡到兴奋或稳定放电状态,从电生理角度来看,有很多种离子通道机制[108-110],但仅从神经动力学来看,神经元从静息态过渡到放电状态的分岔过程,即从平衡点过渡到极限环的分岔过程,仅经历了 4 种动力学分岔类型:鞍-结点分岔(saddle-node bifurcation)、不变环上的鞍-结点分岔(saddle-node on invariant circle bifurcation)、亚临界 A-H 分岔(subcritical Andronov-Hopf bifurcation),以及超临界 A-H 分岔(supercritical Andronov-Hopf bifurcation)。图 2-4(来源于文献[48])给出了处于静息态的二维神经元系统在外加刺激电流变化时,所经历的 4 种动力学分岔类型示意图。

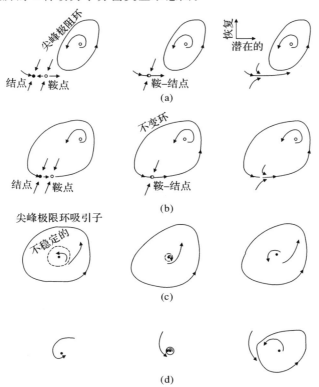

图 2-4　静息态神经元系统所经历的四种动力学分岔类型示意图

(a)鞍-结点分岔;(b)不变环上的鞍-结点分岔;(c)亚临界 A-H 分岔;(d)超临界 A-H 分岔

由图 2-4 可知:在鞍-结点分岔过程中,随着外加刺激电流或其他参数改变时,鞍点(不稳定平衡点)与对应于静息状态的结点(不动点)相互靠近,并彼此融合,直到消失,且神经元系统的相轨道跳跃到极限环上运动,这时神经元由静息状态转变为放电状态。

不变环上的鞍-结点分岔过程与与鞍-结点分岔过程类似,不同的是系统分岔过程是发生在一个不变环上,当鞍点与结点融合消失时,不变环变成极限环,这时神经元从静息状态过渡到放电状态。

亚临界 A-H 分岔随着外加刺激电流或其他参数改变,围绕对应于静息状态的不动点的小幅不稳定极限环逐渐向不动点萎缩靠近,并最终与不动点融合,使不动点失去稳定性,同时相轨道从平衡点逸出,形成一个大幅度的稳定极限环。

超临界 A-H 分岔是随着外加刺激电流或其他参数改变时,对应于静息状态的不动点逐渐失去其稳定性,同时产生一个小幅极限环,且该极限环的幅度随着刺激电流增大或其他参数进一步改变也逐渐增大。

在鞍-结点分岔,以及亚临界 A-H 分岔过程中,对应于静息态的稳定结点和对应于放电状态的极限环能同时存在,即神经元的静息态和放电状态能同时共存,这种现象称为双稳态。而不变环上的鞍-结点分岔,以及超临界 A-H 分岔过程中,对应于静息态的稳定结点和对应于放电状态的极限环不能同时存在,即神经元的静息态和放电状态不能共存,这种现象称为单稳态。

在亚临界 A-H 分岔和超临界 A-H 分岔过程中,神经元存在阈下阻尼振荡放电现象,具有这类特性的神经元称为谐振器;而在鞍-结点分岔和不变环上的鞍-结点分岔过程中,神经元不存在阈下阻尼振荡放电现象,这类神经元称为积分器。

2.5　神经元的兴奋性及计算特性

神经元的兴奋性是指神经元接受外界刺激后,产生动作电位的能力。当神经元受到外界刺激时,神经元会以不同的方式进行反应,其对刺激产生反应的能力和方式的不同,就体现出兴奋性的不同。研究表明:神经元对刺激的电生理反应不仅可以用阈值表示,还可以用不同放电模式来进行描述,不同的刺激所引起的放电模式是不同的。神经元对刺激的反应是将刺激转换成表征一定信息的放电模式,其实质是一种信息编码过程。基于神经元的时间特性,以及对刺激强度的敏感性,可将神经元分为不同的兴奋类型。

2.5.1　Hodgkin 兴奋性类型

1948 年,Hodgkin 就对不同神经元具有不同兴奋性的问题进行了研究,并以电生理实验为基础,对神经元的兴奋性进行了分类,就是通常所说的 Hodgkin 分类,Hodgkin 将神经元兴奋性分为三类[111-112]。

Ⅰ类兴奋性是指神经元放电对外部刺激强度敏感,且放电频率取决于外部刺激强度;该类神经元放电频率很低,而放电频率范围相对较宽,随着刺激强度增大,其放电频率也逐渐增大。

Ⅱ类兴奋性是指神经元对外部刺激强度相对不敏感,仅在一定频率范围内进行放电,即在刺激强度增大时,神经元放电频率基本不变。

Ⅲ类兴奋性是指神经元仅对外部刺激产生一个动作电位,当外部刺激强度很强时,神经元最多产生少数几个动作电位,或根本不放电。

图 2-5(来源于文献[48])给出了神经元关于Ⅰ类兴奋性和Ⅱ类兴奋性的频率-电流 (F-I)曲线。由图 2-5 可知:Ⅰ类兴奋性神经元具有连续的从零开始的频率-电流曲线,这表明Ⅰ类兴奋性神经元对刺激强度能进行连续编码;而对于Ⅱ类兴奋性神经元,其频率-电流曲线不连续,放电集中在一相对狭窄的频带区域。

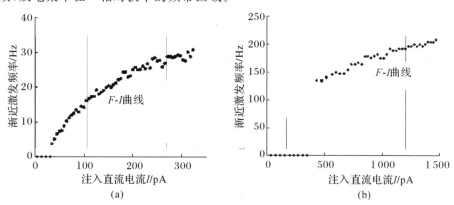

图 2-5   神经元关于Ⅰ类兴奋性和Ⅱ兴奋性的频率-电流曲线

(a)Ⅰ类兴奋性;(b)Ⅱ类兴奋性

2.5.2   基于静息态分岔特性的神经元分类

Hodgkin 关于神经元的兴奋性分类具有重要的历史意义,但它对神经元动力学特性的描述却无能为力。1989 年,Rinzel 等人[113]通过实验证实:神经元具有不同的兴奋性类型,在于神经元在静息态具有不同的分岔特性。在 Hodgkin 兴奋性类型中:Ⅰ类兴奋性对应着神经元的不变环上的鞍-结点分岔,即当神经元经历不变环上的鞍-结点分岔过程时,神经元呈现出Ⅰ类兴奋性;而Ⅱ类兴奋性对应着其他三类分岔:鞍-结点分岔、亚临界 A-H 分岔,以及超临界A-H 分岔,即当神经元经历这三类分岔过程时,呈现出Ⅱ类兴奋性。Hodgkin 关于神经元兴奋性的分类,除了上述与神经元的动力学分岔类型有一种较为确定对应关系描述外,对神经元的其他动力学特性都无法描述。

为了充分描述神经元的动力学特性,可依据神经元在静息态的分岔过程中特有的动力学特性对神经元进行分类,按照在静息态的分岔过程中是否具有阈下阻尼振荡,可将神经元分为积分器和谐振器两类;依据神经元在静息态的分岔过程中,静息态和放电状态是否能同时共存,可将神经元进一步细分为四类,分别对应静息态的 4 种分岔类型[48],如图 2-6 所示。

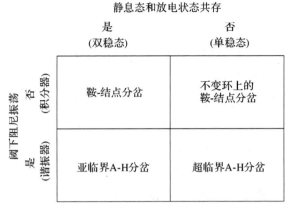

图 2-6　神经元按照静息态分岔特性的分类示意图

图 2-6 所示的神经元分类充分考虑到神经元静息态的动力学分岔特性，能全面描述神经元的动力学特性。由图 2-6 可知：Ⅰ类兴奋性神经元对应着单稳态的积分器，而Ⅱ类兴奋性神经元对应着双稳态的积分器和谐振器。

2.5.3　神经元的计算特性

从神经动力学角度来看，神经元的计算特性是由其分岔类型决定的，神经元经历的动力学分岔过程不同，所表现出的动力学计算特性也不同。按照神经元在静息态分岔过程中，是否具有阈下阻尼振荡，可将神经元分为积分器和谐振器两大类，这两类神经元经历了不同类型的动力学分岔过程，表现出了截然不同的动力学计算特性，见表 2-1[48]。

表 2-1　两类神经元的动力学计算特性对照表

计算特性	分岔类型（积分器）		分岔类型（谐振器）	
	鞍-结点分岔	不变环上的鞍-结点分岔	亚临界 A-H 分岔	超临界 A-H 分岔
兴奋性	Ⅱ类	Ⅰ类	Ⅱ类	Ⅱ类
阈下阻尼振荡	无	无	有	有
频率选择性	无	无	有	有
静息态处电流-电压（I-V）关系	非单调	非单调	单调	单调
放电延迟	长	长	短	短
阈值和基电流强度	能明确定义	能明确定义	可能不能定义	可能不能定义
全或无的动作电位	有	有	无	无
静息态和放电状态共存	能	不能	能	不能
后抑制放电	无	无	有	有
抑制性刺激引起的放电	无	无	可能有	可能有

2.6　神经元的建模

1952 年，H-H 神经元模型的成功建立，为建立神经元动态模型奠定了理论基础，人们开始以 H-H 方程模型为基础，利用电生理学实验测量神经元的相关参数，如各种电流的动力学参数、放电频率，以及电流最大电导等，并依据测量所得到的实验数据，来建立各种满足实际需要的类似 H-H 方程的各种神经元模型。但建立一个优秀的神经元模型绝非易事，主要问题是参数的准确获取存在如下困难：

（1）神经元个体的差异性，即使是同类神经元的不同个体，对同一参数的测量值，其差异可能很大，这样对模型参数取值有很大的影响，甚至会出现错误。

（2）有些神经元参数根本无法测量，为此，人们经常通过所谓的精调（fine-tuning）过程[48]来对这些参数进行估计，这样获得的参数值是否准确，至今仍存在争议。

从神经动力学来看，一个优秀的神经元模型，不仅需要复制神经元的电生理学特性，还要满足其动力学分岔特性。因此，基于神经动力学理论，借助电生理学实验，获取神经元关于特定参数（如神经递质，以及药物阻断剂等）的动力学分岔过程，代替通过电生理学实验测量来获取神经元的相关参数这一复杂过程，相比较而言，获取的神经元关于特定参数的动力学分岔过程更为准确，因为即使神经元的一些电流被忽略或某些参数估计错误，也不会影响到神经元的动力学分岔过程。从这个意义上讲，在神经元建模过程中，优先考虑获取神经元关于特定参数的动力学分岔过程更具有实用价值，但这种优先考虑实现起来可能非常困难，就目前研究情况而言，还是一个梦想而已[48]。

2.7　本　章　小　结

本章介绍了与本书研究内容相关的神经动力学基本理论知识，主要内容包括神经元及其电生理学特性、神经元动力学状态变量及相空间描述、神经元分岔及兴奋性，以及神经元动力学计算特性；此外，对神经元的动力学建模也进行了简要叙述。

第3章 SIMULINK 建模仿真应用基础

SIMULINK 是美国 MathWorks 公司推出的基于 MATLAB 的可视化建模仿真应用软件平台，也是动力学系统领域中应用较为广泛的仿真集成环境之一。SIMULINK 用于系统的多域仿真和基于模型的设计，支持系统设计、仿真、自动代码生成以及嵌入式系统的连续测试和验证，提供图形编辑器、可自定义的模块库和求解器，方便用户进行动态系统的建模和仿真。SIMULINK 与 MATLAB 相集成，能够在 SIMULINK 中将 MATLAB 算法融入模型，还能将仿真结果导出至 MATLAB 进行进一步计算分析。SIMULINK 已广泛应用在汽车、航空、工业自动化、大型建模、复杂逻辑、物理逻辑和信号处理等各个领域。

近年来，在学术界和工程领域，SIMULINK 已成为动力学建模仿真领域中应用较为广泛的优秀应用软件之一。SIMULINK 可以用来模拟线性和非线性、连续和离散及其混合系统，为用户进行系统建模和仿真提供便利，特别是 SIMULINK 提供的模块化建模和图形动画处理方法，便于用户快速准确创建动力学模型和动态可视化观察仿真过程，对于复杂时变系统和不确定非线性系统建模，以及复杂、多层次和高度非线性系统仿真，更为适用和方便。

神经元模型是典型的多维非线性动力学系统，非常适合 SIMULINK 进行建模和仿真分析。本章简要介绍与本书研究内容相关的 MATLAB/SIMULINK 基本理论和应用基础[114-115]。

3.1 MATLAB 应用基础

MATLAB 的名称源自 Matrix Laboratory，1984 年由美国 MathWorks 公司推向市场。它是一种科学计算软件，专门以矩阵的形式处理数据。MATLAB 将高性能的数值计算和可视化集成在一起，并提供了大量的内置函数，从而被广泛地应用于科学计算、控制系统、信息处理等领域的分析、仿真和设计工作。1993 年 MathWorks 公司从加拿大滑铁卢大学购得 MAPLE 软件的使用权，从而以 MAPLE 为"引擎"开发了符号数学工具箱（Symbolic Math Toolbox）。

3.1.1 MATLAB 概述

MATLAB 软件包括五大通用功能：数值计算功能（Nemeric），符号运算功能（Symbolic），数据可视化功能（Graphic），数据图形文字统一处理功能（Notebook）和建模仿真可视化功能（Simulink）。其中，符号运算功能的实现是通过请求 MAPLE 内核计算并将结果返回到

MATLAB 命令窗口。该软件有三大特点:一是功能强大;二是界面友善、语言自然;三是开放性强。目前,Mathworks 公司已推出 30 多个应用工具箱。MATLAB 在线性代数、矩阵分析、数值及优化、数理统计和随机信号分析、电路与系统、系统动力学、信号和图像处理、控制理论分析和系统设计、过程控制、建模和仿真、通信系统以及财政金融等众多领域的理论研究和工程设计中得到了广泛应用。

3.1.2 MATLAB 计算单元

MATLAB 作为一个高性能的科学计算平台,主要面向高级科学计算。MATLAB 的基本计算单元是矩阵与向量,向量为矩阵的特例。一般而言,二维矩阵为由行、列元素构成的矩阵表示;对于 m 行、n 列的矩阵,其大小为 $m \times n$。在 MATLAB 中表示矩阵与向量的方法很直观,下面举例说明。

例如,矩阵 $A = \begin{bmatrix} 1 & 2 & 3 \\ 4 & 5 & 6 \end{bmatrix}$,行向量 $B = \begin{bmatrix} 1 & 2 & 3 \end{bmatrix}$,列向量 $C = \begin{bmatrix} 4 \\ 5 \\ 6 \end{bmatrix}$,在 MATLAB 中可以

分别表示为

>> A=[1 2 3;4 5 6]

>> B=[1 2 3]

>> C=[4;5;6]

注意:(1)MATLAB 中所有的矩阵与向量均包含在中括号[ ]之中。如果矩阵的大小为 1×1,则它表示一个标量,如:

>> a=3 % a 表示一个数

(2)矩阵与向量中的元素可以为复数,在 MATLAB 中内置虚数单元为 i 和 j;虚数的表达很直观,如 3+4*i 或者 3+4*j。

技巧:(1)MATLAB 中对矩阵或向量元素的引用方式与通常矩阵的引用方式一致,如 A(2,3)表示矩阵 A 的第 2 行第 3 列的元素。如若对 A 的第 2 行第 3 列的元素重新赋值,只需键入如下命令:

>> A(2,3)=8;

则矩阵 A 变为

A=

 1 2 3

 4 5 8

(2)MATLAB 中分号";"的作用有两点:一是作为矩阵或向量的分行符,二是作为矩阵或向量的输出开关控制符。即如果输入矩阵或向量后键入分号,则矩阵与向量不在 MATLAB 命令窗口中显示,否则将在命令窗口中显示。输入矩阵:

>> A=[1 2 3;4 5 6] % 按下 Enter 键,则在 MATLAB 命令窗口中显示

>> A=

$$1 \quad 2 \quad 3$$
$$4 \quad 5 \quad 6$$

(3)冒号操作符":"的应用。冒号操作符在建立矩阵的索引与引用时非常方便且直接。如对二维矩阵 F 的建立中,冒号操作符可以对矩阵 F 第一维与第二维所有元素按照其顺序进行引用,从而对 F 进行快速赋值,无需一一赋值。如:

$\gg$ B＝1:4 ％ 对向量进行赋值

$\gg$ B＝

$$1 \quad 2 \quad 3 \quad 4$$

$\gg$ B(1:3)＝2 ％ 向量 B 从第 1 个到第 3 个元素全部赋值为 2

$\gg$ B＝

$$2 \quad 2 \quad 2 \quad 4$$

$\gg$ C＝6:－2:0 ％将向量 C 进行递减赋值,初始值为 6,终止值为 0,步长为－2

$\gg$ C＝

$$6 \quad 4 \quad 2 \quad 0$$

此外,MATLAB 还支持多种不同类型的数据,其建立和引用与上述基本相同,这里不再赘述。如有疑问可参考 MATLAB 的联机帮助。

3.1.3 MATLAB 计算单元的基本操作

前面介绍了 MATLAB 的基本计算单元,即矩阵与向量的建立与引用方法。下面简要介绍在 MATLAB 环境下矩阵与向量的操作与运算。

1. 矩阵加法与减法

如果矩阵 A 与矩阵 B 具有相同的维数,则可以定义矩阵的加法与减法,其结果为矩阵相应元素作运算所构成的矩阵。矩阵加法与减法在 MATLAB 中的表达方式为

$\gg$ C＝A＋B; ％ C 为矩阵 A 与 B 之和

$\gg$ D＝A－B; ％ D 为矩阵 A 与 B 之差

若 $A = \begin{bmatrix} 1 & 2 & 3 \\ 4 & 5 & 6 \end{bmatrix}$, $B = \begin{bmatrix} 0 & 2 & 1 \\ 2 & 5 & 3 \end{bmatrix}$,则:

$\gg$ C＝

$$1 \quad 4 \quad 4$$
$$6 \quad 10 \quad 9$$

$\gg$ D＝

$$1 \quad 0 \quad 2$$
$$2 \quad 0 \quad 3$$

矩阵与标量的加法与减法运算是指标量本身与矩阵所有元素进行相应运算,如若 $b = 1$, $E = A + b$,则

$\gg E =$

$$\begin{matrix} 2 & 3 & 4 \\ 5 & 6 & 7 \end{matrix}$$

2. 矩阵的乘法与除法

如果矩阵 A 的列数等于矩阵 B 的行数,则矩阵 A 和 B 可以相乘。其结果为 $C=AB$,在 MATLAB 中可表示为

  $\gg$ C＝A＊B; % A、B 相乘,若 A、B 不满足矩阵乘法法则,MATLAB 会给出出错信息

若: $A=\begin{bmatrix} 1 & 2 & 3 \\ 4 & 5 & 6 \end{bmatrix}$, $B=\begin{bmatrix} 1 & 2 \\ 0 & 3 \\ 2 & 1 \end{bmatrix}$, 则:

  $\gg$ C＝

    7 11

    16 29

如果矩阵 A 为方阵,A 的 p 次方可以用 $A\hat{\ }p$ 表示。如果 p 是一个正整数,那么这个幂可以由矩阵的连续相乘定义。当 $p=0$ 时,其结果为与 A 相同的矩阵;当 $p<0$ 时,只有在 A 的逆存在时才可定义 $A\hat{\ }p$,其意义为 $\text{inv}(A)\hat{\ }(-p)$。

在 MATLAB 中,矩阵除法有两种形式,即左除(\)和右除(/)。如果 A 是一个非奇异方阵,那么:

  $\gg$ A\B %表示 A 的逆与 B 的左乘,即 $\text{inv}(A)*B$

  $\gg$ B/A %表示 A 的逆与 B 的右乘,即 $B*\text{inv}(A)$

矩阵的左除和右除运算还可以用来求解矩阵方程 $AX=B$ 的解:

  $\gg$ X＝A\B

如果 A 是一个方阵,X 就是方程的解;如果 A 是一个行数大于列数的矩阵,X 就是方程的最小二乘解。

3. 矩阵的转置

转置是一种重要的矩阵运算,在 MATLAB 中由撇号(′)表示:

  $\gg B=A'$ % B 为 A 的转置

4. 对矩阵元素的操作与运算

在上述各种常用运算中,所有的操作都是针对矩阵所有元素或一部分元素的操作。其实还可以对矩阵元素进行单独的操作运算。对于加法和减法,对矩阵元素的操作与对矩阵的操作是一致的。其他运算对于所有矩阵元素的操作需要在操作符前加点".",如下所示。

若 $A=\begin{bmatrix} 1 & 2 \\ -1 & 5 \end{bmatrix}$, $B=\begin{bmatrix} 7 & 2 \\ 1 & 0 \end{bmatrix}$, $C=\begin{bmatrix} 1+2i & 5-2i \\ 3+i & 1+3i \end{bmatrix}$, 则

  $\gg$ A.＊B＝ % 矩阵对应元素相乘

    7 4

    -1 0

>> B. /A=　 ％ 矩阵对应元素相除

      7　1

     −1　0

>>B. ^2=　 ％ 矩阵元素乘方运算

    49　4

    1　0

>>A. ^B=　 ％ 矩阵对应元素幂运算

    1　4

    −1　1

>>C. ′=　 ％ 矩阵转置

   1.0000＋2.0000i　 3.0000＋1.0000i

   5.0000−2.0000i　 1.0000＋3.0000i

作为高性能的科学计算工具,MATLAB 对矩阵与向量提供强大的支持;但由于本书主要讲述使用 SIMULINK 需要具备的 MATLAB 的基础知识,因此对这部分内容仅做简单介绍,感兴趣的读者可以参考 MATLAB 应用相关书籍。

3.1.4　多项式表达与基本运算

SIMULINK 用于动态系统建模、仿真与分析时,将会大量使用多项式。许多系统模型描述(如系统的传递函数)都需要使用多项式,并在多项式描述的基础上对系统进行仿真分析。本节将简单介绍 MATLAB 中的多项式表示及其基本运算。

1. 多项式的建立

在 MATLAB 中,n 阶多项式 $p(x)$ 由一个长度为 $n+1$ 的向量 p 所表示,向量 p 的元素为多项式的系数,且按照自变量 x 的降序排列。如 n 阶多项式为

$$p(x)=a_n x^n+a_{n-1}x^{n-1}+\cdots+a_2 x^2+a_1 x^1+a_0 \tag{3-1}$$

式中:a_n 不为零。

式(3-1)在 MATLAB 中的表示方法为

$$p=[a_n a_{n-1}\cdots a_2 a_1 a_0] \tag{3-2}$$

注意,多项式中系数为 0 的项不能忽略,在 p 中相应元素应置为 0。如多项式 $3x^3+2x+3$ 在 MATLAB 中应表示为

>> p=[3　0　2　3]

2. MATLAB 中多项式操作函数简介

roots(p):长度为 n 的向量,表示求解 n 阶多项式的根,即方程 p(x)＝0 的根,可以为复数。

conv(p,q):表示求解多项式 p,q 的乘积,一般也指 p,q 的卷积。

poly(A):计算矩阵 A 的特征多项式向量。

poly(p):以长度为 n 的向量中的元素为根建立的多项式,结果是长度为 n+1 的向量。

polyval(p,x):若 x 为一数值,则计算多项式在 x 处的值;若 x 为向量,则计算多项式在 x 中每一元素处的值。

【例 1】　求多项式 $f(x)=3\,x3+2x+3$ 的根。

解　在 MATLAB 命令窗口中依次输入以下命令,即可求出所给定多项式的根。

$>>$ p=[3　0　2　3];

$>>$ rootp=roots(p)　% rootp 为多项式的根

$>>$ rootp=

　　　　0.3911+1.0609i

　　　　0.3911−1.0609i

　　　　−0.7822

3.1.5　MATLAB 基本绘图功能

MATLAB 作为高性能和交互式的科学计算工具,具有较为友好的图形界面,这使得 MATLAB 的应用非常广泛;同时 MATLAB 也提供了强大的绘图功能,这使得用户可以通过对 MATLAB 内置绘图函数的简单调用,便可迅速绘制出具有专业水平的图形。在利用 SIMULINK 进行动态系统仿真时,图形输出可以使设计者快速地对系统性能进行定性分析,故可大大缩短系统开发时间。

MATLAB 图形系统是面向对象的。图形的要素,如坐标轴、标签、观察点等都是独立的图形对象。一般情况下,用户不需直接操作图形对象,只需调用绘图函数就可以得到理想的图形。下面介绍 MATLAB 基本绘图函数。

1. 基本的二维图形绘制命令

plot(x,y):输出以向量 x 为横坐标,以向量 y 为纵坐标,并按照 x,y 中元素的顺序有序绘制的图形。x 与 y 具有相同长度。

plot(y):输出以向量 y 元素序号 m 为横坐标,以向量 y 对应元素 y_m 为纵坐标绘制的图形。

plot(x1,y1,′str1′,x2,y2,′str2′):按照′str1′指定的输出方式,输出以 x1 为横坐标,y1 为纵坐标的图形;按照′str2′指定的输出方式,输出以 x2 为横坐标,y2 为纵坐标的图形;若省略′str1′和′str2′,则 MATLAB 自动为每条曲线选择颜色与线型。

2. 简单的三维图形绘制命令

plot3(x,y,z):用向量 x,y 和 z 的相应点进行有序地绘制三维图形。向量 x,y,z 具有相同的长度。

plot3(x1,y1,z1,′str1′,x2,y2,z2,′str2′):按照′str1′指定的方式,对 x1,y1 和 z1 进行三维绘图;按照′str2′指定的方式,对 x2,y2 和 z2 进行三维绘图;如果′str1′和′str2′,则 MATLAB 自动选择颜色与线型。

3. 简单的图形控制命令

clc:清除命令窗口。

grid：自动在各个坐标轴上加上虚线型的网格。

hold on：保持当前的图形，允许在当前图形状态下绘制其他图形，即在同一图形窗口中绘制多幅图形。

hold off：释放当前图形窗口，绘制的下一幅图形将作为当前图形，即覆盖原来图形。这是 MATLAB 的缺省状态。

hold：在 hold on 与 hold off 之间进行切换。

4. 简单的子图命令

subplot(m, n, p)：将图形窗口分成 m 行 n 列的子窗口，序号为 p 的子窗口为当前窗口。子窗口的编号由上至下，由左至右。

subplot：设置图形窗口为缺省模式，即 subplot(1,1,1) 单窗口模式。

【例 2】 在一个图形窗口的左侧子图中绘制函数：$y_1(x) = x^3 - 2x - 3$，在右侧子图中绘制函数：$y_2(x) = x\sin(x)$，其中：$x \in [-3, 3]$。

在 MATLAB 命令行下输入：

```
>> x=-3:0.1:3;
>> y1=x.^3-2*x-3;
>> y2=x.*sin(x);
>> subplot(1, 2, 1), plot(x,y1,'*'), grid
>> subplot(1, 2, 2), plot(x,y2,'-'), grid
```

输出图像如图 3-1 所示。

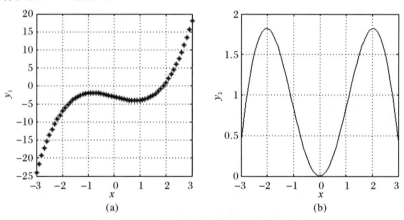

图 3-1　例 2 函数图像结果示意图

(a)函数 $y_1(x)$ 图像；(b)函数 $y_2(x)$ 图像

MATLAB 图形绘制功能非常强大，用户可以进一步对生成的图形进行更低层操作（操作图形对象），以便获得更好的效果，这里不再赘述。

3.1.6　M 文件与函数

1. M 文件编辑器

M 文件编辑器（M File Editor）帮助用户进行 MATLAB 程序编辑和调试。M 文件编辑器不仅是一个文字编辑器,还具有一定的程序调试功能,虽然没有像 Visual C++、python 等具备强大的调试能力,但对于调试一般不过于复杂的 MATLAB 程序已经足够了。在 MAT-LAB 命令行下输入:

　　>> edit

则弹出 M 文件编辑器窗口。

(1)编辑功能。

1)选择:与通常鼠标选择方法类似,但这样做其实并不方便。如果习惯了,使用 Shift+箭头键是一种更为方便的方法,熟练后根本就不需要再看键盘。

2)拷贝粘贴:使用 Ctrl+C、Ctrl+V 键更为方便。

3)寻找替代:寻找字符串时用 Ctrl+F 键,显然比用鼠标点击菜单方便。

4)查看函数:阅读大程序常需要看看都有哪些函数并跳到感兴趣的函数位置,M 文件编辑器没有为用户提供像 Visual C++、python 等那样全方位的程序浏览器,却提供了一个简单的函数查找快捷按钮,单击该按钮,会列出该 M 文件所有的函数。

5)注释:使用 Shift+5 来输入"%",注意切换输入法状态。

6)缩进:良好的缩进格式为用户提供了清晰的程序结构。编程时应该使用不同的缩进量,以使程序显得错落有致。增加缩进量用 Ctrl+]键,减少缩进量用 Ctrl+[键。当一大段程序比较乱的时候,使用 smart indent(聪明的缩进,快捷键 Ctrl+I)也是一种很好的选择。

(2)调试功能。M 程序调试器的热键设置和 Visual C++、python 等高级程序设计语言的设置有些类似,如果用户有其他语言的编程调试经验,则调试 M 程序显得相当简单。因为它没有指针的概念,这样就避免了一大类难以查找的错误。不过 M 程序可能会经常出现索引错误,如果设置了 stop if error(Breakpoints 菜单下),则程序的执行会停在出错的位置,并在 MATLAB 命令行窗口显示出错信息。一些常用的调试方法包括:

1)设置或清除断点:使用快捷键 F12。

2)执行:使用快捷键 F5。

3)单步执行:使用快捷键 F10。

4)step in:当遇见函数时,进入函数内部,使用快捷键 F11。

5)step out:执行流程跳出函数,使用快捷键 Shift+F11。

6)执行到光标所在位置:这项功能没有快捷键,只能使用菜单来完成这样的功能。

7)观察变量或表达式的值:将鼠标放在要观察的变量上停留片刻,就会显示出变量的值,当矩阵太大时,只显示矩阵的维数。

8)退出调试模式:没有设置快捷键,使用菜单或者快捷按钮来完成。

2. MATLAB 语言的语法

(1)注释。MATLAB 中用百分号%表示其后为程序注释(实际上前面已经有注释功能的应用)。编写 M 程序和编写其他程序一样应该养成良好的程序注释习惯。除了程序间的注释,编写 M 文件时还应该在文件头说明该程序的功能和使用方法,使用 Help 命令看到的帮助信息正是这些在文件头的注释。

(2)赋值语句。在 MATLAB 中,赋值语句的基本语法结构为 variablename=value;

（3）逻辑表达式。在 MATLAB 中,逻辑表达式的基本语法结构为

logicalvalue＝variable1 关系运算符 variable2；

logicalvalue＝logical expression 1 逻辑运算符 logical expression 2；

其中:关系运算符有＝＝(等于)、～＝(不等于)、＞(大于)、＜(小于)、＞＝(不小于)、＜＝(不大于)等。逻辑运算符有 &(逻辑与)、|(逻辑或)、～(逻辑非)等。

（4）条件控制语句。MATLAB 中由 if 语句进行判断,其基本语法结构为:

if 逻辑表达式

   语句集合

end

在 if 与逻辑表达式之间必须有一个空格;当逻辑表达式值为真时,执行语句集合中的语句;这里语句集合可以是 MATLAB 中的单独命令,也可以是由逗号、分号隔开的语句集合或 return 语句。

对于简单的语句也可以写成下面的形式:

if 逻辑表达式,语句集合,end

此外,if 语句还可以与 else if、else 组合成更为复杂的控制语句,其语法格式如下:

if 逻辑表达式

   语句集合 1

else

   语句集合 2

end

（5）循环语句。MATLAB 中实现循环的语句有两种:for 语句与 while 语句,以实现某些语句的循环执行。for 语句语法格式如下:

for   变量＝表达式

   语句集合

end

for 语句可以嵌套使用。

3. MATLAB 脚本文件与 M 函数

MATLAB 中有两种 M 文件:一种称为脚本文件(类似于批处理语句),另一种是 M 函数(类似于函数的概念)。

（1）脚本文件。脚本文件是由一系列 MATLAB 的命令、内置函数以及 M 文件等构成的文件,它可以由一般的编辑器进行编制,其结果保存在相应的 M 文件中。M 脚本文件的实质为命令的集合,在 MATLAB 中执行 M 脚本文件时,MATLAB 从文件中读取命令执行,完成用户的工作。

一般习惯于使用 MATLAB 的编辑器编制 M 文件。打开 MATLAB 编辑器,新建 M 脚本文件,保存时系统会自动将文件保存成 *.m 文件。然后便可以在 MATLAB 命令窗口或其他 M 文件中使用。其特点是按照脚本中语句的顺序执行,生成的变量放在当前的工作区之中(如果从命令行运行,则放在基本工作区)。

【例 3】　编写一个 M 文件，绘制函数 $y(x)$ 的图形。函数 $y(x)$ 描述如下：当 $x \leqslant 0, y(x) = \sin x$；当 $0 < x \leqslant 3, y(x) = x$；当 $x > 3, y(x) = -x + 6$。

在 MATLAB 命令行下输入 edit 命令打开 M 文件编辑器，输入以下程序：

```
x=-6:0.1:6;              %设定自变量 x 的取值范围
leng=length(x);   %计算向量 x 的长度
for m =1:leng   % 计算函数值
    if x(m)<=0   %判断 x 取值所在范围
        y(m)=sin(x(m));   %计算分段函数值
    else if x(m)<=3
            y(m)=x(m);% 计算分段函数值
        else
            y(m)=-x(m)+6;   %计算分段函数值
        end
    end
end
plot(x,y,'*');grid;% 绘制函数曲线
```

将其存盘为 function figure3.m（该文件就是一个 MATLAB 脚本文件），然后在 MAT-LAB 命令行下输入：

　　　　>> function figure3

得到函数 $y(x)$ 图像曲线如图 3-2 所示。

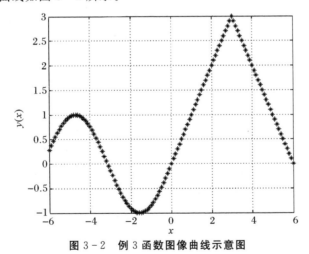

图 3-2　例 3 函数图像曲线示意图

（2）M 函数。MATLAB 函数与脚本不同，M 函数的第一行为关键字 function，函数第一次执行时将生成内存代码，生成的变量放在函数的工作区。MATLAB 有大量的内置函数和工具箱函数，使用它们可以完成大部分的工作；但由于不同的用户有不同的需要，MATLAB 允许用户开发自己的专用或通用函数，以扩展 MATLAB 的函数应用。

M 函数的第一行必须包含 function，普通的 M 文件没有这种要求。

在 function 后面必须声明函数名、输入变量（输入参数）与输出变量（输出参数），如：function outvar＝function_name(inputvar)。

M 函数可以有零个、一个或多个输入或输出。

M 函数的调用方式为：outvar＝function_name(inputvar)。

M 函数文件名应与函数名 function_name 相同，调用时函数的输入与输出变量名称不需要和函数定义中的变量相同。

M 函数的注释用"％"开始的行表示，help function_name 显示的是紧接第一行之后的注释。

MATLAB 允许将多个函数写在同一个 M 文件中，其中第一个函数是 M 文件的主函数，M 文件名必须为主函数的名字。其余的函数均为子函数，并受到其他函数的调用。因此，用户可以书写具有模块化特色的 MATLAB 函数，但是要注意以下几点：①所有的子函数只能在同一 M 文件下调用；②每个子函数都有自己单独的工作区，必须由调用函数传递合适的参数；③在子函数调用结束后，子函数的工作区将被清空。

M 函数可以较好地将具有一定功能的脚本文件进行封装，这样有利于程序的阅读、修改和使用。

3.2　SIMULINK 应用基础

SIMULINK 是一个基于 MATLAB 系统平台，用来对动态系统进行建模、仿真和分析的软件包。SIMULINK 提供了一种图形化的交互环境，只需用鼠标拖动的方法便能迅速地建立起系统框图模型，甚至不需要编写一行代码，因此，使用 SIMULINK 来建模、分析和仿真各种动态系统(包括连续系统、离散系统和混合系统)，非常简单方便。

3.2.1　SIMULINK 概述

SIMULINK 具有强大的功能与友好的用户界面，已广泛应用到工业、经济、社会、自然等诸多领域中，如通信与卫星系统、航空航天系统、生物系统、船舶系统、汽车系统、金融系统、生态系统、社会系统以及经济系统等，都可以利用 SIMULINK 进行建模仿真和分析应用。一般情况下，任何使用数学方式进行描述的动态系统都可以使用 SIMULINK 进行建模、仿真与分析。利用 SIMULINK 进行系统的建模仿真，其最大优点是易学、易用，并能应用依托 MAT-LAB 提供的各类仿真资源。

SIMULINK 主要功能如下。

1. 交互式、图形化的建模环境

SIMULINK 提供了丰富的模块库以帮助用户快速地建立动态系统模型。建模时只需使用鼠标拖放不同模块库中的系统模块，并按规则将它们连接起来。

2. 交互式的仿真环境

SIMULINK 框图提供了交互性很强的仿真环境，既可以通过下拉菜单执行仿真，也可以通过命令行进行编程控制仿真。菜单方式对于交互工作非常方便,而命令行方式对于运行一大类仿真(如蒙特卡罗系统模型仿真)非常有用。

3. 专用模块库(Blocksets)

作为 SIMULINK 建模系统的补充,MathWorks 公司还开发了专用功能块程序包,如 DSP Blockset 和 Communication Blockset 等。通过使用这些程序包,用户可以迅速地对系统进行建模、仿真与分析。更重要的是用户还可以对系统模型进行代码生成,并将生成的代码下载移植到不同的目标计算机上。

4. 提供了仿真库的扩充和定制机制

SIMULINK 的开放式结构允许用户扩展仿真环境的功能:采用 MATLAB、FORTRAN、C、python 代码生成自定义模块库,并拥有自己的图标和界面。因此用户可以将使用 FORTRAN 或 C 编写的代码链接进来,或者购买使用第三方开发提供的模块库进行更高级的系统设计、仿真与分析。

5. 与 MATLAB 工具箱的集成

由于 SIMULINK 可以直接利用 MATLAB 的诸多资源与功能,所以用户可以直接在 SIMULINK 下完成诸如数据分析、过程自动化、参数优化等工作。工具箱提供的高级设计和分析能力,可以方便地融进仿真过程。

总之,SIMULINK 具有以下特点:①基于矩阵的数值计算;②集成高级编程语言设计;③图形与可视化;④工具箱提供面向具体应用领域的各项功能;⑤丰富的数据 I/O 工具;⑥提供与其他高级语言的接口;⑦支持多平台(PC/Macintosh/UNIX);⑧开放与可扩展的体系结构。

3.2.2　线性连续系统的 SIMULINK 描述

一般来说,在 SIMULINK 中对线性连续系统的描述方式有以下 3 种:

(1)线性连续系统传递函数模型描述:在 SIMULINK 中,传递函数表示为 num＝[n0,n1];den＝[d0, d1, d2]。其中 num 表示传递函数的分子系数向量,den 为分母系数向量。

(2)线性连续系统零极点模型描述:在 SIMULINK 中,零极点模型表示为 gain＝k;zeros＝zl;poles＝[p1, p2]。其中:gain 表示系统增益,zeros 表示系统零点,poles 表示系统极点。

(3)线性连续系统的状态空间模型描述:如果系统的状态空间表示为

$$\left.\begin{array}{l}\dot{x}(t)=\boldsymbol{A}_x(t)+\boldsymbol{B}_u(t)\\y(t)=\boldsymbol{C}_x(t)+\boldsymbol{D}_u(t)\end{array}\right\} \qquad (3-3)$$

则在 SIMULINK 中直接输入变换矩阵 $\boldsymbol{A}$,$\boldsymbol{B}$,$\boldsymbol{C}$,$\boldsymbol{D}$ 即可。

一般来说,线性连续系统的不同模型之间可以相互转化,MATLAB 中有内置的函数可以完成线性连续系统模型间的转化。这些函数主要包括:

- [zeros, poles, k]＝tf2zp(num, den)
- [num, den]＝zp2tf(zeros, poles, k)

- [zeros, poles, k]＝ss2zp(A, B, C, D)
- [A, B, C, D]＝zp2ss(zeros, poles, k)
- [num, den]＝ss2tfA, B, C, D)
- [A, B, C, D]＝tf2ss(num, den)

3.2.3 线性离散系统的 SIMULINK 描述

线性离散系统的描述方式有以下 4 种形式：

(1)线性离散系统的滤波器模型：在 SIMULINK 中，滤波器表示为 num＝[n0 n1 n2]；den＝[d0 d1]；其中 num 表示 Z 变换域分式的分子系数向量，den 为分母系数向量。

(2)线性离散系统的传递函数模型：在 SIMULINK 中，系统的传递函数表示为 num＝[n0 n1 n2]；den＝[d0 d1]。

(3)线性离散系统的零极点模型：在 SIMULINK 中，系统零极点表示为 gain＝K；zeros＝[z1, z2]；poles＝[0, p1]。

(4)线性离散系统的状态空间模型：在 SIMULINK 中，设系统差分方程为

$$
\left.
\begin{aligned}
\boldsymbol{x}(n+1) &= \boldsymbol{F}\boldsymbol{x}(n) + \boldsymbol{G}\boldsymbol{u}(n) \\
\boldsymbol{y}(n) &= \boldsymbol{C}\boldsymbol{x}(n) + \boldsymbol{D}\boldsymbol{u}(n)
\end{aligned}
\right\}
\tag{3-4}
$$

式中：$\boldsymbol{x}(n)$，$\boldsymbol{u}(n)$，$\boldsymbol{y}(n)$ 分别为线性离散系统的状态变量、输入向量、输出向量；$\boldsymbol{F}$，$\boldsymbol{G}$，$\boldsymbol{C}$，$\boldsymbol{D}$ 分别为变换矩阵。在 SIMULINK 中，状态空间模型表示很简单，只需要输入相应的变换矩阵 $\boldsymbol{F}$，$\boldsymbol{G}$，$\boldsymbol{C}$，$\boldsymbol{D}$ 即可。

此外，在 MATLAB 中，离散系统的不同描述模型之间可以进行相互转化。常用转化函数如下：

[zeros, poles, k]＝tf2zp(num, den) ％ 将系统传递函数模型转化为零极点模型

[num, den]＝zp2tf(zeros, poles, k) ％ 将系统零极点模型转化为传递函数模型。其中 ％num,den 分别为系统的传递函数表示；zeros,poles,k 为系统的零极点模型

线性离散系统状态空间模型与传递函数模型、零极点模型相互转化的函数如下：

- [zeros, poles, k]＝ss2zp(F, G, C, D) ％ 将系统状态空间模型转化为零极点模型
- [F, G, C, D]＝zp2ss(zeros, poles, k) ％ 将系统零极点模型转化为状态空间模型
- [num, den]＝ss2tf(F, G, C, D) ％ 将系统状态空间模型转化为传递函数模型
- [F, G, C, D]＝tf2ss(num, den) ％ 将系统传递函数模型转化为状态空间模型

3.3 基于 SIMULINK 的图形化模块建模及仿真

SIMULINK 是基于 MATLAB 的图形化仿真平台，使用图形化的系统模块对动态系统进行建模和描述，并在此基础上进行动态系统的求解和仿真。下面简要介绍利用 SIMULINK

图形仿真平台建立动态系统模型,以及对模型进行仿真的过程。

3.3.1 启用 SIMULINK 软件

启动 SIMULINK 之前,首先必须运行 MATLAB,然后才能启动 SIMULINK,并建立系统模型。启动 SIMULINK 有两种方式:

(1)用命令行方式启动 SIMULINK,即在 MATLAB 的命令窗口直接键入如下命令:
>> SIMULINK

(2)使用工具栏按钮启动 SIMULINK,即用鼠标单击 MATLAB 工具栏中的 SIMULINK 按钮。

启动 SIMULINK 后,可建立系统模型文件,并对其进行保存、打开、编辑等操作。

3.3.2 SIMULINK 模块库简介

SIMULINK 提供许多模块库供用户建模使用。每个模块库包含大量模型,用户根据建模需要,从各个模块库中选择合适的模型进行建模,使用时只需拖动鼠标即可。SIMULINK 模块库按功能进行分类,主要模块子库包括 Continuous(连续模块)、Discrete(离散模块)、Function&Tables(函数和表模块)、Math(数学模块)、Nonlinear(非线性模块)、Signals&Systems(信号和系统模块)、Sinks(接收器模块),以及 Sources(输入源模块)等。

(1)连续模块库中的主要模块包括:

- Integrator:输入信号积分;
- Derivative:输入信号微分;
- State-Space:线性状态空间系统模型;
- Transfer-Fcn:线性传递函数模型;
- Zero-Pole:以零极点表示的传递函数模型;
- Memory:存储上一时刻的状态值;
- Transport Delay:输入信号延时一个固定时间再输出;
- Variable Transport Delay:输入信号延时一个可变时间再输出。

(2)离散模块库中的模块主要包括:

- Discrete-time Integrator:离散时间积分器;
- Discrete Filter:IIR 与 FIR 滤波器;
- Discrete State-Space:离散状态空间系统模型;
- Discrete Transfer-Fcn:离散传递函数模型;
- Discrete Zero-Pole:以零极点表示的离散传递函数模型;
- First-Order Hold:一阶采样和保持器;
- Zero-Order Hold:零阶采样和保持器;
- Unit Delay:一个采样周期的延时。

(3)函数与表库中的模块主要包括:

- Fcn：用自定义的函数（表达式）进行运算；
- MATLAB Fcn：利用 MATLAB 的现有函数进行运算；
- S-Function：调用自编的 S 函数的程序进行运算；
- Look-Up Table：建立输入信号的查询表（线性峰值匹配）；
- Look-Up Table(2-D)：建立两个输入信号的查询表（线性峰值匹配）。

（4）数学模块库中的模块主要包括：

- Sum：加减运算；
- Product：乘运算；
- Dot Product：点乘运算；
- Gain：比例运算；
- Math Function：包括指数函数、对数函数、求二次方、开根号等常用数学函数；
- Trigonometric Function：三角函数，包括正弦、余弦、正切等；
- MinMax：最值运算；
- Abs：取绝对值；
- Sign：符号函数；
- Logical Operator：逻辑运算；
- Relational Operator：关系运算；
- Complex to Magnitude-Angle：由复数输入转为幅值和相角输出；
- Magnitude-Angle to Complex：由幅值和相角输入合成复数输出；
- Complex to Real-Imag：由复数输入转为实部和虚部输出；
- Real-Imag to Complex：由实部和虚部输入合成复数输出。

（5）非线性模块库中的模块主要包括：

- Saturation：饱和输出，让输出超过某一值时能够饱和；
- Relay：滞环比较器，限制输出值在某一范围内变化；
- Switch：开关选择，当第二个输入端大于临界值时，输出由第一个输入端而来，否则输出由第三个输入端而来；
- Manual Switch：手动选择开关。

（6）信号和系统模块库中的模块主要包括：

- In1：输入端；
- Out1：输出端；
- Mux：将多个单一输入转化为一个复合输出；
- Demux：将一个复合输入转化为多个单一输出；
- Ground：连接没有连接到的输入端；
- Terminator：连接没有连接到的输出端；
- SubSystem：建立新的封装（Mask）功能模块。

（7）系统输出模块库中的模块主要包括：

- Scope：示波器；
- XY Graph：显示二维图形；

- To Workspace:将输出写入 MATLAB 的工作空间;
- To File(.mat):将输出写入数据文件。

(8)信号输入模块库中的模块主要包括:

- Constant:常数信号;
- Clock:时钟信号;
- From Workspace:来自 MATLAB 的工作空间;
- From File(.mat):来自数据文件;
- Pulse Generator:脉冲发生器;
- Repeating Sequence:重复信号;
- Signal Generator:信号发生器,可以产生正弦、方波、锯齿波及随意波;
- Sine Wave:正弦波信号;
- Step:阶跃波信号。

3.3.3　模型的建立

基于 SIMULINK 的图形化模块建模包括以下步骤:①建立模型窗口;②将功能模块由模块库窗口复制到模型窗口;③对模块进行连接,从而构成需要的系统模型;④对模块的参数按照要求进行设置。

基于 SIMULINK 的图形化模块建模的基本功能模块操作主要包括:模块的移动、复制、删除、转向、改变大小、模块命名、颜色设定、参数设定、属性设定以及模块输入输出信号设置等。

模块库中的模块可以直接用鼠标进行拖拽(选中模块,按住鼠标左键不放)而放到模型窗口中进行处理。

在模型窗口中,若选中模块,则其 4 个角会出现黑色标记。此时可以对模块进行以下的基本操作:

移动:选中模块,按住鼠标左键将其拖拽到所需的位置即可。若要脱离线而移动,可按住 Shift 键,再进行拖拽。

复制:选中模块,然后按住鼠标右键进行拖拽即可复制同样的一个功能模块。

删除:选中模块,按 Delete 键即可。若要删除多个模块,可以同时按住 Shift 键,再用鼠标选中多个模块,按 Delete 键即可。也可以用鼠标选取某区域,再按 Delete 键就可以把该区域中的所有模块和线等全部删除。

转向:为了能够顺序连接功能模块的输入和输出端,功能模块有时需要转向。在菜单 Format 中选择 Flip Block 旋转 180°,选择 Rotate Block 顺时针旋转 90°。或者直接按Ctrl+F键执行 Flip Block,按 Ctrl+R 键执行 Rotate Block。

改变大小:选中模块,对模块出现的 4 个黑色标记进行拖拽即可。

模块命名:先用鼠标在需要更改的名称上单击一下,然后直接更改即可。名称在功能模块上的位置也可以变换 180°,可以用 Format 菜单中的 Flip Name 来实现,也可以直接通过鼠标进行拖拽。Hide Name 可以隐藏模块名称。

颜色设定：Format 菜单中的 Foreground Color 可以改变模块的前景颜色，Background Color 可以改变模块的背景颜色；而模型窗口的颜色可以通过 Screen Color 来改变。

参数设定：用鼠标双击模块，就可以进入模块的参数设定窗口，从而对模块进行参数设定。参数设定窗口包含了该模块的基本功能帮助，为获得更详尽的帮助，可以点击其上的 help 按钮。通过对模块进行参数设定，就可以获得需要的功能模块。

属性设定：选中模块，打开 Edit 菜单的 Block Properties 可以对模块进行属性设定。包括 Description 属性、Priority 优先级属性、Tag 属性、Open function 属性、Attributes format string 属性。其中 Open function 属性是一个很有用的属性，通过它指定一个函数名，则当该模块被双击之后，SIMULINK 就会调用该函数执行，这种函数在 MATLAB 中称为回调函数。

模块的输入输出信号设置：模块处理的信号包括标量信号和向量信号；标量信号是一种单一信号，而向量信号为一种复合信号，是多个信号的集合，它对应着系统中几条连线的合成。缺省情况下，大多数模块的输出都为标量信号，对于输入信号，模块都具有一种"智能"的识别功能，能自动进行匹配。某些模块通过对参数的设定，可以使模块输出向量信号。

3.3.4　模型的仿真

构建好一个系统的模型之后，接下来的工作就是对模型进行仿真运行，得出仿真结果。仿真完整过程分成三个步骤：设置仿真参数、启动仿真和仿真结果分析。

1.设置仿真参数和选择求解器

设置仿真参数和选择求解器，选择 Simulation 菜单下的 Parameters 命令，就会弹出一个仿真参数对话框，它主要用 3 个页面来管理仿真的参数。

（1）Solver 页。它允许用户设置仿真的开始和结束时间，选择求解器，说明求解器参数及选择一些输出选项。此页可以进行的设置有：选择仿真开始和结束的时间；选择求解器，并设定它的参数；选择输出项。

1）仿真时间。注意这里的时间概念与真实的时间并不一样，只是计算机仿真中对时间的一种表示，比如 10 s 的仿真时间，如果采样步长定为 0.1，则需要执行 100 步，若把步长减小，则采样点数增加，那么实际的执行时间就会增加。一般仿真开始时间设为 0，而结束时间视不同的因素而选择。总的来说，执行一次仿真要耗费的时间取决于很多因素，包括模型的复杂程度、求解器及其步长的选择、计算机时钟的速度等等。

2）仿真步长模式。用户在 Type 后面的第一个下拉选项框中指定仿真的步长选取方式，可供选择的有 Variable-step（变步长）和 Fixed-step（固定步长）方式。变步长模式可以在仿真的过程中改变步长，提供误差控制和过零检测。固定步长模式在仿真过程中提供固定的步长，不提供误差控制和过零检测。用户还可以在第二个下拉选项框中选择对应模式下仿真所采用的算法。

变步长模式求解器有 ode45，ode23，ode113，ode15s，ode23s，ode23t，ode23tb 和 discrete。各种变步长模式求解器说明如下：

ode45：缺省值，四/五阶龙格-库塔法，适用于大多数连续或离散系统，但不适用于刚性（stiff）系统。它是单步求解器，在计算 y(tn) 时，仅需要最近处理时刻的结果 y(tn−1)。一般来说,面对一个仿真问题最好是首先试试 ode45。

ode23:二/三阶龙格-库塔法,它在误差限要求不高和求解的问题不太难的情况下,可能会比 ode45 更有效,也是一个单步求解器。

ode113:它是一种阶数可变的求解器,它在误差容许要求严格的情况下通常比 ode45 有效。ode113 是一种多步求解器,也就是在计算当前时刻输出时,它需要以前多个时刻的解。

ode15s:它是一种基于数字微分公式的求解器(NDFs)。也是一种多步求解器。适用于刚性系统,当用户估计要解决的问题是比较困难的,或者不能使用 ode45,或者即使使用效果也不好时,就可以用 ode15s。

ode23s:它是一种单步求解器,专门应用于刚性系统,在弱误差允许下的效果好于 ode15s。它能解决某些 ode15s 所不能有效解决的 stiff 问题。

ode23t:它是梯形规则的一种自由插值实现。这种求解器适用于求解适度 stiff 的问题,而用户又需要一个无数字振荡的求解器的情况。

ode23tb:它是 TR-BDF2 的一种实现,TR-BDF2 是具有两个阶段的隐式龙格-库塔公式。

discrtet:当 SIMULINK 检查到模型没有连续状态时使用它。

固定步长模式求解器有:ode5,ode4,ode3,ode2,ode1 和 discrete。各种固定步长模式求解器说明如下:

ode5:缺省值,是 ode45 的固定步长版本,适用于大多数连续或离散系统,不适用于刚性系统。

ode4:四阶龙格-库塔法,具有一定的计算精度。

ode3:固定步长的二/三阶龙格-库塔法。

ode2:改进的欧拉法。

ode1:欧拉法。

discrete:它是一个实现积分的固定步长求解器,它适用于离散无连续状态的系统。

3)步长参数。对于变步长模式,用户可以设置最大的和推荐的初始步长参数,缺省情况下,步长自动确定,它由值 auto 表示。

Maximum step size(最大步长参数):它决定了求解器能够使用的最大时间步长,它的缺省值为"仿真时间/50",即整个仿真过程中至少取 50 个取样点,但这样的取法对于仿真时间较长的系统则可能带来取样点过于稀疏,而使仿真结果失真的问题。一般建议对于仿真时间不超过 15 s 的采用默认值即可,对于超过 15 s 的每秒至少保证 5 个采样点,对于超过 100 s 的,每秒至少保证 3 个采样点。

Initial step size(初始步长参数):一般建议使用"auto"默认值即可。

4)仿真精度的定义(对于变步长模式)。Relative tolerance(相对误差):它是指误差相对于状态的值,是一个百分比,缺省值为 1e-3,表示状态的计算值要精确到 0.1%。

Absolute tolerance(绝对误差):表示误差值的门限,或者是说在状态值为零的情况下,可以接受的误差。如果它被设成了 auto,那么 SIMULINK 为每一个状态设置初始绝对误差为 1e-6。

5)Mode(固定步长模式选择)。Multitasking:选择这种模式时,当 SIMULINK 检测到模块间非法的采样速率转换,它会给出错误提示。所谓的非法采样速率转换指两个工作在不同采样速率的模块之间的直接连接。在实时多任务系统中,如果任务之间存在非法采样速率转换,那么就有可能出现一个模块的输出在另一个模块需要时却无法利用的情况。通过检查这种转换,Multitasking 将有助于用户建立一个符合现实的多任务系统的有效模型。

使用速率转换模块可以减少模型中的非法速率转换。SIMULINK 提供了两个这样的模块:unit delay 模块和 zero-order hold 模块。对于从慢速率到快速率的非法转换,可以在慢输出端口和快输入端口插入一个单位延时 unit delay 模块。而对于快速率到慢速率的转换,则可以插入一个零阶采样保持器 zero-order hold。

Singletasking:这种模式不检查模块间的速率转换,它在建立单任务系统模型时非常有用,在这种系统就不存在任务同步问题。

Auto:这种模式,SIMULINK 会根据模型中模块的采样速率是否一致,自动决定切换到 multitasking 和 singletasking。

6)输出选项。

Refine output:这个选项可以理解成精细输出,其意义是当仿真输出太稀松时,SIMULINK 会产生额外的精细输出,这一点就像插值处理一样。用户可以在 refine factor 设置仿真时间步间插入的输出点数。产生更光滑的输出曲线,改变精细因子比减小仿真步长更有效。精细输出只能在变步长模式中才能使用,并且在 ode45 效果最好。

Produce additional output:它允许用户直接指定产生输出的时间点。一旦选择了该项,则在它的右边出现一个 output times 编辑框,在这里用户指定额外的仿真输出点,它既可以是一个时间向量,也可以是表达式。与精细因子相比,这个选项会改变仿真的步长。

Produce specified output only:它的意思是让 SIMULINK 只在指定的时间点上产生输出。为此求解器要调整仿真步长以使之和指定的时间点重合。这个选项在比较不同的仿真时可以确保它们在相同的时间输出。

(2)Workspace I/O 页。作用是管理模型从 MATLAB 工作空间的输入和对它的输出。

此页主要用来设置 SIMULINK 与 MATLAB 工作空间交换数值的有关选项。

Load from workspace:选中前面的复选框即可从 MATLAB 工作空间获取时间和输入变量,一般时间变量定义为 t,输入变量定义为 u。Initial state 用来定义从 MATLAB 工作空间获得的状态初始值的变量名。

Save to workspace:用来设置存往 MATLAB 工作空间的变量类型和变量名,选中变量类型前的复选框使相应的变量有效。一般存往工作空间的变量包括输出时间向量(Time)、状态向量(States)和输出变量(Output)。Final state 用来定义将系统稳态值存往工作空间所使用的变量名。

Save option:用来设置存往工作空间的有关选项。Limit rows to last 用来设定 SIMULINK 仿真结果最终可存往 MATLAB 工作空间的变量的规模,对于向量而言即其维数,对于矩阵而言即其秩;Decimation 设定了一个亚采样因子,它的缺省值为 1,也就是对每一个仿真时间点产生值都保存,而若为 2,则是每隔一个仿真时刻才保存一个值。Format 用来说明返回数据的格式,包括矩阵 matrix、结构 struct 及带时间的结构 struct with time。

(3)Diagnostics 页。允许用户选择 SIMULINK 在仿真中显示的警告信息的等级。此页分成两个部分:仿真选项和配置选项。

仿真选项：仿真选项 options 主要包括是否进行一致性检验、是否禁用过零检测、是否禁止复用缓存、是否进行不同版本的 SIMULINK 的检验等几项。

配置选项：配置选项下的列表框主要列举了一些常见的事件类型，以及当 SIMULINK 检查到这些事件时给予的处理。

2.启动仿真

设置仿真参数和选择求解器之后，就可以启动仿真而运行。

选择 SIMULINK 菜单下的 start 选项来启动仿真，如果模型中有些参数没有定义，则会出现错误信息提示框。如果一切设置无误，则开始仿真运行，结束时系统会发出一鸣叫声。

3.仿真结果分析

根据系统要求，对仿真结果进行分析，若结果不理想，可对模型参数进行修改，重新仿真，直到得到满意结果为止。

3.3.5　系统建模及仿真实例

本节以一个具体实例，简要介绍基于 SIMULINK 的图形化模块建模及仿真过程。

【例 4】　利用 SIMULINK 提供的图形化功能模块对下述系统 $y(t)$ 进行建模和仿真分析。函数 $y(t)$ 描述如下：当 $t<40$，$y(t)=5u(t)$；当 $t \geqslant 40$，$y(t)=15u(t)$。其中：$u(t)$ 为系统输入，且为正弦信号；$y(t)$ 为系统输出。

1.建立系统模型

首先根据系统的数学描述选择合适的 SIMULINK 系统功能模块，然后按照前面所述方法和步骤建立该系统的系统仿真模型。所使用的系统功能模块主要有：

(1)Sources 模块库中的 Sine Wave 模块：用来作为系统的输入信号；

(2)Math 模块库中的 Relational Operator 模块：用来实现系统中的时间逻辑关系；

(3)Sources 模块库中的 Clock 模块：用来表示系统运行时间；

(4)Nonlinear 模块库中的 Switch 模块：用来实现系统的输出选择；

(5)Math 模块库中的 Gain 模块：用来实现系统中的信号增益。

对例 4 所描述的系统，所建立的仿真模型如图 3-3 所示。

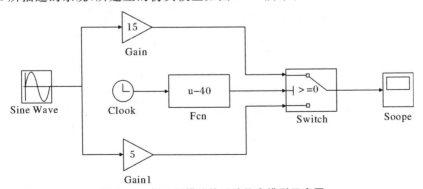

图 3-3　例 4 所描述的系统仿真模型示意图

2. 系统模块参数设置

在完成系统模型建立后,需要对系统中的参数进行合理的设置。这里采用的模块参数设置如下所述:

(1)Sine Wave 模块:采用默认的参数设置,即单位频率、单位幅度的正弦信号;

(2)Relational Operator 模块:其参数设置为">";

(3)Clock 模块:采用默认参数设置;

(4)Switch 模块:设定 Switch 模块的 Threshold 值为 0.5(其实只要大于 0 小于 1 即可,因为 Switch 模块在输入端口 2 的输入大于或等于给定的阈值 Threshold 时,模块输出为第一端口的输入,否则为第三端口的输入),从而实现此系统的输出随仿真时间进行正确的切换;

(5)Gain 模块:其参数设置如系统仿真模型图中所述。

3. 系统仿真参数设置及仿真分析

在对系统模型中的各个模块进行正确合适的参数设置后,需要对系统的仿真参数进行必要的设置,以便开始仿真。

在默认情况下,SIMULINK 默认的仿真起始时间为 0 s,仿真结束时间为 10 s。对于该系统,当时间大于 40 s 时系统输出才开始转换,因此需要设置合适的仿真时间。设置仿真时间的方法为:打开仿真参数设置对话框,在 Solver 选项卡中设置系统的仿真时间区间,设置仿真起始时间为 0 s,结束时间为 100 s。

在仿真参数设置对话框的 Solver(求解器)选项卡中,可以对系统仿真的求解器进行设置和控制,如求解器类型、求解方法、仿真步长以及误差控制等。

在系统模块参数与系统仿真参数设置完毕后,便可开始系统仿真。运行仿真方法有以下几种:

(1)选择菜单 Simulation 中的 Start Simulation;

(2)使用系统组合热键 Ctrl+T;

(3)使用模型编辑器工具栏中的 Play 按钮(即黑色三角形)。

在系统仿真结束后,双击系统模型中的 Scope 模块,显示的系统仿真结果如图 3-4 所示。

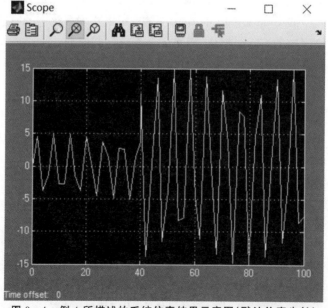

图 3-4 例 4 所描述的系统仿真结果示意图(默认仿真步长)

由图 3-4 可以看出:系统仿真输出曲线非常不光滑,而对该系统的数学描述进行分析可知,系统输出应为光滑曲线。这一现象是由于在仿真过程中没有设置合适的仿真步长,而是采用 SIMULINK 的默认仿真步长设置所造成的。因此,对动态系统的仿真步长需要进行合适的设置。

仿真参数的选择对仿真结果有很大的影响,对于该系统而言,影响仿真结果输出的主要因素包括仿真起始时间、结束时间和仿真步长。为使该系统输出曲线变得光滑,需要对 Max step size(最大步长)进行适当的设置,这样强制 SIMULINK 仿真步长不能超过最大仿真步长。例如:设置最大仿真步长为 0.02。然后进行仿真,则得到较为光滑的系统仿真输出曲线,如图 3-5 所示。

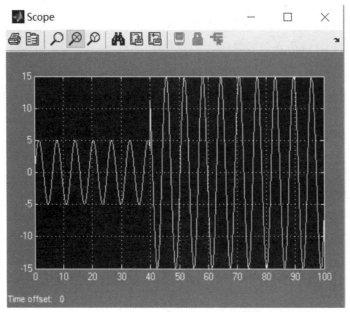

图 3-5　例 4 所描述的系统仿真结果示意图(修改仿真步长)

3.4　SIMULINK 编程控制仿真技术

虽然 SIMULINK 图形建模方式非常友好,使用方便,而且功能也非常强大,但有时候限制了用户对系统模型更深程度的操作以及对系统仿真做更多的控制与修改。因此,需要采用编程控制仿真技术。

3.4.1　SIMULINK 编程控制仿真技术简介

SIMULINK 提供了命令行仿真技术,即编程控制仿真技术。采用命令行仿真,可对系统作更多的操作和控制,与图形建模方式操作控制相比,命令行仿真方式具有以下优点:
(1)自动地重复运行仿真;
(2)在仿真过程中动态调整参数;
(3)分析不同输入信号下的系统响应;

（4）进行快速仿真。

这里仅给出与本书研究有关的 sim 函数，其他请参阅 SIMULINK 有关的帮助文献。

sim 命令：对指定模型系统按照给定仿真参数和模型参数进行仿真。使用语法如下：

[t，x，y]＝sim(model，timespan，options，ut)

[t，x，y1，y2，… yn]＝sim(model，timespan，options，ut)

参数说明：

（1）model：需要进行仿真的系统模型名称；

（2）timespan：系统仿真时间范围（起始时间至终止时间），可以为如下形式：

tFinal：设置仿真终止时间。仿真起始时间默认为 0。

[tStart tFinal]：设置仿真起始时间（tStart）与终止时间（tFinal）。

[tStart OutputTimes tFinal]：设置仿真起始时间（tStart）与终止时间（tFinal），并且设置仿真返回的时间变量[tStart OutputTimes tFinal]，其中：tStart，OutputTimes. tFinal 必须按照升序排列。

（3）options：由 simget 命令所设置的除仿真时间外的仿真参数。

（4）ut：表示系统模型顶层的外部可选输入。ut 可为 MATLAB 函数。

（5）t：返回系统仿真时间变量。

（6）x：返回系统仿真状态变量矩阵。首先是连续状态，然后是离散状态。

（7）y：返回系统仿真的输出矩阵。按照顶层输出 Outport 模块的顺序输出，如果输出信号为向量输出，则输出信号具有与此向量相同的维数。

（8）y1，…，yn：返回多个系统仿真的输出。

3.4.2 系统建模及仿真实例

【例 5】 蹦极跳系统是一典型的具有连续状态的非线性连续系统。其数学模型如下：

$$m\ddot{x}=mg+b(x)-a_1\dot{x}-a_2\,|\dot{x}|\dot{x} \tag{3-5}$$

式中：m 为蹦极者的质量；g 为重力加速度；a_1 和 a_2 是与空气阻力有关的系数；$b(x)$ 为蹦极绳索的数学模型，定义绳索下端的初始位置为 0，其弹力系数为 k，则 $b(x)$ 描述为当 $x\leqslant 0,b(x)=0$；当 $x>0,y(t)=-kx$；x 为蹦极者的当前位置，设 x 的基准为蹦极者开始跳下的位置（即选择蹦极桥梁作为位置的起点 $x=0$），并规定：低于桥梁的位置为正（即 x 为正），高于桥梁的位置为负。

利用图形化模块建模方法建立蹦极跳系统的仿真模型，并对所建仿真模型进行编程控制仿真分析。设桥梁高度为 50 m，蹦极者的起始位置为绳索的长度－30 m，即 $x(0)=-30$，蹦极者的起始速度为 0，即 $\dot{x}(0)=0$，其他参数如下：$k=20$，$a_1=a_2=1$，$m=70$ kg，$g=10$ m/s^2。

根据蹦极跳系统上述数学模型表达式，利用 SIMULINK 所提供的图形功能模块，建立蹦极跳系统的仿真模型（文件名为 EX_5.mdl，供后面程序调用），如图 3-6 所示。

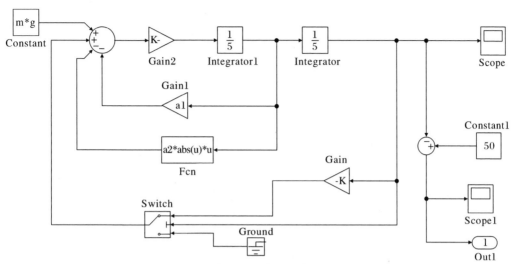

图 3 - 6　蹦极跳系统仿真模型示意图

设参数 k 变化范围为 $20 \sim 50$，$m = 70$，其他参数取值不变，在弹力系数 k 变化时，编程对该系统进行仿真分析，并求出满足安全条件的最小弹力系数 $k_{\min}$。编程控制仿真分析参考程序如下：

```
clear;%清除变量；
%%给变量输初值；
m=70；
g=10；
a1=1；
a2=1；
%%在一定范围内求解满足安全条件的最小弹力系数 k
for k=20:50
    [t,x,y]=sim('EX_5',[0 100]);%对不同弹力系数的系统进行仿真
    %若满足安全条件,则跳出循环
    if min(y)>0
        break；
    end
end
disp(['最小安全弹力系数 k 是:',num2str(k)]);%显示最小安全弹力系数
%%求解和蹦极者与地面之间的最小距离
dis=min(y);
disp(['蹦极者与地面之间的最小距离是:',num2str(dis)]);
grid on plot(t,y);%绘制最小安全弹力系数下的系统的仿真结果
```

系统仿真运行结果（即 Scope1 模块输出）如图 3 - 7 所示。这时求解满足安全条件的最小弹力系数 $k_{\min}$ 为 27，这时蹦极者与地面之间的最小距离为 0.879 34 m。

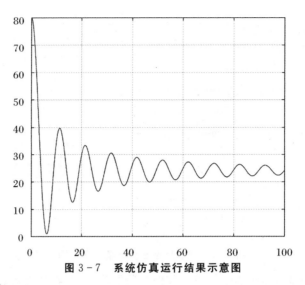

图 3-7　系统仿真运行结果示意图

　　设蹦极者质量 m 变化范围为 $30\sim100$，$k=20$，其他参数取值不变，在蹦极者质量 m 变化时，编程对该系统进行仿真分析，求出满足安全条件的最大蹦极者质量 m_{max}。编程控制仿真分析参考程序如下：

```
clear;%清除变量；
%%给变量输初值；
k=20；
g=10；
a1=1；
a2=1；
%%在一定范围内求解满足安全条件的最大蹦极者质量 m
for m=100：-1：30
    [t,x,y]=sim('EX_7',[0 100])；%对不同蹦极者质量的系统进行仿真
    %若满足安全条件，则跳出循环
    if min(y)>0
        break；
    end
end
disp(['最大蹦极者质量 m 是：',num2str(m)])；%显示最大蹦极者质量
%%求解和蹦极者与地面之间的最小距离
dis=min(y)；
disp(['蹦极者与地面之间的最小距离：',num2str(dis)])；
grid on plot(t,y)；%绘制最大蹦极者质量下的系统的仿真结果
```

系统仿真运行结果（即 Scope1 模块输出）如图 3-8 所示。这时求解满足安全条件的最大

蹦极者质量 m_{max} 为 57 kg，这时蹦极者与地面之间的最小距离为 0.394 06 m。

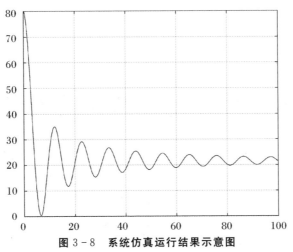

图 3 - 8　系统仿真运行结果示意图

3.5　本 章 小 结

　　SIMULINK 是美国 MathWorks 公司推出的基于 MATLAB 的可视化建模仿真应用软件平台。SIMULINK 可以用来模拟线性和非线性、连续和离散及其混合系统，特别是 SIMULINK 提供的模块化建模和图形动画处理方法，便于用户快速准确创建动力学模型和动态可视化观察仿真过程，对于复杂时变系统和不确定非线性系统建模，以及复杂、多层次和高度非线性系统仿真，更为适用和方便。本书所研究的神经元模型是典型多维非线性动力学系统，非常适合利用 SIMULINK 进行建模和仿真分析，本章简要介绍了与本研究内容相关的 MATLAB/SIMU-LINK 基本理论和应用实例。在本书后续研究中，针对每个研究内容，都是按照"建模—仿真—分析—应用"的基本思路，首先通过 SIMULINK 软件构建神经元模型并进行编程模拟仿真，得到相关数据；然后利用神经动力学相关理论方法对模型和数据进行分析处理，开展对神经元动力学特性，以及分岔和同步相关内容的研究和探讨。

第 4 章　HR 神经元模型的动力学特性研究

从神经动力学来看,在一定条件驱动下,神经元从一种放电模式转变到另一种放电模式,其实质是经历了一种分岔过程,如神经元从静息态到兴奋态的分岔过程导致了神经元的一次兴奋性放电,产生了动作电位。HR 神经元模型有着丰富的放电行为,具有周期、混沌,以及簇放电等多种放电模式,在某种参数改变的条件下,HR 神经元在不同的放电模式之间可相互转换,从神经动力学来看,这种不同放电模式之间的相互转换其实是神经元经历了动力学分岔过程。本章以处于放电状态(即兴奋状态)的 HR 神经元为研究对象,利用神经动力学理论,探讨 HR 神经元的放电模式及其动力学特性[116-119]。

4.1　HR 神经元模型简介

HR 神经元模型是由 J. L. Hindmarsh 和 R. M. Rose 于 1984 年提出的[120-121],该模型是重要的常用非线性神经元模型之一。HR 神经元模型是基于电压钳数据,形象描述了软体动物神经系统中的自兴奋簇放电活动规律,该模型具有多种可兴奋细胞生物物理模型的特性,且模型方程形式十分简单。HR 神经元模型具有周期、混沌以及簇放电等丰富的放电行为,其动力学特性是多尺度,状态变量由快变量和慢变量构成。

近年来,不少学者以 HR 神经元模型为基础,利用神经动力学理论,对神经系统中的神经元放电的动力学特性、混沌控制、通过混沌振荡转换为慢规则振荡、通过时间延迟增强神经元同步活动以及相同步等许多问题进行了广泛的研究和讨论,取得了大量富有成效的研究成果[122-143]。

HR 神经元模型具有多时间尺度动力学行为,其模型方程为一个较为简单的三维常系数无量纲微分方程组,即

$$\left.\begin{aligned}\dot{x} &= y - ax^3 + bx^2 - z + I\\\dot{y} &= c - dx^2 - y\\\dot{z} &= r[s(x - X) - z]\end{aligned}\right\} \tag{4-1}$$

式中:(x, y, z) 为 HR 神经元的时间状态变量,x 是具有快速去极化能力的膜电位变量,y 是快速恢复变量,z 是慢适应电流变量;a, b, c, d, s, r, X 为模型参数,r 与钙离子膜通透性有关,其大小反映了钙离子在膜内积累的快慢,X 用于调节静息状态,其他参数无明确物理意义;I 为外部输入激励电流。

HR 神经元模型方程是无量纲方程组,在数值计算时,模型中的各参数(除 r 和 I 外)通常取为 $a = 1.0, b = 3.0, c = 1.0, d = 5.0, s = 4.0, X = -1.56$。

4.2　HR 神经元模型的动力学特性

根据研究内容需要,这里仅讨论 HR 神经元模型在参数 I 和 R 变化下的动力学特性。

4.2.1　HR 神经元关于外加刺激电流 I 的分岔特性

在参数 r 取固定值时,通过改变外加刺激电流 I 的大小,可使神经元的放电模式发生相应改变。

图 4-1 给出了在参数 r 分别取 0.008 5、0.013、0.017 以及 0.022,神经元模型其他各参数取 4.1 节所述值,外加刺激电流 I 从 0 变化到 4 时,HR 神经元的膜电位峰峰间期(Inter Spike Interval,ISI)分岔图,神经元初始状态取为(1.0,0.2,0.2),外加刺激电流变化步长为 0.02。

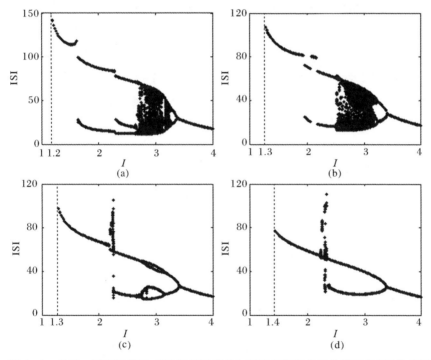

图 4-1　参数 r 取不同值时,HR 神经元在外加刺激电流变化时的膜电位 ISI 分岔图

(a)$r=0.008\ 5$;(b)$r=0.013$;(c)$r=0.017$;(d)$r=0.022$

由图 4-1 可知:HR 神经元从静息态进入放电状态,需要外加一定幅度的刺激电流,达到放电状态的刺激电流强度阈值与参数 r 有关,当参数 $r=0.008\ 5$ 时,刺激电流强度阈值约为 1.2,当参数 $r=0.013$ 时,刺激电流强度阈值约为 1.3,当参数 $r=0.017$ 时,刺激电流强度阈值约为 1.3,当参数 $r=0.022$ 时,刺激电流强度阈值约为 1.4;当外加刺激电流 I 逐渐增大时,膜电位 ISI 总的趋势是逐渐减少,即放电频率逐渐增加。

由图 4-1 还可知:随着外加刺激电流 I 逐渐增大,神经元的放电模式发生改变,即经历了动力学分岔过程,且分岔过程与神经元参数 r 有关。当参数 $r = 0.008\,5$ 时,随着外加刺激电流 I 逐渐增大,HR 神经元首先进入周期 1 放电模式,接着经加周期分岔,进入周期 2 放电,再经加周期分岔进入周期 3 放电模式,然后演变为混沌放电模式,并逐渐由混沌又演变为周期 2 放电,最后经逆倍周期分岔进入周期 1 放电模式。当参数 $r = 0.013$ 时,随着外加刺激电流 I 逐渐增大,HR 神经元首先进入周期 1 放电模式,接着径加周期分岔,进入周期 2 放电,然后经短暂的周期 3 放电过程进入混沌放电模式,又由混沌演变为周期 2 放电,最后经逆倍周期分岔进入周期 1 放电模式。当参数 $r = 0.017$ 时,随着外加刺激电流 I 逐渐增大,HR 神经元首先进入周期 1 放电模式,接着进行加周期分岔,并产生短暂间歇式混沌放电后,进入周期 2 放电,然后经倍周期分岔进入周期 4 放电模式,又由逆倍周期分岔演变为周期 2 放电,最后经逆倍周期分岔进入周期 1 放电模式。当参数 $r = 0.022$ 时,随着外加刺激电流 I 逐渐增大,HR 神经元首先进入周期 1 放电模式,接着进行加周期分岔,并产生短暂间歇式混沌放电后,进入周期 2 放电,最后经逆倍周期分岔演变为周期 1 放电模式。

图 4-2 给出了当参数 r 取 $0.008\,5$ 时,神经元模型其他各参数取 4.1 节所述值,不同强度电流刺激下的神经元模型的 x-y 相平面上的吸引子。由图 4-2 可知:当神经元参数 $r = 0.008\,5$,刺激电流强度不同,神经元所产生放电模式也不同,外加刺激电流 I 为 1.3 时,神经元处于周期 1 放电模式;外加刺激电流 I 为 2 时,神经元处于周期 2 放电模式;外加刺激电流 I 为 2.5 时,神经元处于周期 3 放电模式;外加刺激电流 I 为 3 时,神经元处于混沌放电模式;外加刺激电流 I 为 3.3 时,神经元处于周期 2 放电模式;外加刺激电流 I 为 3.9 时,神经元处于周期 1 放电模式。

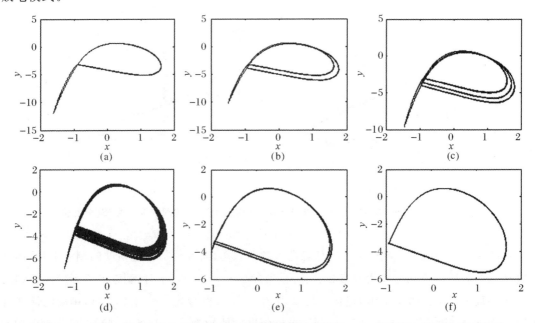

图 4-2　参数 r 取 $0.008\,5$,不同幅度电流刺激下神经元模型 x-y 相空间上的吸引子示意图

(a)$I=1.3$;(b)$I=2$;(c)$I=2.5$;(d)$I=3$;(e)$I=3.3$;(f)$I=3.9$

4.2.2　HR 神经元关于参数 r 的分岔特性

本章是研究和讨论处于放电模式(即兴奋状态)下的 HR 神经元的动力学特性,因此,首要问题是要使 HR 神经元处在放电的初始状态,可通过外加一偏置直流刺激电流来解决这一问题。在外加偏置直流电流的刺激下,HR 神经元可处于放电状态,然后通过控制参数 r 变化,可使神经元处于不同的放电模式。图 4 - 3 给出了在神经元模型其他各参数取 4.1 节所述值,外加直流电流 $I = 3$,神经元初始状态取为(1.0,0.2,0.2)时,参数 r 为 0.008~0.022 时的神经元膜电位的 ISI 分岔图,参数 r 变化步长为 0.000 2。

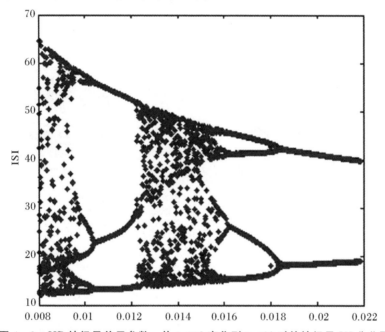

图 4 - 3　HR 神经元关于参数 r 从 0.008 变化到 0.022 时的神经元 ISI 分岔图

由图 4 - 3 可知:神经元放电模式首先从混沌状态(参数 r 取值范围近似为 0.008~0.009)逐渐演变为周期 6 放电模式(参数 r 取值范围在 0.01 附近),再经逆倍周期分岔通过周期 3 放电模式(参数 r 取值范围近似为 0.010 5~0.012)进入混沌放电模式(参数 r 取值范围近似为 0.012 5~0.015),最后通过逆倍周期分岔方式经周期 4 放电模式(参数 r 取值范围近似为 0.016~0.018)到周期 2 放电模式(参数 r 取值范围近似为 0.018 5~0.022)。

图 4 - 4 给出了当外加刺激直流电流 I 为 3,参数 r 取不同值时,神经元模型在 $x - y - z$ 相空间上的吸引子。由图 4 - 4 可知:当神经元模型外加刺激电流 $I = 3$,神经元参数 r 取值不同,神经元所产生的放电模式也不尽相同,神经元参数 r 为 0.008 5 时,神经元处于混沌放电模式;神经元参数 r 为 0.01 时,神经元处于周期 6 放电模式;神经元参数 r 为 0.011 时,神经元处于周期 3 放电模式;神经元参数 r 为 0.014 时,神经元处于混沌放电模式;神经元参数 r 为 0.017 时,神经元处于周期 4 放电模式;神经元参数 r 为 0.02 时,神经元处于周期 2 放电模式。

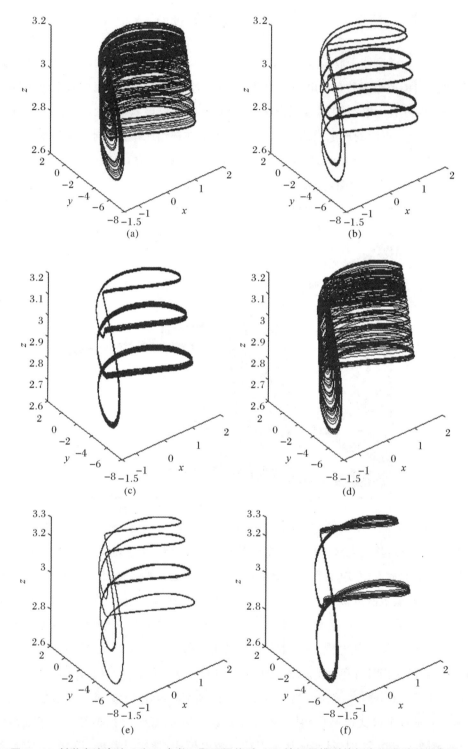

图 4-4　刺激直流电流 I 为 3,参数 r 取不同值时,HR 神经元模型的相空间吸引子示意图

(a)$r=0.008\ 5$;(b)$r=0.01$;(c)$r=0.011$;(d)$r=0.014$;(e)$r=0.017$;(f)$r=0.02$

4.3　HR 神经元的改进模型

为了研究神经元处于放电状态(即兴奋状态)下的动力学特性,在式(4-1)所描述神经元模型的基础上,外加一个偏置刺激直流电流,该偏置直流电流的目的是使神经元处于放电模式(即兴奋状态),改进的神经元模型方程为

$$
\left.
\begin{array}{l}
\dot{x} = y - ax^3 + bx^2 - z + I_{BIAS} + I_S(t) \\
\dot{y} = c - dx^2 - y \\
\dot{z} = r[s(x - X) - z]
\end{array}
\right\}
\tag{4-2}
$$

式中:(x, y, z) 为 HR 神经元的时间状态变量;a, b, c, d, s, r, X 为模型参数;I_{BIAS} 为偏置电流;$I_S(t)$ 为外部输入激励电流。

式(4-2)所描述的神经元模型同样是无量纲方程组,在数值计算时,模型中的参数除 r 外,通常取为 $a = 1.0, b = 3.0, c = 1.0, d = 5.0, s = 4.0, X = -1.56$;神经元初始状态取为 $(1.0, 0.2, 0.2)$;神经元模型总刺激电流包括两部分:偏置电流 I_{BIAS} 和外加刺激电流 $I_S(t)$,根据前面所述,这里偏置电流 $I_{BIAS} = 3$,主要作用是使神经元处于初始放电模式,如图 4-3 所示,可通过控制参数 r 取值,使神经元处于不同的初始放电模式;而外加刺激电流 $I_S(t)$ 是在偏置电流 I_{BIAS} 已作用于 HR 神经元模型一段时间后加入的,本章在讨论 HR 神经元的神经动力学特性时,采用的外加刺激电流 $I_S(t)$ 是慢变斜坡信号和半波正弦信号。

慢变斜坡信号和半波正弦信号是两种典型的慢波信号[144-145],能较好地模拟神经系统的慢突触后电位,特别是那些产生较慢、持续时间长达十几秒或几分钟的突触后电位。慢变斜坡电流具有振幅逐渐上升,且瞬时能量逐渐增大的特点,通过改变其斜率值,可较方便地控制振幅的增长快慢,特别适用于研究与刺激强度有关的响应问题;而对于低频率的半波正弦电流,调整其频率和振幅也较为方便,特别是讨论与频率有关的刺激响应问题。

4.4　斜坡电流刺激下的 HR 神经元放电模式

HR 神经元模型如式(4-2)所述,模型中的参数(除参数 r 外)取值如 4.1 节所述,外加刺激电流 $I_S(t)$ 为慢变斜坡信号。

4.4.1　参数 r 取不同值时的放电模式

设定慢变斜坡电流的斜率为 0.001,并在偏置电流 I_{BIAS} 作用 500 后开始作用于 HR 神经元模型,系统仿真时间一般为 $0 \sim 4\ 000$。

当参数 r 取值分别为 0.01、0.013 和 0.02 时,则神经元在斜坡电流激励前,根据图 4-3

所示,分别处于周期6、混沌和周期2放电模式。当斜坡电流开始刺激神经元时,随着斜坡电流幅度的增加,神经元放电模式(ISI序列)从初态开始逐步相互靠近,最终合并为周期1放电模式,且ISI逐步变小(即放电频率逐渐加快),其变化趋势近似一指数函数;神经元慢适应电流z随着斜坡电流幅度增加也逐渐增加,且变化趋势近似线性斜坡函数,由于慢适应电流与膜内钙离子浓度有关,因此,该变化曲线反映了钙离子在膜内的积累过程。图4-5所示为神经元参数r为0.013,神经元处于混沌放电初态时斜坡电流刺激下的放电过程。由图4-5可知:随着刺激幅度的增加,神经元放电模式(ISI序列)从最初的混沌放电模式,开始逐步相互靠近,最终合并为周期一放电模式,慢适应电流z也逐渐增加,其动态变化趋势近似一线性函数。

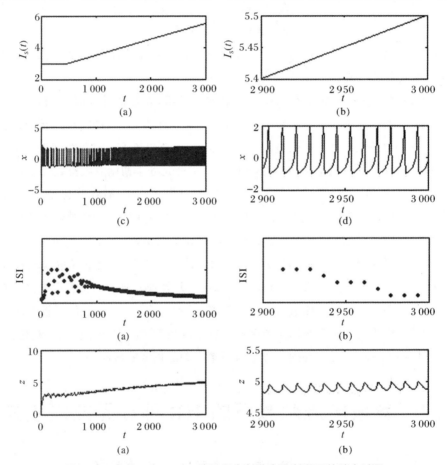

图4-5 参数r为0.013,神经元在斜坡电流刺激下的放电过程

(a)刺激电流随时间变化图;(b)刺激电流随时间变化图;(c)膜电位随时间变化图;(d)膜电位随时间变化图;
(e)ISI随时间变化图;(f)ISI随时间变化图;(g)慢适应电流随时间变化图;(h)慢适应电流随时间变化图

4.4.2 参数r连续变化时的放电模式

设定慢变斜坡电流的斜率为0.001和0.01,并在偏置电流I_{BIAS}作用500后开始作用于HR神经元模型,系统仿真时间一般为0~4 000。

当参数 r 取值从 0.008,按步长 0.000 2 变化到 0.022,这时 HR 神经元初始放电模式如图 4-3 所示,当斜坡电流开始刺激神经元时,其膜电位 ISI 分布图如图 4-6 所示。

从图 4-6 可知,图(a)(斜坡电流斜率为 0.001)与图(b)(斜坡电流斜率为 0.01)相比,其 ISI 分布图不同,特别是当斜坡电流幅度较小时,这主要是由于斜坡电流变化斜率大小不同引起的,图(a)中的斜坡电流变化比图(b)中的斜坡电流变化要慢;但二者中的 ISI 分布的变化趋势,随着刺激幅度的增加是一致的。不管神经元参数 r 为何值,即不管神经元处于何种初始放电模式,刺激斜坡电流的斜率为 0.001 或 0.01 的情况下,当斜坡电流幅度变化并达到某特定值(约 0.5),即刺激幅度为 3.5 左右,神经元膜电位 ISI 序列变化趋势相同,即 ISI 逐渐减小的变化趋势近似为一指数函数;此外,无论参数 r 为何值,刺激斜坡电流的斜率为 0.001 或 0.01 的情况下,慢适应电流 z 都随着斜坡电流幅度增加而逐渐增加,且变化趋势近似线性函数。

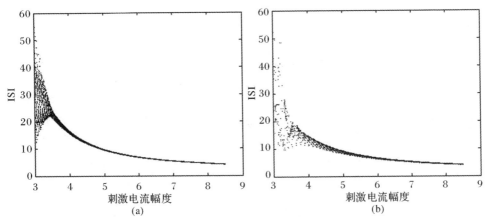

图 4-6　参数 r 连续变化时,HR 神经元随斜坡电流变化的膜电位 ISI 分布图

(a)斜坡电流斜率为 0.001;(b)斜坡电流斜率为 0.01

4.4.3　斜坡电流刺激下的分岔特性

由图 4-6 可知,刺激电流幅度在 3.5 左右,神经元放电模式发生了改变,即从初始放电模式转变为周期 1 放电模式,这一过程经历了动力学分岔。为了清楚认识神经元在分岔临界值 (3.5 左右)的分岔过程。图 4-7 展示了参数 r 不同的 HR 神经元在分岔临界值(3.5 左右)的 ISI 分岔过程,其中:刺激斜坡电流斜率为 0.001,幅度范围为 3~4.5;根据所给定的神经元参数 r 的值,依据图 4-3,可求出对应参数 r 值的神经元的初始放电模式。

由图 4-7 可知,不管神经元参数 r 为何值,即不管神经元处于何种初始放电模式,随着刺激电流幅度的增加,神经元的放电模式从初始放电模式开始,逐渐相互靠近缠绕,并逐渐演变为周期 2 放电模式,最后通过逆倍周期分岔,在幅度为 4 附近又演变成周期 1 放电模式,分岔时间在 500~1 000 之间。

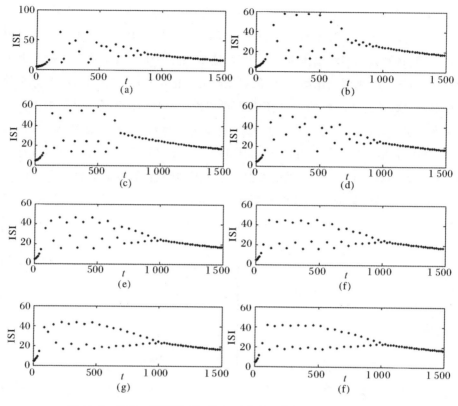

图 4 - 7 参数 r 不同的 HR 神经元在分岔临界点的 ISI 分岔过程

(a)$r=0.008\ 5$;(b)$r=0.01$;(c)$r=0.011$;(d)$r=0.013$;

(e)$r=0.015\ 9$;(f)$r=0.017$;(g)$r=0.018\ 4$;(h)$r=0.02$

4.4.4 分析与讨论

不管 HR 神经元处于何种初始放电模式,当慢变斜坡电流刺激神经元时,随着慢变斜坡电流幅度逐渐增加,神经元都通过逆倍周期分岔演变为周期 1 放电模式;若刺激电流幅度恒定,则周期 1 放电模式及 ISI 也恒定不变。因此,刺激电流幅度能调控神经元的放电模式,刺激电流幅度的增加能使神经元放电模式从复杂向简单演变,这使两个或多个神经元(耦合或非耦合)或神经网络达到同步成为可能。

此外,不管 HR 神经元处于何种初始放电模式,当慢变斜坡电流刺激神经元时,随着慢变斜坡电流幅度逐渐增加,慢适应电流也以线性函数逐渐增加,由于慢适应电流与膜内钙离子浓度有关,因此,该变化曲线反映了钙离子在膜内的积累过程;通过调控刺激电流幅度,可调控膜内钙离子浓度。在神经系统中,钙离子失调与癫痫、阿尔茨海默病等许多神经性疾病有关,钙离子超载是癫痫、阿尔茨海默病等形成和发生的重要条件[146-148],因此,该结论为利用 EEG 慢波成分研究癫痫、阿尔茨海默病等神经性疾病提供一定的参考和帮助。

4.5　半波正弦电流刺激下的 HR 神经元放电模式

HR 神经元模型如式(4 - 2)所述,模型中的参数(除参数 r 外)取值如 4.1 节所示,外加刺激电流 $I_S(t)$ 为半波正弦电流信号,并在偏置电流 I_{BIAS} 作用 500 后开始作用于 HR 神经元模型,系统仿真时间一般为 0~6 000。

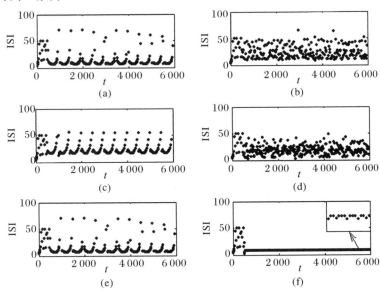

图 4 - 8　在半波正弦电流刺激下,神经元参数 r 为 0.013 时的放电过程

(a)刺激周期为 500,刺激振幅为 0.5;(b)刺激周期为 8,刺激振幅为 0.5;(c)刺激周期为 500,刺激振幅为 1;
(d)刺激周期为 8,刺激振幅为 1;(e)刺激周期为 500,刺激振幅为 3;(f)刺激周期为 8,刺激振幅为 3

4.5.1　激励电流周期不变而振幅变化时神经元的放电模式

取激励电流周期为 500 和 8,相应每一种周期,振幅分别 0.5、1 和 3,HR 神经元参数 r 分别取 0.01、0.013 和 0.02,根据图 4 - 3 可知,这时神经元分别处于周期 5、混沌和周期 2 初始放电模式。

当周期为 500 的半波正弦电流刺激神经元模型时,在 3 种振幅和 3 种初始放电模式下,神经元膜电位 ISI 序列都为周期二次抛物线簇放电模式(the periodic quadratic parabola bursting pattern);当周期为 8 的半波正弦电流刺激神经元模型时,当振幅为 0.5 和 1 时,神经元都处于混沌放电模式,当振幅为 3 时,参数 r 为 0.01 的神经元处于周期 5 放电状态,r 为 0.013 和 0.02 的神经元则呈现周期 2 放电模式。图 4 - 8 给出了在半波正弦电流刺激下,神经元参数 r 为 0.013 时(混沌放电模式)的放电过程。

由图 4 - 8 可知,参数 r 为 0.013 的神经元在周期为 500 的半波正弦电流刺激下,在每一种刺激幅度下,神经元膜电位 ISI 序列都为周期二次抛物线簇放电模式;在周期为 8 的半波正弦电流刺激下,当振幅为 0.5 和 1 时,神经元都处于混沌放电模式,当振幅为 3 时,神经元则呈现周期 2 放电模式。

4.5.2 激励电流幅度不变而周期变化时的神经元放电模式

HR 神经元模型参数 r 分别取为 0.01、0.013 和 0.02，根据图 4-3 可知，这时神经元分别处于周期 6、混沌和周期 2 放电模式；设置激励电流幅度为 1，周期从小到大变化，在半波正弦电流刺激下，不同初始放电模式的神经元的膜电位 ISI 序列随着周期变化而发生相应变化，当周期大于 400 时，神经元在不同放电模式下呈现近似周期二次抛物线簇放电模式；当周期在 1～400 之间时，神经元在不同放电模式下能出现混沌放电模式；当周期小于 1 时，神经元在不同放电模式下出现整数倍周期放电模式，主要为周期 2 和周期 3 放电模式，这说明调整激励电流周期(频率)可调控神经元放电模式。表 4-1 为参数 r 不同的神经元在周期(频率)变化时所对应的放电模式(限于篇幅，仅给出部分数据)。

表 4-1　参数 r 不同的神经元在周期变化时所对应的放电模式

刺激周期	$r=0.01$	$r=0.013$	$r=0.02$
0.005，0.05	周期 2	周期 2	周期 2
0.25，0.5	周期 2	周期 2	周期 2
1	间歇混沌	间歇混沌	间歇混沌
2，3	混沌	混沌	混沌
5	周期 1	周期 1	混沌
6，9	Chaos	Chaos	Chaos
10	间歇混沌	间歇混沌	间歇混沌
11，25	混沌	混沌	混沌
50	周期 2	周期 2	周期 2
100	近似周期 2	近似周期 2	近似周期 2
250	混沌	混沌	混沌
300，350	间歇混沌	间歇混沌	间歇混沌
400，1 000	抛物线簇放电	抛物线簇放电	抛物线簇放电

4.5.3 分析与讨论

当半波正弦信号刺激神经元模型时，其幅度和频率(周期)对神经元放电模式有很大影响。当频率不变而幅度变化时，神经元放电模式随着幅度的增加而趋于简单，这与 4.4 节中的斜坡电流刺激神经元时变化规律一致；当刺激幅度不变而频率变化时，神经元放电模式随着频率变化而呈现出丰富的放电行为，可为近似周期二次抛物线、整数倍周期和混沌放电模式，放电模式与神经元初始状态没有关系，其出现混沌区域频率范围大致为 0.002 5～1 Hz。因此，通过调控刺激电流的频率(周期)，可调控神经元的放电模式。

4.6　本章小结

HR 神经元有着丰富的放电行为,具有周期、混沌,以及簇放电等多种放电模式。本章分析和讨论了单个 HR 神经元关于某一参数的的动力学分岔特性,接着以处于放电状态(即兴奋状态)的 HR 神经元为例,研究和分析了在慢变斜坡电流和半波正弦电流刺激下神经元的放电模式及变化规律,重点探讨了信号幅度和频率对神经元模型放电模式的影响,为后续研究神经元同步和分岔特性提供一定的理论参考。

第5章　非耦合 HR 神经元模型的放电同步特性研究

  同步现象在神经活动中是普遍存在的,不但同一脑区的神经元群产生同步化反应,而且在相隔较远的脑皮层区域也常常能够看到同步现象,甚至跨越大脑的两个半球[68];自从 2002 年 A. B. Neiman 等人第一次从实验中证实噪声能引起非耦合感觉神经元之间同步以来[69],不少学者对非耦合神经元同步问题也进行了研究和讨论,但关于非耦合神经元同步化形成机制还不完全清楚,如对非耦合神经元实现同步时所需的刺激电流强度阈值较大的问题[70-77],至今仍无法进行合理的解释。本章以具有多时间尺度动力学行为的 HR 神经元为研究对象,研究和讨论两个非耦合神经元的同步特性及其规律[116, 149-154]。

5.1　概　　述

  系统同步概念自 Pecora 等人[66-67]在 1990 年提出以来,同步研究在神经科学领域引起了人们的广泛关注。脑内神经活动同步化不但表现在同一脑区有连接的神经元群之间,而且也可出现在同一脑区相互分离的神经元群之间或不同的皮层区之间,甚至跨越大脑的两个半球[68]。由此可见,在神经系统中,不仅有耦合连接的神经元之间产生同步化反应,非耦合神经元之间同样存在同步化活动。

  目前,关于神经元同步化研究主要集中在两个方面:一是考虑神经元之间有耦合连接情况,二是神经元处于非耦合情况。但研究较多的还是前一种情况。2002 年,A. B. Neiman 等人第一次从实验中证实了噪声能引起非耦合感觉神经元之间的同步[69],随后几年内,不少学者对非耦合神经元同步问题也进行了一些研究和讨论,但这些研究主要集中在噪声所引起的同步问题上。显然,这些研究不够系统全面,有必要对判定非耦合神经元同步类型的有效动力学指标和算法、不同刺激信号实现同步的刺激强度阈值,以及实现同步的差异性和规律进行深入系统的研究,将有助于进一步认识非耦合神经元的同步机理,为非耦合神经元网络同步和神经信息编码奠定一定的理论基础。

5.2　神经元同步及其分类

神经元是一个典型非线性动力系统,具有非线性系统的一般特性,但神经元本身特有的生理结构及特性,使得神经元表现出一般非线性系统所不具备的动力学特性,如由于神经元模型中存在快慢子系统,神经元能产生簇放电现象;在同步特性方面,两个没有任何耦合的神经元或神经元群也能实现同步,这一现象在理论和实验中都得到了验证[69-70]。

5.2.1　神经元同步概念

依据非线性动力学理论,同步概念一般可以理解为两个(或者更多)不同的(或者相同的)系统,在耦合作用下,或者周期性(或者随机性)驱动力作用下,这些系统的动作行为趋于一致。由于神经元主要外在表现行为是放电,衡量指标通常是随时间变化的膜电位信号,根据神经元的这一特征,并以上述一般同步概念和神经动力学理论为基础,定义神经元同步概念为:两个(或者更多)不同的(或者相同的)神经元,在内部环境或外部条件改变作用下,这些神经元的放电行为趋于一致。

5.2.2　神经元同步分类及常用判定指标

神经元作为神经系统的基本单元,在大多数的情况下表现为非周期的混沌放电模式,近十年来,随着非线性的发展,以及人们对混沌的了解逐渐深入,研究神经元及其网络的混沌同步与控制成为研究热点领域。人们在研究一般非线性系统同步时经常提到如下概念:完全同步(Complete Synchronization,CS)[155-158]、相位同步(Phase Synchronization,PS)[159]、广义同步(Generalized Synchronization,GS)[161-162]、延迟同步(Lag Synchronization,LS)[160,163]以及非完全相同步(Imperfect Phase Synchronization,IPS)[164]等。而在研究神经元同步问题时,上述概念也常用到,基于本书研究内容需要,下面介绍本书所用到的有关神经元同步的 3 个基本概念:完全同步、相位同步以及广义同步。

1. 完全同步(也称状态同步)

在一般非线性系统理论中,完全同步指的是在耦合动力系统中,状态变量随着时间的推移而变成完全相同,也称常规同步。完全同步是指轨道完全重合。状态变量同步误差(synchronization error)是常用来衡量这种同步的标准之一,当状态变量同步误差值趋近于零时,认为两个系统实现了同步。另外,系统李雅普诺夫指数的解析值小于零,也被认为系统达到同步。以神经动力学理论为基础,神经元完全同步概念指的是两个或多个神经元,其膜电位随着时间推移而变得完全相同,即膜电位轨道完全重合,因此完全同步也称为状态同步。膜电位绝对同步误差(err$=|x_1-x_2|$,x_i 表示神经元的膜电位)常用来判定两个神经元是否达到完全同步。图 5-1 给出了两个参数不同($r_1=0.008\,5$,$r_2=0.009$)的非耦合 HR 神经元,在半波正弦电流

（振幅为 6，周期为 2）刺激下，实现完全同步的示意图。在 $t=250$ 时，两个神经元实现了完全同步。

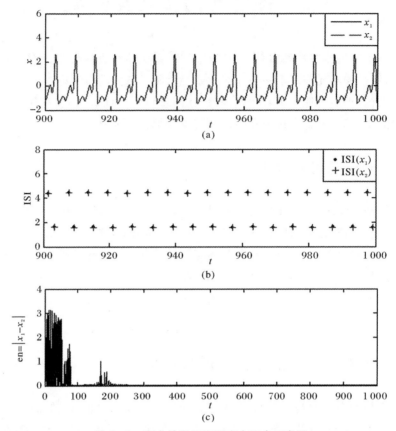

图 5 - 1　两个神经元实现完全同步示意图

（a）神经元膜电位随时间变化图；（b）神经元 ISI 随时间变化图；（c）神经元膜电位同步误差随时间变化图

2. 相位同步（也称放电同步）

在一般非线性系统理论中，与完全同步相比，两个或多个动力系统产生相位同步时的同步程度要微弱一些；相位同步一般出现在参数不同的耦合系统中，随着耦合强度的增加，两个或多个系统的相位保持一致，但是各系统状态变量变化存在一定的时延差。噪声能使两个或多个系统产生相位同步，如果被驱动系统之间存在耦合，那么噪声能够加强系统之间的相位同步。但在一般非线性系统中，相位没有统一的定义法则。在神经系统中，不仅耦合神经元之间存在相位同步，在非耦合神经元之间也存在相位同步现象，神经元的相位同步也称为放电同步（spike synchronization），达到相位同步的神经元，其放电几乎同时发生，且放电一一对应，频率相同，但是它们的膜电位变化不同，存在一定的时延差，且幅度也可能不同。相位差和 ISI 通常用来判定神经元是否达到相位同步。图 5 - 2 给出了两个参数不同（$r_1=0.022$，$r_2=0.013$）的非耦合 HR 神经元，在半波正弦电流（振幅为 6.6，周期为 2）刺激下，实现相位同步的示意图。由图 5 - 2 （b）可知，当达到相位同步时，两个神经元 ISI 具有一一对应关系，放电频率相等。

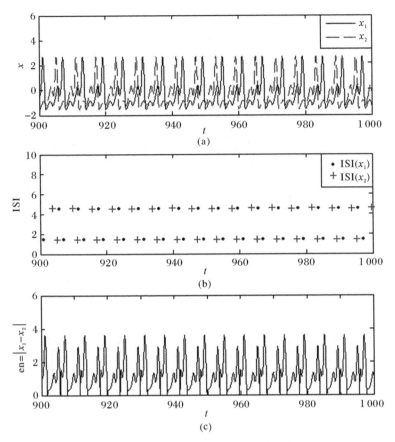

图 5-2　两个神经元实现相位同步示意图

(a)神经元膜电位随时间变化图；(b)神经元 ISI 随时间变化图；(c)神经元膜电位同步误差随时间变化图

3. 广义同步(也称间歇放电同步)

在一般非线性系统理论中,广义同步指的是在一个足够强的耦合强度下,两个不同动力系统进行耦合,而其轨道被压缩到整个相空间的一个子空间上,由于这两个系统不相同,因此在这个子空间上,这两个不同系统的状态变量不会完全相等,但满足一个较为复杂的确定函数关系,这称为广义同步,因此,从本质上讲,广义同步其实是两个不同系统的状态变量满足确定函数关系的完全同步。而在神经系统中,广义同步在耦合及非耦合神经元之间同样存在,有时也称广义同步为频率同步(frequency synchronization)、间歇相位同步(intermittent phase synchronization)或间歇放电同步(intermittent discharge synchronization)以及簇同步(burst synchronization,每个簇中有不同数目的放电个数)。通常利用相位差、ISI,以及互相关函数来判定神经元是否达到了广义同步。图 5-3 给出了两个参数不同$(r_1 = 0.022, r_2 = 0.013)$的非耦合 HR 神经元,在半波正弦电流(振幅为 6,周期为 25)刺激下,实现广义同步的示意图。由图 5-3 可知,两个神经元实际上实现了簇同步,但簇中的放电数目并不相同。

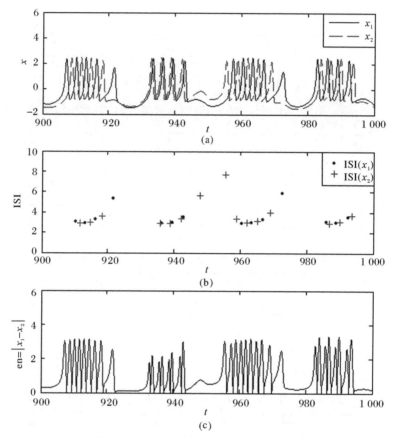

图 5-3　两个神经元实现广义同步示意图

(a)神经元膜电位随时间变化图;(b)神经元 ISI 随时间变化图;(c)神经元膜电位同步误差随时间变化图

5.3　HR 神经元同步模型及同步判别方法

HR 神经元具有多时间尺度动力学行为,其模型方程及其参数物理意义在第 4 章中已详细介绍,这里不再重复。

5.3.1　HR 神经元的放电模式

HR 神经元模型是无量纲方程组,在数值计算时,各参数除 r 外,取值为 $a=1.0,b=3.0$, $c=1.0,d=5.0,s=4.0,X=-1.56,I=3.0$,通过控制参数 r 变化,可使神经元处于不同的放电模式。图 5-4 是在各参数取上述值,神经元初始状态取为 $(-0.1,0.4,0.6)$,参数 r 为 $0.008\sim0.022$ 变化范围时的神经元膜电位的 ISI 分岔图,参数 r 变化步长为 0.0002。图 5-4 与第 4 章的图 4-3 相比,参数取值相同,但神经元初始状态取值不同。

由图 5-4 可知,神经元放电模式首先从混沌状态(参数 r 取值范围近似为 $0.008\sim0.009$)逐渐演变为周期 6 放电模式(参数 r 取值范围在 0.01 附近),再经逆倍周期分岔通过周期 3 放电模式(参数 r 取值范围近似为 0.010 5~0.012)进入混沌放电模式(参数 r 取值范围近似为 0.012 5~0.015),最后通过逆倍周期分岔方式经周期 4 放电模式(参数 r 取值范围近似为 0.016~0.018)到周期 2 放电模式(参数 r 取值范围近似为 0.018 5~0.022)。

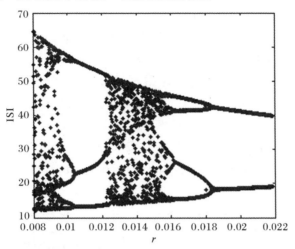

图 5-4　HR 神经元关于参数 r 从 0.008 变化到 0.022 时的神经元 ISI 分岔图

5.3.2　HR 神经元的相位函数

混沌系统轨道的相位除了可利用希尔伯特变换[165]来进行全局性定义描述外,也可在轨道切线空间或投影空间进行局部定义[166-169]。随着非线性科学理论不断发展和应用,在已有研究成果的基础上,文献[170]提出了一种更为灵活的相位定义:

有一混沌系统:$\dot{x} = F(x)$,有两个独立内部变量 $s_1(t)$ 和 $s_2(t)$,且

$$s_1(t) = s_1(x, \dot{x}, \ddot{x}, \cdots) \tag{5-1}$$

$$s_2(t) = s_2(x, \dot{x}, \ddot{x}, \cdots) \tag{5-2}$$

如果在 s_1-s_2 投影平面上,该系统有且仅有一个旋转中心,则该系统的相位函数可表示为

$$\varphi(t) = \arctan \frac{s_1(t) - s_{1c}}{s_2(t) - s_{2c}} \tag{5-3}$$

式中:(s_{1c}, s_{2c}) 为轨道吸引子旋转中心,如若系统轨道旋转是围绕原点进行,则点 (s_{1c}, s_{2c}) 通常选择原点 $(0, 0)$。

需要特别指出的是,相位函数 $\varphi(t)$ 是定义在整个实轴上,而不是在一个周期 $[\pi, \pi]$ 内。

神经元可以采用类似式(5-3)的定义来描述其轨道的相位函数,但对于神经元,由于能观察到的数据通常是神经元膜电位 $x(t)$,因此,式(5-3)中的 $s_1(t)$ 和 $s_2(t)$ 须从神经元膜电位 $x(t)$ 得到,可利用时间延迟来获取 $x(t-\tau)$(τ 为时间延时量),这样 $s_1(t)$ 和 $s_2(t)$ 就是关于膜电位 $x(t)$ 和 $x(t-\tau)$,以及它们的各阶导数的函数,因而,基于膜电位 $x(t)$ 和 $x(t-\tau)$,以及其各阶导数,来进行相空间重构,可获得相位函数 $\varphi(t)$ 所对应的相平面。

由于膜电位 $x(t)$ 和 $x(t-\tau)$,及其各阶导数有无穷多个,因此,从理论上讲,可得到无数个用来定义相位函数的相平面,但比较常用的简单平面有 $x(t)-x(t-\tau)$、$\dot{x}(t)-\dot{x}(t-\tau)$ 和 $x(t)$

$-\dot{x}(t)$ 以及 $\dot{x}(t)-\ddot{x}(t)$ 等。在应用时,可根据神经元在这些重构相平面中,是否仅存在一个单独的旋转中心,以及计算是否简便,来选择一个满足条件的相平面。

神经元具有一般非线性系统所不具备的特性,以 HR 神经元为例,HR 神经元具有丰富的放电行为,如周期放电、簇放电以及混沌放电等,这在第 3 章已详细讨论过;而且 HR 神经元系统有且仅有一个旋转中心[170],而某些一般非线性系统如 Lorenz 系统却有两个旋转中心[168-169]。图 5-5 给出了 HR 神经元模型在 $x(t)-x(t-\tau)$、$\dot{x}(t)-\dot{x}(t-\tau)$ 和 $x(t)-\dot{x}(t)$,以及 $\dot{x}(t)-\ddot{x}(t)$ 相平面上的轨道吸引子,在图 5-5 中,HR 神经元模型参数取值如下:参数 $r=0.013$,刺激电流 $I=3$,延时量 $\tau=0.5$,其他参数取值如 5.3.1 节所述,从图 5-4 可看出,对应这些参数值,该神经元此时处于混沌放电模式。由图 5-5 可知,在这些相平面上,HR 神经元的轨道吸引子仅有一个旋转中心,在 $x(t)-x(t-\tau)$ 相平面上,其吸引子带有一条较长的"尾巴",这是由于慢去极化电流所引起的。因此,HR 神经元的轨道动态相位函数完全可以采用类似式(4-3)的形式来描述。

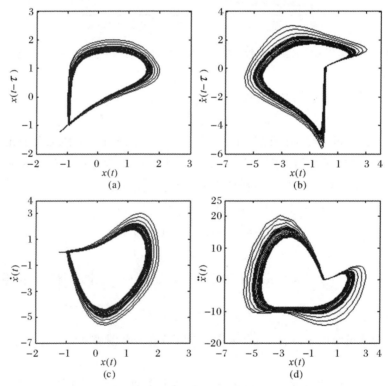

图 5-5　HR 神经元在不同相平面上的吸引子示意图

(a)$x(t)-x(t-\tau)$ 平面上吸引子;(b)$\dot{x}(t)-\dot{x}(t-\tau)$ 平面上吸引子;

(c)$x(t)-\dot{x}(t)$ 平面上吸引子;(d)$\dot{x}(t)-\ddot{x}(t)$ 平面上吸引子

由于神经元具有丰富的放电行为,在神经元相位函数 $\varphi(t)$ 定义中,必须体现神经元放电动态特性,因此规定:神经元每进行一次放电,相位函数 $\varphi(t)$ 相应增加 2π。这样,神经元在 t 时刻的相位函数 $\varphi(t)$ 可定义如下:

以 $\dot{x}(t)-\dot{x}(t-\tau)$ 相平面为例,并设神经元轨道在该平面上仅有一个旋转中心。若初始观察时刻为 t_0,且神经元从初始观察时刻 t_0 到时刻 t 共放电 n 次,则神经元在 t 时刻的相位函数

$\varphi(t)$ 为

$$\varphi(t) = \arctan \frac{\dot{x}(t-\tau) - s_{1c}}{\dot{x}(t) - s_{2c}} + 2n\pi \tag{5-4}$$

式中：n 为神经元从初始观察时刻 t_0 到时刻 t 的放电次数；$\dot{x}(t)$ 为膜电位 $x(t)$ 的一阶导数；τ 为延时量；(s_{1c}, s_{2c}) 为神经元轨道吸引子旋转中心。

本书在研究 HR 神经元模型的相位函数时，是基于 $\dot{x}(t) - \dot{x}(t-\tau)$ 相平面，延时量 τ 取 0.5，旋转中心点为 $(-0.1, 0)$，设 HR 神经元从初始时刻 t_0 到时刻 t 共放电 n 次，则 HR 神经元在 t 时刻的相位函数 $\varphi(t)$ 为

$$\varphi(t) = \arctan \frac{\dot{x}(t-0.5)}{\dot{x}(t) + 0.1} + 2n\pi \tag{5-5}$$

式中：n 为 HR 神经元从初始观察时刻 t_0 到时刻 t 的放电次数；$\dot{x}(t)$ 为膜电位 $x(t)$ 的一阶导数。

图 5-6 以式 (5-5) 为例，给出了 HR 神经元从时刻 $0 \sim 100$ 的相位变化图，在图 5-6 中，HR 神经元模型参数取值如下：参数 $r = 0.014$，刺激电流 $I = 3$，其他参数取值如 5.3.1 节所示。由图 5-6 可看出：当神经元放电时，神经元相位变化快，而不放电时，神经元相位变化慢；且神经元每放电一次，神经元相位增加 2π。

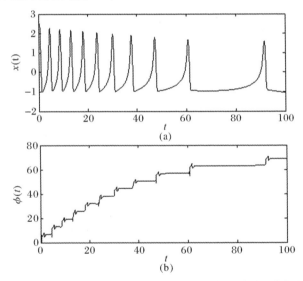

图 5-6　HR 神经元的膜电位及其对应的相位随时间变化图

(a) 膜电位随时间变化图；(b) 相位随时间变化图

5.3.3　两个非耦合 HR 神经元同步模型

两个非耦合 HR 神经元模型的方程如下：

$$\left. \begin{aligned} \dot{x}_i &= y_i - a_i x^3{}_i + b_i x^2{}_i - z_i + (I_i + I_S(t)) \\ \dot{y}_i &= c_i - d_i x^2{}_i - y_i \quad (i = 1, 2) \\ \dot{z}_i &= r_i [s_i(x_i - X_i) - z_i] \end{aligned} \right\} \tag{5-6}$$

式中：(x_1, y_1, z_1) 为神经元 1 的时间状态变量；(x_2, y_2, z_2) 为神经元 2 的时间状态变量；$(a_1,$

$b_1,c_1,d_1,r_1,s_1,I_1,X_1$)为神经元 1 的参量;$(a_2,b_2,c_2,d_2,r_2,s_2,I_2,X_2)$为神经元 2 的参量。

同样,式(5-6)也是无量纲的。在数值计算时,两个 HR 神经元参数(除 r 外)取值相同,分别为 $a_1=a_2=1.0$;$b_1=b_2=3.0$;$c_1=c_2=1.0$;$d_1=d_2=5.0$;$s_1=s_2=4.0$;$X_1=X_2=-1.56$;$I_1=I_2=3.0$。两个神经元初始状态取值分别为:$(1.0,0.2,0.2)$ 和 $(-1.0,0.8,0.3)$。图 5-4 所示,可通过控制参数 r 取值变化,使两个神经元处于不同的初始放电模式。选取膜电位为 -0.25 作为放电阈值,若膜电位大于 -0.25,则认为神经元出现一次放电行为。

总刺激电流包括两部分:偏置电流(I_1 和 I_2)和外加刺激电流 $I_s(t)$,偏置电流(I_1 和 I_2)主要作用是使神经元处于初始放电模式,而外加刺激电流 $I_s(t)$ 是在偏置电流(I_1 和 I_2)已作用于神经元模型一段时间后加入的,$I_s(t)$ 是本书研究的外加刺激电流信号,如慢变斜坡信号、半波正弦信号、神经元周期放电信号、神经元混沌放电信号、随机噪声等。

两个非耦合神经元的差异主要是通过参数 r 的不同取值来实现的,参数 r 的物理意义在第 4 章已介绍,这里不再重复。根据参数 r 的取值差别大小,可分为三类:

(1)参数 r 取值相同,即 $r_1=r_2$。

(2)参数 r 取值差别较小,设 $|r_1-r_2|\leqslant 0.001$。

(3)参数 r 取值差别较大,设 $|r_1-r_2|\geqslant 0.003$。

5.3.4　同步判定方法

近年来,随着神经动力学理论的不断发展和完善,人们对神经元同步研究更加深入,提出了很多有关神经元同步概念,判定指标和方法也比较多,在前面 5.2.2 节内容中,基于非线性理论和神经元自身特性,对神经元同步概念及同步类型进行了概述性定义和描述,也对同步主要判定指标进行了介绍。

由于一些同步判定指标仅适用特定的同步类型,或指标本身不完备,无法对所有同步现象进行描述和判断,如:膜电位同步误差对判断完全同步有效,但对相位同步(放电同步)和广义同步(间歇放电同步)却无能为力;ISI 对相位同步能进行有效判别,但有时无法将完全同步和相位同步区分开;不少文献在讨论混沌系统同步时利用最大条件李雅普诺夫指数进行判定,认为最大条件李雅普诺夫指数为负,系统就达到同步,但最大条件李雅普诺夫指数为负值仅是两个神经元达到同步的必要条件,并非充分条件[170-171];互相关函数对一般非线性系统同步能有效判别,但对于多时间尺度的神经元系统而言,仅能有效识别簇同步,而对其他同步却无法识别[170];此外,一般非线性系统所定义的相位函数对神经元而言,无法表征神经元特有的放电特性,因此,仅有借鉴意义,而无法实际应用。因此,到目前为止,对于神经元同步判定方法和步骤很少有文献进行系统的研究和介绍,特别是针对非耦合神经元的情况。

本书以神经动力学理论为基础,结合神经元放电特性,在已有耦合神经元系统研究成果的基础上,提出了如何有效灵活运用相位函数动力学指标来判定两个非耦合神经元同步的方法和步骤,并利用相位函数、ISI、膜电位及其同步误差,以及相空间轨道等动力学指标来分析和讨论其同步动力学特性。

在 5.3.2 节内容中,对 HR 神经元相位函数进行了研究。以式(5-5)为基础,定义两个非耦合 HR 神经元同步模型的相位函数为

$$\varphi_i(t) = \arctan\frac{\dot{x}_i(t-0.5)}{x_i(t)+0.1} + 2n_i\pi \quad (i=1,2) \tag{5-7}$$

式中：$\varphi_i(t)$ 为神经元 i 的相位函数；$\dot{x}_i(t)$ 为神经元 i 膜电位的一阶导数；n_i 为神经元 i 从初始观察时刻 t_0 到时刻 t 的放电次数。

定义两个非耦合神经元绝对相位差 $|\Delta\varphi(t)|$ 为

$$|\Delta\varphi(t)| = |\varphi_1(t) - \varphi_2(t)| \tag{5-8}$$

图 5-7 给出了两个非耦合 HR 神经元在半波正弦电流刺激下，膜电位、相位及绝对相位差随时间变化图。其中：两个 HR 神经元参数（除 r 外）取值如 5.2.3 节所述，$r_1 = 0.014$，$r_2 = 0.022$，半波正弦电流周期为 4，振幅为 9。

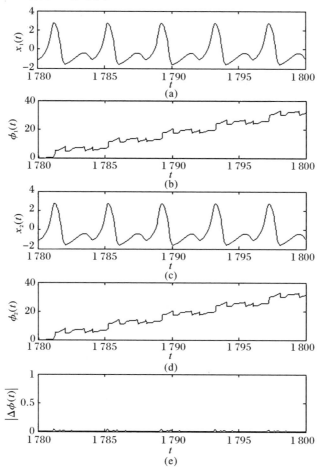

图 5-7　两个非耦合神经元膜电位、相位及绝对相位差示意图

(a) 神经元 1 膜电位变化图；(b) 神经元 1 相位变化图；(c) 神经元 2 膜电位变化图；
(d) 神经元 2 相位变化图；(e) 神经元 1 与神经元 2 绝对相位差变化图

基于耦合系统已有研究成果[170] 及上述定义，提出了利用绝对相位差 $|\Delta\varphi(t)|$ 来判定两个非耦合神经元同步的如下判断准则：

当两个非耦合神经元的最大绝对相位差（$|\Delta\varphi(t)|_{max}$）大于 4π 时，则两个非耦合神经元没有同步；当 $|\Delta\varphi(t)|_{max}$ 在某一小时间段能达到 4π（或 4π 以下），但不低于 2π，则两个非耦合神经元实现了间歇放电同步（广义同步）；当 $|\Delta\varphi(t)|_{max}$ 不超过 2π，则两个非耦合神经元实现了

放电同步(相位同步);当两个非耦合神经元的最大绝对相位差($|\Delta\varphi(t)|_{max}$)近似为 0,两个非耦合神经元可能实现了完全同步,这时需要利用膜电位同步误差(err $= |x_1 - x_2|$,x_i 表示神经元的膜电位)指标进一步判断,当 err 近似为 0 时,两个非耦合神经元实现了完全同步。

必须指出的是:两个非耦合神经元实现了完全同步,其最大绝对相位差($|\Delta\varphi(t)|_{max}$)一定近似为 0,但最大绝对相位差($|\Delta\varphi(t)|_{max}$)近似为 0 的相位同步不一定就是完全同步;因此,最大绝对相位差($|\Delta\varphi(t)|_{max}$)近似为 0 是两个非耦合神经元实现完全同步的必要条件,但不是充分条件。

与其他判断指标相比,最大绝对相位差($|\Delta\varphi(t)|_{max}$)不仅可方便地对非耦合神经元不同步、广义同步以及相位同步 3 种常见状态进行判别,还可准确求出非耦合神经元达到同步时所需的刺激强度阈值。本书在研究中,在判断同步时,以 $|\Delta\varphi(t)|_{max}$ 作为主要判断指标,同时用 ISI、膜电位及其绝对同步误差等其他指标作为参考;在讨论同步特性和规律时,则综合运用各种动力学指标。

5.4 慢变斜坡电流刺激下 HR 神经元的同步

慢变斜坡电流是典型的慢波信号,能较好地模拟神经系统的慢突触后电位,特别是那些产生较慢、持续时间长达十几秒或几分钟的突触后电位;此外,斜坡电流具有振幅逐渐上升,其瞬时能量逐渐增大的特点;通过改变其斜率值,可较方便地控制振幅的增长快慢,特别适用于研究与刺激强度有关的问题。

两个 HR 神经元参数(除 r 外)取值如 5.3.3 节所述。按照 5.3.3 节所规定的两个神经元参数 r 差异标准,参考图 5-4,两个神经元参数 r 分别取 3 组典型数值,使两个神经元分别处于不同或相同的初始放电模式。两个神经元参数 r 取值及所对应的初始放电模式见表 5-1。

表 5-1 两个神经元参数 r 取值及所对应的初始放电模式

参数差别类型	参数 r_1 和 r_2 取值	神经元 1 初始放电模式	神经元 2 初始放电模式
参数 r 相同	$r_1 = r_2 = 0.01$	周期 6	周期 6
	$r_1 = r_2 = 0.02$	周期 2	周期 2
	$r_1 = r_2 = 0.013$	混沌	混沌
参数 r 差别较小	$r_1 = 0.009, r_2 = 0.01$	混沌	周期 6
	$r_1 = 0.017, r_2 = 0.017\ 1$	周期 4	周期 4
	$r_1 = 0.014, r_2 = 0.014\ 1$	混沌	混沌
参数 r 差别较大	$r_1 = 0.009, r_2 = 0.021$	混沌	周期 2
	$r_1 = 0.022, r_2 = 0.013$	周期 2	混沌
	$r_1 = 0.014, r_2 = 0.008\ 5$	混沌	混沌

在两个非耦合 HR 神经元同步模型中,外加刺激电流 $I_S(t)$ 采用慢变斜坡电流,设定其斜率为 0.001,则 $I_S(t)$ 表达式为:$I_S(t) = 0.001\ t$,设 $I_S(t)$ 的初始电流值为零,且开始作用时刻为 500,即在偏置电流 I_1 和 I_2 已作用 500 后开始刺激神经元同步模型,系统仿真时间一般为 0~9 000。

5.4.1　HR 神经元同步放电模式及特性

在慢变斜坡电流激励下,表 5 - 1 中的九种情况下的两个非耦合 HR 神经元放电模式随着激励电流幅度增加都演变为动态的周期 1 放电模式,其膜电位 ISI 序列变化趋势相同,ISI 逐渐减小,其变化趋势都近似为一指数函数;而两个神经元的膜电位变化均出现了同步放电过程;此外,两个神经元的慢适应电流 z 随着斜坡电流幅度的增加成线性增长趋势。

当参数相同或差别较小时,两个非耦合 HR 神经元实现了放电同步(相位同步),但并未达到完全同步,状态变量存在相位差,其随斜坡电流变化具有一致性,当斜坡幅度保持不变时,相位差则恒定不变。

当参数差别较大时,两个神经元的膜电位变化出现了阵发性完全同步(广义同步),即状态变量在某些特定时间区间达到同步;当 $r_1 = 0.009$ 和 $r_2 = 0.021$ 时,其膜电位分别在 $t = 2\,340$、$t = 5\,875$ 和 $t = 8\,355$ 等附近,出现了完全同步;当 $r_1 = 0.022$ 和 $r_2 = 0.013$ 时,其膜电位分别在 $t = 3\,310$、$t = 5\,235$ 和 $t = 7\,185$ 等附近,出现了完全同步;当 $r_1 = 0.014$ 和 $r_2 = 0.008\,5$ 时,其膜电位变化在 $t = 3\,240$ 附近,出现了完全同步。

限于篇幅,图 5 - 8 仅给出了两个参数差别较大($r_1 = 0.022, r_2 = 0.013$)的神经元实现阵发性完全同步过程。由图 5 - 8 (c) (d) (e) (f)可知,两个神经元的膜电位同步误差,在慢变斜坡电流激励下,随着时间变化,出现了同步误差值趋于零的几个谷状区域,在这些谷状区域,膜电位同步误差($\mathrm{err} = |x_1 - x_2|$)近似为 0,因此,两个非耦合 HR 神经元在这些谷状区域达到了完全同步。

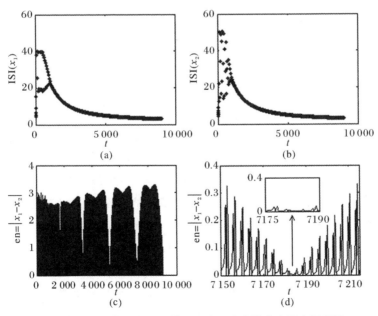

图 5 - 8　两个非耦合 HR 神经元实现阵发性完全同步示意图

(a)神经元 1 的 ISI 随时间变化图;(b)神经元 2 的 ISI 随时间变化图;

(c)$|x_1 - x_2|$ 随时间变化图;(d)$|x_1 - x_2|$ 在 $t = 7\,185$ 附近变化图;

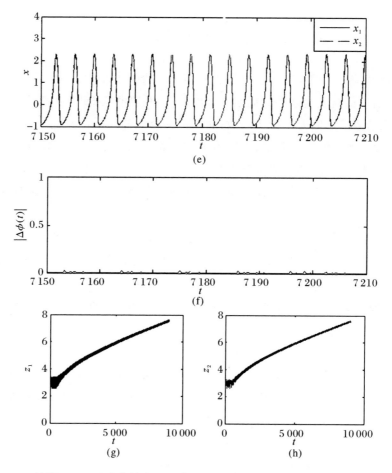

续图 5-8 两个非耦合 HR 神经元实现阵发性完全同步示意图

(e)两个神经元膜电位在 $t=7\,185$ 附近变化图;(f)两个神经元绝对相位差在 $t=7\,185$ 附近变化图;

(g)神经元 1 的慢适应电流变化图;(h)神经元 2 的慢适应电流变化图

5.4.2 关于参数 r 的同步点分布图

在慢变斜坡电流刺激下,两个非耦合 HR 神经元参数 r 相同或不同,随着刺激幅度的增加,能实现同步。为探究神经元同步与参数 r 的对应关系,在斜坡电流刺激下,计算出两个神经元的最大绝对相位差($|\Delta\varphi(t)|_{\max}$),根据 5.3.4 节所给出的判定准则,通过阈值判别法可求出阵发性完全同步点及放电同步(相位同步)点关于两个神经元参数 r_1 和 r_2 为坐标轴的坐标分布,并画出在 r_1-r_2 平面上所对应的位置分布图,如图 5-9 所示。

在图 5-9 中,白色区域为放电同步区,黑色区域为阵发性完全同步区。神经元 1 和神经元 2 的初始状态分别为(1.0,0.2,0.2)和(-1.0,0.8,0.3),参数 r 变化范围为 $0.008\sim 0.022$,变化步长为 $0.000\,1$,图(b)和图(d)分别是图(a)和图(c)的局部放大图,这样做的目的是便于观察和分析。由图 5-9 可知,将图(a)和图(b)中的 r_1 和 r_2 对调,可分别得到图(c)和图(d),二者之间的差异是由于两个神经元的初始状态取值差异所引起的;两个神经元同步点

分布关于直线 $r_1 = r_2$ 具有一定的对称性。

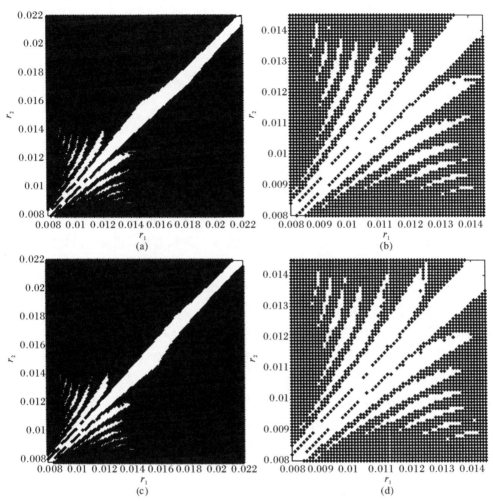

图 5-9　两个非耦合 HR 神经元关于参数 r 的同步点分布图

(a) 两个非耦合神经元同步点分布图；(b) 图(a)的局部放大图；

(c) 对调两个神经元参数 r 的同步点分布图；(d) 图(c)的局部放大图

由图 5-9(b)(d)可知：当 $r_1 \leqslant 0.014\ 5$ 且 $r_2 \leqslant 0.014\ 5$ 时，出现放电同步点和阵发性完全同步点区域相互交错，没有严格的界限，出现放电同步点区域，除中心区域（$|r_2-r_1| < r_0$，r_0 是一常数）外，还包括与中心区域呈近似对称的 6 对刀形区域，刀形区域离中心区域的距离越远，其大小变得越小，而中心区域（$|r_2-r_1| < r_0$）随着参数 r 增加，其宽度（即 r_0）也逐渐增加，且在图(b)中，r_0 在直线 $r_2 = r_1$ 上方增加比其下方要快，而在图(d)中，情况正好相反；在放电同步区域中，两个神经元参数差 Δr 最大可达 0.005 3，而在阵发性完全同步区域中，两个神经元参数差 Δr 最小可达 0.000 2，且同步点分布较为分散。

由图 5-9(a)(c)可知，当 $r_1 \leqslant 0.014\ 5$ 且 $r_2 > 0.014\ 5$ 或 $r_2 \leqslant 0.014\ 5$ 且 $r_1 > 0.014\ 5$ 时，这时参数差 Δr 较大，两个神经元仅能实现阵发性完全同步。

由图 5-9(a)(c)可知，当 $r_1 > 0.014\ 5$ 且 $r_2 > 0.014\ 5$ 时，出现放电同步区域和阵发性完

全同步区域分隔明显,两个神经元在参数差 Δr 较小时,能实现放电同步,而在 Δr 较大时,能实现阵发性完全同步,出现放电同步点集中在中心区域($|r_2-r_1|<r_0$,r_0 是一常数),其他区域为出现阵发性完全同步区;放电同步的中心区域并不关于直线 $r_2=r_1$ 对称,在图(a)中,在直线上方,中心区域随着参数增加变得越来越小,而在直线下方,中心区域随着参数增加近似保持不变,而在图(c)中,情况正好与图(a)相反,此外,出现放电同步点的两个神经元参数差 Δr 最大可达 0.001 2;而在阵发性完全同步区域中,两个神经元参数差 Δr 最小可达 0.000 6。

5.4.3 分析与讨论

在慢变斜坡电流的刺激下,神经元放电模式随着激励电流幅度增加都演变为动态的周期一放电模式,其膜电位 ISI 序列变化趋势相同,ISI 逐渐减小,其变化趋势都近似为一指数函数,即幅度能调控神经元的放电模式,幅度增加能使神经元放电模式由复杂向简单演变。而慢适应电流 z 随着斜坡电流幅度的增加,按照线性函数变化规律而增加,由于慢适应电流与膜内钙离子变化有关,因此,该变化曲线反映了钙离子在膜内的线性积累过程,可通过调整激励电流的幅度来调控膜内钙离子浓度。

在慢变斜坡电流的刺激下,两个不同初始状态的非耦合 HR 神经元在参数相同或参数差别较小时,能达到放电同步,在参数差异大时能实现阵发性完全同步,这种同步发生具有突发性,其表现为阵发性峰值放电过程,同时伴随产生高幅同步叠加电位。

同步点分布与参数 r 取值及其参数差 Δr 大小有密切关系。由于参数 r 与钙离子膜通透性有关,其大小反映了钙离子在膜内积累的快慢,在慢变斜坡电流刺激下,r 越大,钙离子膜内线性积累越快,导致钙离子作用越显著,当参数 r 较小时,随着激励幅度的增加,钙离子膜内线性积累较慢,导致钙离子对同步点分布影响较小;当参数 r 较大时,随着激励幅度的增加,钙离子膜内线性积累较快,导致钙离子对同步点分布影响较大。

当参数差 Δr 较小时,两个神经元的钙离子随激励幅度增加膜内积累速度相差不大,其对神经元放电过程影响几乎相同,而神经元除参数 r 和初始状态外,其他参数相同,因此神经元放电频率随着斜坡电流变化达到一致,从而实现放电同步;当参数差 Δr 较大时,两个神经元的钙离子随激励幅度增加膜内线性积累速度相差较大,而神经元除参数 r 和初始状态外,其他参数相同,因此其作用于神经元放电过程所引起的差异性较大,导致两个神经元放电速率随着斜坡电流变化不相同,但在某些时刻,两个神经元膜电位变化达到一致,相位差也近似为零,从而实现阵发性状态同步。

由图 5-9 可知:参数 r 不同的两个非耦合神经元发生阵发性完全同步的区域很大,这表明在神经系统中更容易实现神经元达到阵发性完全同步,由于参数 r 与钙离子膜通透性有关,其大小反映了钙离子在膜内积累的快慢,所以,钙离子在神经元同步中,特别在形成阵发性状态同步中可能发挥着重要作用。在人体许多神经系统活动中,钙离子有着重要作用,一旦钙离子失调,就会引起一些神经系统疾病。钙离子过度内流是癫痫发病的基本条件,而且钙离子超载是阿尔茨海默病形成的重要因素;钙稳态失调,使细胞钙内流增加而引起神经元兴奋,还可通过影响神经递质释放以引起兴奋抑制功能失调，直接表现形式是病灶及其附近的神经元群达到同步化放电，最终引起神经元凋亡[172-178]。因此，本结果可能对利用慢波成分的振幅来探讨某些神经疾病如癫痫或阿尔茨海默病发作的形成机制提供了一定的帮助。

同步点位置分布关于直线 $r_2 = r_1$ 具有一定的对称性，但并不完全对称，通过对比图 5 - 9 中的图(a)与图(c)以及图(b)与图(d)，不难发现这是由于两个神经元的初始状态取值不同造成的。若两个神经元初始状态取值相同，则同步点分布关于直线 $r_2 = r_1$ 具有完全对称性。因此初态取值对神经元同步过程有一定的影响。

在慢变斜坡电流刺激下，两个不同初始状态的非耦合 HR 神经元，无论参数 r 相同或不同，都不能实现完全同步。要达到完全同步，则两个神经元所有参数(包括初始状态)必须完全相同。因此，参数不同的非耦合神经元要实现完全同步，对刺激信号不仅要求刺激幅度满足一定的阈值，而且还需要满足其他条件。

5.5　半波正弦电流刺激下 HR 神经元的同步

低频率的半波正弦电流是典型的慢波信号，能更好地模拟神经系统的慢突触后电位，特别是那些产生较慢、持续时间长达十几秒或几分钟的低频突触后电位；此外，对于低频半波正弦电流，调整其频率和振幅较为方便，特别是讨论与频率有关的刺激响应问题。

两个 HR 神经元参数(除 r 外)取值如 5.3.3 节所述。按照 5.3.3 节所规定的两个神经元参数 r 差异标准，参考图 5 - 4，两个神经元参数 r 分别取 3 组典型数值，使两个神经元分别处于不同或相同的初始放电模式。两个神经元参数 r 取值及所对应的初始放电模式见表 5 - 2。

在两个非耦合 HR 神经元同步模型中，外加刺激电流 $I_S(t)$ 采用半波正弦电流，设半波正弦激励电流的初始相位为零，且开始作用时间为 200，即在偏置电流 I_1 和 I_2 已作用 200 后开始刺激神经元同步模型，系统仿真时间一般为 0～4 000。

表 5 - 2　两个神经元参数 r 取值及所对应的初始放电模式

参数差别类型	参数 r_1 和 r_2 取值	神经元 1 初始放电模式	神经元 2 初始放电模式
参数 r 相同	$r_1 = r_2 = 0.01$	周期 6	周期 6
	$r_1 = r_2 = 0.02$	周期 2	周期 2
	$r_1 = r_2 = 0.013$	混沌	混沌
参数 r 差别较小	$r_1 = 0.009, r_2 = 0.01$	混沌	周期 6
	$r_1 = 0.017, r_2 = 0.0171$	周期 4	周期 6
	$r_1 = 0.014, r_2 = 0.0141$	混沌	混沌
参数 r 差别较大	$r_1 = 0.009, r_2 = 0.021$	混沌	周期 2
	$r_1 = 0.022, r_2 = 0.013$	周期 2	混沌
	$r_1 = 0.014, r_2 = 0.0085$	混沌	混沌

5.5.1 周期不变而振幅变化的半波正弦电流刺激下的同步

半波正弦电流的周期为2,振幅分别为0.5、1、3、6、9和12。在半波正弦激励电流作用下,上述9种情况下的两个神经元放电模式随着激励电流幅度增加都由初始放电模式逐渐演变为动态的周期放电模式,其膜电位ISI序列变化趋势相同,逐渐由复杂向简单演变,并在一定刺激振幅下最终达到同步,在激励振幅为0.5、1和3时,神经元没有实现同步,在振幅为6、9和12时,两个神经元出现了放电同步或完全同步。

振幅不同,神经元同步放电模式也不同,振幅为6时,除$r_1=r_2=0.01$情况外,其他情况下同步放电模式为周期2放电,其ISI值为1.6和4.4;振幅为9时,所有情况下同步放电模式为周期1放电,其ISI值为4;振幅为12时,所有情况下同步放电模式为周期2放电,其ISI值为1.45和2.55。

振幅相同时,不仅所有情况下神经元同步放电模式相同,而且各放电模式的周期之和也相同,都为激励电流周期的整数倍。振幅为6时,除$r_1=r_2=0.01$外,其他情况下的ISI值之和为$6(=1.6+4.4)$,为激励电流周期的3倍;振幅为9时,其ISI值为4,为激励电流周期的2倍;振幅为12时,其ISI值之和为$4(=1.45+2.55)$,为激励电流周期的2倍。

限于篇幅,图5-10仅给出了两个非耦合HR神经元参数为$r_1=0.022$和$r_2=0.013$时达到同步的示意图。在图5-10中,半波正弦电流刺激周期为2,振幅分别为6、9以及12,其中:图(a)、图(d)和图(g)的振幅为6,图(b)、图(e)和图(h)的振幅为9,图(c)、图(f)和图(i)的振幅为12;从图(a)、图(d)和图(g)可知:两个神经元在振幅为6的半波正弦电流刺激下,实现了完全同步,其同步放电模式是周期2;由图(b)、图(e)和图(h)可知:两个神经元在振幅为9的半波正弦电流刺激下,也实现了完全同步,其同步放电模式是周期1;由图(c)、图(f)和图(i)可知:两个神经元在振幅为12的半波正弦电流刺激下,同样也实现了完全同步,其同步放电模式是周期2。

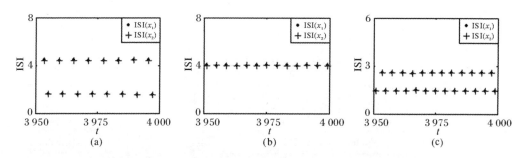

图5-10 两个非耦合神经元在不同幅度半波正弦电流刺激下实现完全同步示意图

(a)ISI随时间变化图;(b)ISI随时间变化图;(c)ISI随时间变化图

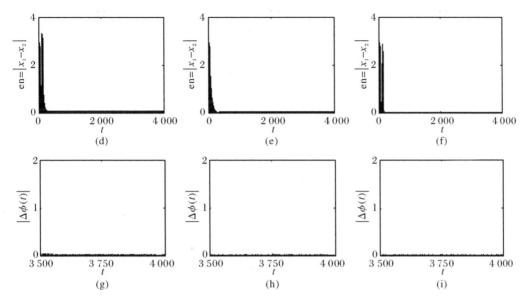

续图 5-10 两个非耦合神经元在不同幅度半波正弦电流刺激下实现完全同步示意图

(d)膜电位同步误差随时间变化图;(e)膜电位同步误差随时间变化图;(f)膜电位同步误差随时间变化图;

(g)绝对相位差随时间变化图;(h)绝对相位差随时间变化图;(i)绝对相位差随时间变化图

在周期不变的条件下,激励振幅大小决定着神经元的同步放电模式,而且刺激电流强度必须达到某一阈值,神经元才能实现同步。为了准确描述刺激电流振幅变化对神经元同步的作用过程,图 5-11 给出了两个非耦合 HR 神经元的最大绝对相位差($\left|\Delta\varphi(t)\right|_{\max}$)随半波正弦电流振幅改变的变化图。在图 5-11 中,半波正弦电流周期为 2,刺激振幅变化范围为 0~12,变化步长为 0.02。

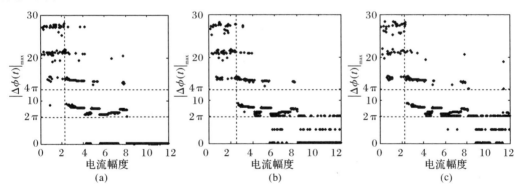

图 5-11 两个非耦合 HR 神经元的最大绝对相位差随激励电流振幅的变化图

(a)参数相同,$r_1=r_2=0.013$;(b)参数差别较小,$r_1=0.017, r_2=0.017\ 1$;

(c)参数差别较大,$r_1=0.014, r_2=0.008\ 5$

由图 5-11 可知:两个非耦合 HR 神经元无论参数 r 相同或不同,在刺激振幅很小时并没有同步($\left|\Delta\varphi(t)\right|_{\max}>4\pi$),随着刺激振幅的逐步增加,两个非耦合 HR 神经元通过间歇放电同步过程($2\pi<\left|\Delta\varphi(t)\right|_{\max}\leqslant 4\pi$),实现了放电同步($\left|\Delta\varphi(t)\right|_{\max}\leqslant 2\pi$)。在刺激电流振幅为 2.2 附近,这两个非耦合 HR 神经元开始进入间歇放电同步状态,因此这两个非耦合 HR 神经元实现同步的振幅强度阈值是 2.2,该振幅强度阈值与神经元参数 r 及其初始状态几乎无关。此外,刺激电流振幅越大,即强度越大,这两个神经元越容易实现同步。

5.5.2 振幅不变而周期变化的半波正弦电流刺激下的同步

取激励电流振幅为 9,周期取值范围为 $0.01\sim100$,在 $0.1\sim8$ 区间,间隔为 0.1,在 $8\sim10$ 区间,间隔为 0.2,其他区间取值间隔不固定;两个 HR 神经元参数(除 r 外)取值如前面所述,而参数 r 取值分别为:$r_1=r_2=0.013$(参数相同)、$r_1=0.009$ 和 $r_2=0.01$(参数差别较小),以及 $r_1=0.022$ 和 $r_2=0.013$(参数差别较大),这时两个神经元分别处于混沌、混沌与周期 6,以及周期 2 与混沌放电模式。

在正弦半波电流的刺激下,随着激励电流周期的改变,两个非耦合 HR 神经元放电模式也随周期变化而变化。在振幅不变而周期变化时,两个神经元的同步放电模式不相同,发生同步的周期区间主要集中在 $1.3\sim17$,当周期小于 1.3 或大于 17 时,发生同步的周期取值点较少。当激励周期小于 17 时,发生同步的放电模式主要为周期放电,且各个周期放电模式的周期之和为激励周期的整数倍。当激励周期大于 17 时,两个神经元的放电模式为抛物线簇放电,其簇放电周期与激励周期相同,发生同步的放电模式主要为抛物线放电。当激励周期位于 $3.3\sim4.9$ 区间时,两个神经元达到周期 1 完全同步,且放电周期与刺激周期相等。

表 5-3 给出了两个非耦合 HR 神经元在周期(频率)变化时的同步放电模式(限于篇幅,仅给出部分数据)。在表 5-3 中,F-S、D-S,以及 ISI 分别代表完全同步(full synchronization)、放电同步(discharge synchronization)以及峰峰间期(interspike interval)。

表 5-3　两个非耦合神经元在振幅不变,周期变化的半波正弦电流刺激下的同步放电模式

周　期	$r_1=r_2=0.013$	$r_1=0.009,r_2=0.01$	$r_1=0.022,r_2=0.013$
0.01	没有同步	没有同步	没有同步
1.4	F-S(周期 2, ISI:3, 1.2)	D-S(周期 2, ISI:3, 1.2)	Approximate D-S(周期 2, ISI:3, 1.2)
2	D-S(周期 1, ISI:4)	D-S(周期 1, ISI:4)	F-S(周期 1, ISI:4)
2.5	F-S(周期 2, ISI:1.7, 3.3)	F-S(周期 2, ISI:1.72, 3.28)	F-S(周期 2, ISI:1.69, 3.31)
3	D-S(周期 4, ISI:1.75, 2.35, 3.75, 4.15)	F-S(周期 4, ISI:1.75, 2.35, 3.75, 4.15)	没有同步
3.3	F-S(周期 1, ISI:3.3)	F-S(周期 1, ISI:3.3)	F-S(周期 1, ISI:3.3)
4	F-S(周期 1, ISI:4)	F-S(周期 1, ISI:4)	F-S(周期 1, ISI:4)
4.9	F-S(周期 1, ISI:4.9)	F-S(周期 1, ISI:4.9)	F-S(周期 1,ISI:4.9)
9	F-S(周期 2, ISI:2.3, 6.7)	F-S(周期 2, ISI:2.31, 6.68)	Approximate F-S(周期 2, ISI:near 2.32, near 6.68)
17	F-S(周期 4, ISI:2.3, 2.35, 2.95, 9.4)	F-S(周期 4, ISI:2.3, 2.35, 2.95, 9.4)	Approximate F-S(周期 4, ISI:near 2.3, near2.35 near 2.95, near 9.42)
100	没有同步(抛物线放电)	没有同步(抛物线放电)	没有同步(抛物线放电)

为了准确描述刺激电流周期变化对非耦合神经元同步的作用规律,图 5 - 12 给出了两个非耦合 HR 神经元的最大绝对相位差($|\Delta\varphi(t)|_{max}$)随激励电流周期改变的变化图。在图 5 - 12 中,半波正弦电流振幅为 9,周期变化范围为 0.5~18,变化步长为 0.1。由图 5 - 12 可知:两个非耦合 HR 神经元,无论参数 r 相同或不同,在刺激周期变化范围为 1.3~5,即频率变化范围为 0.2~0.8 时,能实现放电同步;而在其他周期范围内,这两个非耦合 HR 神经元主要实现间歇放电同步。

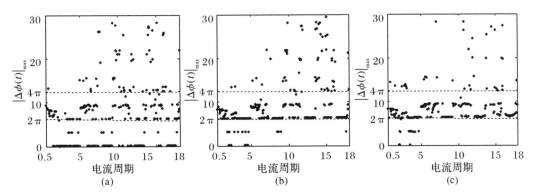

图 5 - 12 两个非耦合 HR 神经元的最大绝对相位差随激励电流周期改变的变化图

(a)参数相同,$r_1 = r_2 = 0.013$;(b)参数差别较小,$r_1 = 0.009$,$r_2 = 0.01$;

(c)参数差别较大,$r_1 = 0.022$,$r_2 = 0.013$

5.5.3 分析与讨论

在半波正弦电流刺激下,当周期(频率)不变而振幅变化时,两个非耦合神经元随着幅度的增加能从不同步状态,通过间歇放电同步过程,逐渐达到完全同步或放电同步,同步需要一定的强度阈值,且不同幅度所引起的同步放电响应模式不相同;当振幅不变而周期(频率)变化时,激励周期太小(频率太高)或太大(频率太低),两个非耦合 HR 神经元都较难实现同步;两个神经元能实现同步并与激励电流共振的激励周期区间是 3.3~4.9,即频率区间为 0.2~0.3,在这一区间,神经元同步完全由激励电流确定,与神经元参数和初态取值无关。

在一定频率和一定幅度的半波正弦激励电流的刺激下,两个不同或相同参数 r 的非耦合神经元,不论它们处于何种初始放电模式,所引起的同步响应模式相同,即在两个不同或相同参数 r 的神经元系统中,一定频率和一定幅度的激励电流对应一定的相同的同步响应,且与两个神经元的参数 r 取值和初始状态无关。

在半波正弦电流刺激下,两个非耦合神经元的同步放电模式主要为周期放电,且各周期放电模式的周期之和(即峰峰间期 ISI 之和)为激励电流周期的整数倍,与两个神经元的参数取值和初始状态无关。由此可见,激励电流的周期(或频率)和振幅对神经元同步影响很大,在神经元同步过程中起着决定性作用,一般而言,激励电流振幅越大,神经元越易实现同步。

在半波正弦电流刺激下,两个不同初始状态的非耦合神经元,无论参数 r 相同或不同,都能实现完全同步;而在慢变斜坡电流刺激下,却不能实现完全同步(在5.3节已指出)。因此,参数不同或初始状态不同的非耦合神经元要实现完全同步,对刺激信号不仅要求刺激幅度满足一定的阈值,而且还需要满足一定的频率要求。

5.6　膜电位信号刺激下 HR 神经元的同步

在神经系统中,神经元之间的信息传递是以动作电位为载体,动作电位的频率及排列携带着神经元所要传递的信息。HR 神经元具有周期、混沌以及簇放电等丰富的放电模式,这些不同的放电模式可能表示不同的信息内容,本节讨论在周期膜电位信号和混沌膜电位信号刺激下,两个非耦合 HR 神经元的同步特性及规律。需要指出的是:这里膜电位信号首先由 HR 神经元产生的,并对其振幅进行控制,最后叠加调制在直流电流信号上,因此,这里加在同步模型上的所谓膜电位信号与神经元所产生的膜电位是有区别的。

两个 HR 神经元参数(除 r 外)取值如5.3.3节所述。按照5.3.3节所规定的两个神经元参数 r 差异标准,参考图5-4,两个神经元参数 r 分别取3组典型数值,使两个神经元分别处于不同或相同的初始放电模式。两个神经元参数 r 取值及所对应的初始放电模式见表5-4。

表 5-4　两个神经元参数 r 取值及所对应的初始放电模式

参数差别类型	参数 r_1 和 r_2 取值	神经元 1 初始放电模式	神经元 2 初始放电模式
参数 r 相同	$r_1=r_2=0.01$	周期 6	周期 6
	$r_1=r_2=0.02$	周期 2	周期 2
	$r_1=r_2=0.013$	混沌	混沌
参数 r 差别较小	$r_1=0.009,r_2=0.01$	混沌	周期 6
	$r_1=0.017,r_2=0.0171$	周期 4	周期 4
	$r_1=0.014,r_2=0.0141$	混沌	混沌
参数 r 差别较大	$r_1=0.009,r_2=0.021$	混沌	周期 2
	$r_1=0.022,r_2=0.013$	周期 2	混沌
	$r_1=0.014,r_2=0.0085$	混沌	混沌

刺激神经元(即产生刺激膜电位信号的神经元)初始状态取值为(0.2,1,-0.2),参数(除 r 外)取值如下:$a=1.0$,$b=3.0$,$c=1.0$,$d=5.0$,$s=4.0$,$I=3.0$,$X=-1.56$;如图5-4所示,可通过控制参数 r 取值变化,使刺激神经元处于不同的放电模式。

在两个非耦合 HR 神经元同步模型中,外加刺激电流为 $I_S(t)=kx(t)$,其中:$x(t)$ 为刺激神经元膜电位,k 为刺激神经元膜电位强度控制参数。膜电位信号开始作用时间为500,即在偏置电流 I_1 和 I_2 已作用500后开始刺激神经元同步模型,系统仿真时间一般为0~4000。

5.6.1　周期膜电位信号刺激下的同步

刺激神经元参数 r 分别取 0.01、0.017 以及 0.02,这时其所对应的放电模式分别为周期 3、周期 4,和周期 2。在每种放电模式刺激下,刺激强度 k 分别取 0.5、1、2、3、6、9 以及 12。

当刺激神经元参数 r 为 0.011(放电模式为周期 3),并开始刺激同步模型时,上述 9 种情况下的两个神经元放电模式随着激励强度 k 增加都由初始放电模式逐渐演变为动态的周期放电模式,其膜电位 ISI 序列变化趋势相同,逐渐演变为与刺激神经元相同的周期 3 放电模式,并达到同步。当刺激强度为 0.5 和 1 时,两个神经元并没有实现同步;当刺激强度为 2 时,两个神经元除了 $r_1=0.009$ 和 $r_2=0.01$,$r_1=0.009$ 和 $r_2=0.021$,$r_1=0.014$ 和 $r_2=0.008\,5$ 外,实现了放电同步或完全同步;当刺激强度为 3、6、9 和 12 时,两个神经元实现了放电同步或完全同步。当参数相同时,两个神经元实现了完全同步;当参数差别较小时,两个神经元实现了放电同步或完全同步;当参数差别较大时,两个神经元实现了放电同步。同步放电模式与刺激神经元相同(周期 3 放电模式)。

当刺激神经元参数 r 为 0.017(放电模式为周期 4),并开始刺激同步模型时,上述 9 种情况下的两个神经元放电模式随着激励强度 k 增加都由初始放电模式逐渐演变为动态的周期放电模式,其膜电位 ISI 序列变化趋势相同,逐渐演变为与刺激神经元相同的周期 4 放电模式,并达到同步。当刺激强度为 0.5 和 1 时,两个神经元并没有实现同步;当刺激强度为 2 时,两个神经元除了 $r_1=r_2=0.013$,$r_1=r_2=0.02$,$r_1=0.017$ 和 $r_2=0.017\,1$ 外,也没有达到同步;当刺激强度为 3、6、9 和 12 时,两个神经元实现了放电同步或完全同步。当参数相同时,两个神经元实现了完全同步;当参数差别较小时,两个神经元实现了放电同步或完全同步;当参数差别较大时,两个神经元实现了放电同步。同步放电模式与刺激神经元相同(周期 4 放电模式)。

当刺激神经元参数 r 为 0.02(放电模式为周期 2),并开始刺激同步模型时,上述 9 种情况下的两个神经元放电模式随着激励强度 k 增加都由初始放电模式逐渐演变为动态的周期放电模式,其膜电位 ISI 序列变化趋势相同,逐渐演变为与刺激神经元相同的周期 2 放电模式,并达到同步。当刺激强度为 0.5 和 1 时,两个神经元并没有实现同步;当刺激强度为 2 时,两个神经元除了 $r_1=r_2=0.02$ 外,也没有实现同步;当刺激强度为 3 时,两个神经元除了 $r_1=r_2=0.013$,$r_1=0.014$ 和 $r_2=0.014\,1$,$r_1=0.017$ 和 $r_2=0.017\,1$ 外,同样也没有达到同步;当刺激强度为 6、9 和 12 时,两个神经元实现了放电同步或完全同步。当参数相同时,两个神经元实现了完全同步;当参数差别较小时,两个神经元实现了放电同步或完全同步;当参数差别较大时,两个神经元实现了放电同步。同步放电模式与刺激神经元相同(周期 2 放电模式)。

限于篇幅,图 5-13 仅给出了两个非耦合 HR 神经元在周期 2 信号激励下实现同步的示意图。在图 5-13 中,刺激神经元参数 r 为 0.02,刺激强度 k 为 9,其放电模式是周期 2;两个非耦合神经元参数取值如下:图(a)、图(d)以及图(g)的两个神经元参数相同:$r_1=r_2=0.013$,由图形可知,这两个神经元在周期 2 信号激励下实现了完全同步;图(b)、图(e),以及图(h)的两个神经元参数差别较小:$r_1=0.014$,$r_2=0.014\,1$,在周期 2 信号激励下也实现了完全同步;图(c)、图(f)以及图(i)的两个神经元参数差别较大:$r_1=0.022$;$r_2=0.013$,在周期 2 信号激励下实现了放电同步;其同步放电模式都为周期 2,与刺激神经元的放电模式相同。

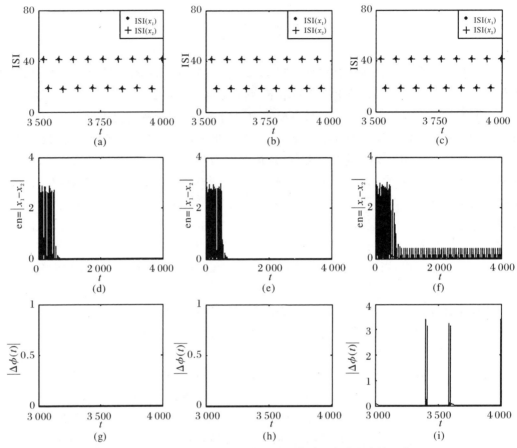

图 5 - 13　两个非耦合神经元在周期 2 信号激励下实现同步的示意图

(a)ISI 随时间变化图;(b)ISI 随时间变化图;(c)ISI 随时间变化图;

(d)$|x_1-x_2|$ 随时间变化图;(e)$|x_1-x_2|$ 随时间变化图;(f)$|x_1-x_2|$ 随时间变化图;

(g)绝对相位差随时间变化图;(h)绝对相位差随时间变化图;(i)绝对相位差随时间变化图

在周期膜电位信号刺激下,其刺激强度必须达到某一阈值,两个非耦合神经元才能实现同步。为了准确描述刺激强度变化对神经元同步的作用过程,图 5 - 14 给出了两个非耦合 HR 神经元的最大绝对相位差($|\Delta\varphi(t)|_{max}$)随刺激强度 k 改变的变化图,在图 5 - 14 中,刺激神经元的参数 r 取值为 0.02,其放电模式是周期 2,刺激强度 k 变化范围为 0~12,变化步长为 0.02。

由图 5 - 14 可知:两个非耦合神经元在刺激强度 k 很小时并没有同步($|\Delta\varphi(t)|_{max}>4\pi$),随着刺激强度的逐渐增加,两个非耦合神经元通过间歇放电同步过程($2\pi<|\Delta\varphi(t)|_{max}\leqslant4\pi$)实现了放电同步($|\Delta\varphi(t)|_{max}\leqslant2\pi$)。在刺激强度 $k=2$ 附近,图(a)中的两个非耦合神经元开始进入间歇放电同步状态,因此这两个非耦合神经元实现同步的强度阈值约为 2;在刺激强度 $k=2.4$ 附近,图(b)中的两个非耦合神经元开始进入间歇放电同步状态,因此这两个非耦合神经元实现同步的强度阈值约为 2.4;在刺激强度 $k=3$ 附近,图(c)中的两个非耦合神经元开始进入间歇放电同步状态,因此这两个非耦合神经元实现同步的强度阈值约为 3;由此可见,该强度阈值与神经元参数 r 及其初始状态有关,不同参数或初态不同的两个神经元在相同刺激信号作用下,所需的强度阈值不同。此外,刺激强度 k 越大,这两个非耦合神经元越容易实现同步。

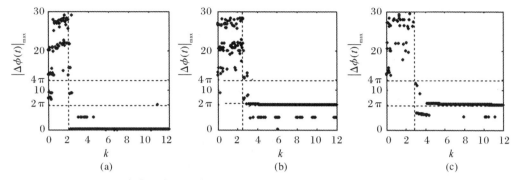

图 5-14 两个非耦合 HR 神经元的最大绝对相位差随刺激强度 k 改变的变化图

(a)参数相同,$r_1 = r_2 = 0.013$;(b)参数差别较小,$r_1 = 0.009$,$r_2 = 0.01$;

(c)参数差别较大,$r_1 = 0.014$,$r_2 = 0.008\ 5$

5.6.2 混沌膜电位信号刺激下的同步

刺激神经元参数 r 分别取 $0.008\ 5$ 和 0.013,这时其所对应的放电模式都为混沌放电模式。在两种不同参数 r 的条件下,刺激强度 k 分别取 0.5、1、2、3、6 和 9,以及 12。

当刺激神经元参数 r 为 $0.008\ 5$(放电模式为混沌),并开始刺激同步模型时,上述 9 种情况下的两个神经元放电模式随着激励强度 k 增加都由初始放电模式逐渐演变为动态的混沌放电模式,其膜电位 ISI 序列变化趋势相同,逐渐演变为与刺激神经元相同的混沌放电模式,并达到同步。当刺激强度为 0.5 和 1 时,两个神经元并没有实现同步;当刺激强度为 2 时,两个神经元除了 $r_1 = 0.009$ 和 $r_2 = 0.021$,以及 $r_1 = 0.022$ 和 $r_2 = 0.013$ 外,实现了放电同步或完全同步;当刺激强度为 3、6、9 和 12 时,两个神经元实现了放电同步或完全同步。当参数 r 相同时,两个神经元实现了完全同步;当参数 r 差别较小时,两个神经元实现了放电同步或完全同步;当参数 r 差别较大时,两个神经元实现了放电同步。同步放电模式与刺激神经元相同(混沌放电模式)。

当刺激神经元参数 r 为 0.013(放电模式为混沌),并开始刺激同步模型时,上述 9 种情况下的两个神经元放电模式随着激励强度 k 增加都由初始放电模式逐渐演变为动态的混沌放电模式,其膜电位 ISI 序列变化趋势相同,逐渐演变为与刺激神经元相同的混沌放电模式,并达到同步。当刺激强度为 0.5 和 1 时,两个神经元并没有实现同步;当刺激强度为 2 时,两个神经元除了 $r_1 = r_2 = 0.01$,$r_1 = 0.009$ 和 $r_2 = 0.01$,$r_1 = 0.009$ 和 $r_2 = 0.021$,以及 $r_1 = 0.014$ 和 $r_2 = 0.008\ 5$ 外,达到放电同步或完全同步;当刺激强度为 3、6、9 和 12 时,两个神经元实现了放电同步或完全同步。当参数 r 相同时,两个神经元实现了完全同步;当参数 r 差别较小时,两个神经元实现了放电同步或完全同步;当参数 r 差别较大时,两个神经元实现了放电同步。同步放电模式与刺激神经元相同(混沌放电模式)。

限于篇幅,图 5-15 仅给出了两个非耦合 HR 神经元在混沌信号(参数 r 为 0.013)激励下实现同步的示意图。在图 5-15 中,刺激神经元参数 r 为 0.013,刺激强度 k 为 9,其放电模式为混沌;两个非耦合神经元参数取值如下:图(a)、图(d)和图(g)的两个神经元参数相同:$r_1 = r_2 = 0.013$,由图形可知,这两个神经元在混沌信号(参数 r 为 0.013)激励下实现了完全同步;

图(b)、图(e)和图(h)的两个神经元参数差别较小：$r_1 = 0.014$，$r_2 = 0.014\ 1$，在混沌信号(参数 r 为 0.013)激励下也实现了完全同步；图(c)、图(f)和图(i)的两个神经元参数差别较大：$r_1 = 0.022$；$r_2 = 0.013$，在混沌信号(参数 r 为 0.013)激励下实现了放电同步；其同步放电模式都为混沌，与刺激神经元(参数 r 为 0.013)的放电模式相同。

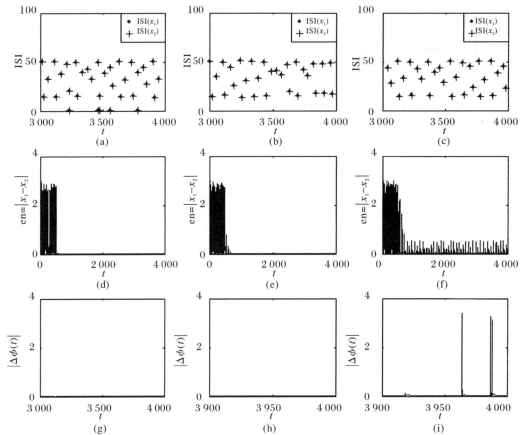

图 5-15　两个非耦合 HR 神经元在混沌信号(参数 r 为 0.013)激励下实现同步的示意图

(a)ISI 随时间变化图；(b)ISI 随时间变化图；(c)ISI 随时间变化图；

(d)$|x_1 - x_2|$ 随时间变化图；(e)$|x_1 - x_2|$ 随时间变化图；(f)$|x_1 - x_2|$ 随时间变化图；

(g)绝对相位差随时间变化图；(h)绝对相位差随时间变化图；(i)绝对相位差随时间变化图

在混沌膜电位信号刺激下，其刺激强度必须达到某一阈值，两个非耦合神经元才能实现同步。为了准确描述混沌信号刺激强度变化对神经元同步的作用过程，图 5-16 给出了两个非耦合 HR 神经元的最大绝对相位差($|\Delta\varphi(t)|_{max}$)随刺激强度 k 改变的变化图，在图 5-16 中，刺激神经元的参数 r 取值为 0.008 5，其放电模式是混沌，刺激强度 k 变化范围为 0~12，变化步长为 0.02。

由图 5-16 可知：两个非耦合神经元在刺激强度 k 很小时并没有同步($|\Delta\varphi(t)|_{max} > 4\pi$)，随着刺激强度的逐渐增加，两个非耦合神经元通过间歇放电同步过程($2\pi < |\Delta\varphi(t)|_{max} \leqslant 4\pi$)实现了放电同步($|\Delta\varphi(t)|_{max} \leqslant 2\pi$)。在刺激强度 $k = 1.6$ 附近，图(a)中的两个非耦合神经元开始进入间歇放电同步状态，因此这两个非耦合神经元实现同步的强度阈值约为 1.6；在刺激强度 $k = 1.7$ 附近，图(b)中的两个非耦合神经元开始进入间歇放电同步状态，因此这两个非耦合神经元实现同步的强度阈值约为 1.7；在刺激强度 $k = 1.9$ 附近，图(c)中的两个非耦合神经

元开始进入间歇放电同步状态,因此这两个非耦合神经元实现同步的强度阈值约为 1.9;由此可见,该强度阈值与神经元参数 r 及其初始状态有关,不同参数或初态不同的两个神经元在相同刺激信号作用下,所需的强度阈值不同。

对比图 5-14 和图 5-16 不难发现:对于相同的两个 HR 非耦合神经元模型,混沌信号刺激下所需的同步强度阈值小于周期信号刺激下所需的同步强度阈值,因此,与周期信号相比,混沌信号刺激更容易使两个非耦合神经元实现同步。此外,刺激强度 k 越大,这两个非耦合神经元越容易实现同步。

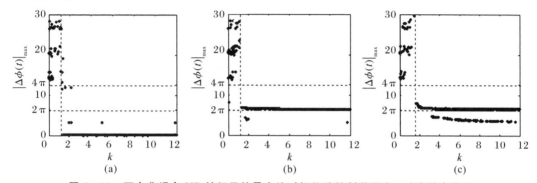

图 5-16　两个非耦合 HR 神经元的最大绝对相位差随刺激强度 k 改变的变化图
(a)参数相同,$r_1=r_2=0.013$;(b)参数差别较小,$r_1=0.009,r_2=0.01$;
(c)参数差别较大,$r_1=0.014,r_2=0.008\,5$

5.6.3　分析与讨论

在膜电位周期信号或混沌信号刺激下,参数 r 相同或不同的两个非耦合 HR 神经元,不管处于何种初始状态,随着刺激强度的增加能从不同步状态,通过间歇放电同步过程,逐渐达到完全同步或放电同步,同步需要一定的强度阈值,且仅能同步到刺激神经元的放电模式上,即与刺激神经元放电过程同步。

同步放电模式及特性主要由刺激神经元的膜电位放电模式及其刺激强度决定,而与两个神经元的参数 r 和初始状态没有关系,且刺激强度越大,两个非耦合神经元越容易实现同步。

两个非耦合神经元达到同步的强度阈值不仅与刺激信号有关,还与两个神经元的参数 r 和初始状态有一定关系。对于相同的神经元同步模型,混沌信号刺激所需的同步强度阈值小于周期信号刺激所需的强度阈值,因此,与周期信号相比,混沌信号刺激更容易使两个非耦合神经元实现同步。

5.7　噪声信号刺激下 HR 神经元的同步

神经元电活动过程中始终存在着噪声的影响和作用。2002 年,A. B. Neiman 等人第一次从实验中证实了噪声能引起非耦合感觉神经元之间的同步,随后几年内,不少学者对噪声所引起的神经元同步问题进行了大量研究和讨论,特别是弱噪声引起耦合神经元系统同步问题,而对于强噪声引起非耦合神经元同步问题则未见报道。本节讨论在强高斯噪声信号刺激下,处于初始放电模式下的两个非耦合 HR 神经元模型的同步放电模式及特性。

两个 HR 神经元参数(除 r 外)取值如 5.3.3 节所述。按照 5.3.3 节所规定的两个神经元参数 r 差异标准,参考图 5-4,两个神经元参数 r 分别取 3 组典型数值,使两个神经元分别处于不同或相同的初始放电模式。两个神经元参数 r 取值及所对应的初始放电模式见表 5-5。

表 5-5　两个神经元参数 r 取值及所对应的初始放电模式

参数差别类型	参数 r_1 和 r_2 取值	神经元 1 初始放电模式	神经元 2 初始放电模式
参数 r 相同	$r_1 = r_2 = 0.01$	周期 6	周期 6
	$r_1 = r_2 = 0.02$	周期 2	周期 2
	$r_1 = r_2 = 0.013$	混沌	混沌
参数 r 差别较小	$r_1 = 0.009, r_2 = 0.01$	混沌	周期 6
	$r_1 = 0.017, r_2 = 0.017\ 1$	周期 4	周期 4
	$r_1 = 0.014, r_2 = 0.0141$	混沌	混沌
参数 r 差别较大	$r_1 = 0.009, r_2 = 0.021$	混沌	周期 2
	$r_1 = 0.022, r_2 = 0.013$	周期 2	混沌
	$r_1 = 0.014, r_2 = 0.008\ 5$	混沌	混沌

5.7.1　噪声信号刺激下的同步模式及特性

在两个非耦合 HR 神经元同步模型中,外加刺激电流为 $I_s(t) = ks(t)$,其中:$s(t)$ 为服从高斯分布的均匀噪声信号,取值范围为 $[0, 1]$,k 为刺激高斯噪声信号强度控制参数,分别取 0.5、1、2、3、6 和 9,以及 12。噪声信号开始作用时间为 100,即在偏置电流 I_1 和 I_2 已作用 100 后开始刺激神经元同步模型,系统仿真时间一般为 0~1 000。

当高斯噪声信号开始刺激神经元同步模型时,表 5-5 中 9 种情况下的两个神经元放电模式随着激励强度 k 增加都由初始放电模式逐渐演变为动态的混沌放电模式,其膜电位 ISI 序列变化趋势相同,ISI 逐渐变小,即放电频率加快。当两个神经元参数相同,刺激强度为 0.5、1、2 以及 3 时,两个神经元并没有实现同步,当刺激强度为 6 时,两个神经元实现了阵发性完全同步,当刺激强度为 9 和 12 时,两个神经元实现了放电同步(相位同步)或完全同步(状态同步),且刺激强度越大,实现同步所需时间越短;当两个神经元参数差别较小,刺激强度为 0.5、1、2 以及 3 时,两个神经元并没有实现同步,当刺激强度为 6 时,两个神经元实现了阵发性完全同步,当刺激强度为 9 和 12 时,两个神经元实现了放电同步或完全同步,且刺激强度越大,实现同步所需时间越短;当两个神经元参数差别较大,刺激强度为 0.5、1、2、3 以及 6 时,两个神经元并没有实现同步,当刺激强度为 6、9 和 12 时,两个神经元实现了阵发性完全同步。同步放电模式都为混沌放电模式,但 ISI 分布区间不同。

限于篇幅,图 5-17 仅给出了两个非耦合 HR 神经元参数为 $r_1 = r_2 = 0.013$ 时达到完全同步的示意图。在图 5-17 中,高斯噪声信号刺激强度分别为 6、9 以及 12,其中:图(a)与图(d)的刺激强度为 6,图(b)与图(e)的刺激强度为 9,图(c)与图(f)的刺激强度为 12。

由图 5-17 可知,两个神经元在刺激强度为 6 的噪声信号刺激下,实现了阵发性完全同步,其同步放电模式是混沌,膜电位 ISI 分布在 5 附近;两个神经元在刺激强度为 9 的噪声信号刺激下,实现了完全同步,且在 t 约为 1 400 时才达到了完全同步,其同步放电模式是混沌,膜电位 ISI 分布在 4 附近;两个神经元在振幅强度为 12 的噪声信号刺激下,同样也实现了完全同步,且在 t 约为 600 时达到了完全同步,其同步放电模式也是混沌,膜电位 ISI 分布在 2.5 附近。

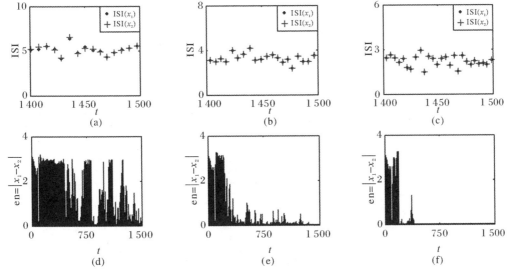

图 5 - 17　两个非耦合神经元在不同强度噪声信号刺激下实现完全同步示意图

(a)ISI 随时间变化图;(b)ISI 随时间变化图;(c)ISI 随时间变化图;

(d)膜电位同步误差随时间变化图;(e)膜电位同步误差随时间变化图;(f)膜电位同步误差随时间变化图

5.7.2　分析与讨论

在高斯噪声信号刺激下,参数 r 相同或差别较小的两个非耦合 HR 神经元,不管处于何种初始状态,随着刺激强度的增加能从不同步状态,通过间歇放电同步过程,逐渐达到完全同步或放电同步,同步需要一定的强度阈值,同步放电模式为混沌;而参数 r 差别较大的两个非耦合 HR 神经元,不管处于何种初始状态,随着刺激强度的增加,只能实现间歇放电同步,同步放电模式为混沌;在高斯噪声信号刺激下,要实现完全同步,参数 r 差别不能太大。

混沌是高斯噪声信号刺激所实现的唯一同步放电模式,该同步放电模式与其刺激强度、两个神经元的参数 r 以及初始状态没有关系;但刺激强度能引起放电频率改变,刺激强度增加,放电加快,放电频率增加,且刺激强度越大,两个非耦合神经元越容易实现同步。

5.8　HR 神经元同步的刺激强度阈值分析

由前面讨论可知,不同信号刺激下,两个非耦合 HR 神经元实现同步需要一定的刺激强度阈值,且强度阈值各不相同。研究表明:人脑大多数时间是处于混沌状态,而且神经元的混沌控制已成为神经科学的研究热点领域。本节讨论初始放电模式为混沌的两个非耦合 HR 神经元,在膜电位周期信号和膜电位混沌信号刺激下,实现同步的所需强度阈值问题。

两个 HR 神经元参数(除 r 外)取值如 5.3.3 节所述。按照 5.3.3 节所规定的两个神经元参数 r 差异标准,参考图 5 - 4,两个神经元参数 r 取值见表 5 - 6,两个神经元都处于混沌放电模式。

表 5-6　两个神经元参数 r 取值及所对应的初始放电模式

参数差别类型	参数 r_1 和 r_2 取值	神经元 1 初始放电模式	神经元 2 初始放电模式
参数 r 相同	$r_1 = r_2 = 0.009$	混沌	混沌
	$r_1 = r_2 = 0.013$	混沌	混沌
参数 r 差别较小	$r_1 = 0.0085, r_2 = 0.009$	混沌	混沌
	$r_1 = 0.014, r_2 = 0.0141$	混沌	混沌
参数 r 差别较大	$r_1 = 0.014, r_2 = 0.0085$	混沌	混沌

周期信号和混沌信号由 HR 神经元产生,采用 4.5 节所述的刺激神经元。刺激信号类型见表 5-7。

表 5-7　刺激信号类型及产生方法

刺激信号类型	产生方法
周期 2	HR 神经元产生:$r = 0.02$
周期 4	HR 神经元产生:$r = 0.017$
混沌一	HR 神经元产生:$r = 0.014$
混沌二	HR 神经元产生:$r = 0.0085$

图 5-18~图 5-21 给出了两个非耦合 HR 神经元的最大绝对相位差($|\Delta\varphi(t)|_{max}$)随不同信号的刺激强度 k 改变的变化图,其中:图 5-18 所示的刺激信号是周期 2(HR 神经元产生:$r = 0.02$),图 5-19 所示的刺激信号是周期 4(HR 神经元产生:$r = 0.017$),图 5-20 所示的刺激信号是混沌(HR 神经元产生:$r = 0.014$),图 5-21 所示的刺激信号是混沌(HR 神经元产生:$r = 0.0085$)。

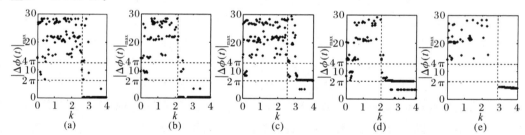

图 5-18　在周期 2 信号($r = 0.02$)刺激下,两个神经元的最大绝对相位差随刺激强度 k 改变的变化图
(a)$r_1 = r_2 = 0.009$;(b)$r_1 = r_2 = 0.013$;(c)$r_1 = 0.0085, r_2 = 0.009$;
(d)$r_1 = 0.014; r_2 = 0.0141$;(e)$r_1 = 0.014; r_2 = 0.0085$

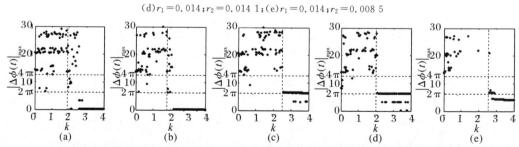

图 5-19　在周期 4 信号($r = 0.017$)刺激下,两个神经元的最大绝对相位差随刺激强度 k 改变的变化图
(a)$r_1 = r_2 = 0.009$;(b)$r_1 = r_2 = 0.013$;(c)$r_1 = 0.0085, r_2 = 0.009$;
(d)$r_1 = 0.014; r_2 = 0.0141$;(e)$r_1 = 0.014; r_2 = 0.0085$

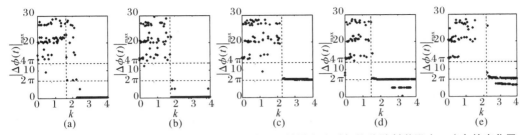

图 5-20　在混沌信号($r=0.014$)刺激下,两个神经元的最大绝对相位差随刺激强度 k 改变的变化图

(a)$r_1=r_2=0.009$;(b)$r_1=r_2=0.013$;(c)$r_1=0.008\,5$,$r_2=0.009$;

(d)$r_1=0.014$;$r_2=0.014\,1$;(e)$r_1=0.014$;$r_2=0.008\,5$

图 5-21　在混沌信号($r=0.008\,5$)刺激下,两个神经元的最大绝对相位差随刺激强度 k 改变的变化图

(a)$r_1=r_2=0.009$;(b)$r_1=r_2=0.013$;(c)$r_1=0.008\,5$,$r_2=0.009$;

(d)$r_1=0.014$;$r_2=0.014\,1$;(e)$r_1=0.014$;$r_2=0.008\,5$

由图 5-18～图 5-21 可知,在表 5-7 中所指定的 4 种信号激励下,两个非耦合 HR 神经元在刺激强度 k 很小时并没有同步($\left|\Delta\varphi(t)\right|_{\max}>4\pi$),随着刺激强度的逐渐增加,两个非耦合神经元通过间歇放电同步过程($2\pi<\left|\Delta\varphi(t)\right|_{\max}\leqslant4\pi$)实现了放电同步($\left|\Delta\varphi(t)\right|_{\max}\leqslant2\pi$)。

根据图 5-18～图 5-21 中的两个非耦合神经元开始进入间歇放电同步状态所对应刺激强度 k 值,可求出表 5-7 中所指定的 4 种信号刺激下神经元达到同步所需的强度阈值。表 5-8 给出了 4 种信号刺激下两个非耦合 HR 神经元实现同步所需的强度阈值。

表 5-8　不同信号刺激下两个非耦合 HR 神经元实现同步所需的强度阈值

刺激信号类型	所需强度阈值				
	$r_1=r_2=0.009$	$r_1=r_2=0.013$	$r_1=0.0085$,$r_2=0.009$	$r_1=0.014$,$r_2=0.0141$	$r_1=0.014$,$r_2=0.008\,5$
周期 2	2.6	2.1	2.5	2	2.9
周期 4	1.9	1.8	2.5	2	2.6
混沌($r=0.014$)	1.8	1.9	2.3	1.5	2.2
混沌($r=0.008\,5$)	1.7	1.3	1.6	1.4	1.8

由表 5-8 可知,对于两个非耦合神经元,在膜电位信号刺激下,不同信号刺激强度阈值是不同的,阈值从大到小的顺序是周期 2($r=0.02$)> 周期 4($r=0.017$)> 混沌($r=0.014$)> 混沌($r=0.008\,5$)。

从信号复杂程度来看,周期 2 信号最简单,其所需阈值最大,而混沌信号复杂,其所需阈值较小。因此,一般情况下,刺激信号越复杂,所需阈值越小;对于两个非耦合神经元,在混沌信号刺激下,其实现同步的所需刺激强度阈值较小,更容易实现同步,也就是说,混沌放电模式更有利于信号的表达和传输。

由表 5-8 还可知,对于相同的刺激信号,两个非耦合神经元,其参数 r 范围在 $0.008 \sim 0.009$,其实现同步的所需强度阈值,要大于其参数 r 范围在 $0.012\,5 \sim 0.015$ 所需的强度阈值。

由表 5-7 可知:刺激信号的参数 r 取值从大到小的顺序是周期 $2(r=0.02) >$ 周期 $4(r=0.017) >$ 混沌 $(r=0.014) >$ 混沌 $(r=0.008\,5)$。

参数 r 与神经元的钙离子膜穿透性有关,其大小反映了慢适应电流 z 的改变速度,参数 r 越大,膜内钙离子积累越快。由表 5-8 可知,不同信号实现同步的所需阈值强度从大到小的顺序刚好与刺激信号的参数 r 取值从大到小顺序一致,因此,可得出产生刺激信号的神经元参数 r 越小,刺激信号中钙离子的影响效果就越小,两个非耦合神经元这时越容易同步。由此可见,钙离子影响效果强的刺激信号,并不容易引起同步。

5.9　本 章 小 结

本章以 HR 神经元为研究对象,分析和讨论了判定神经元同步的动力学指标,提出了判定两个非耦合神经元同步的准则和方法;建立了非耦合神经元同步模型,在此模型基础上,研究和讨论了该模型在不同信号刺激下的同步特性及规律,并对实现同步所需阈值进行了定量分析和讨论。

第6章 海马神经元高维复杂模型 及动力学特性研究

海马(hippocampus)是神经系统中学习与记忆的主要部位,它与认知记忆功能,以及阿尔茨海默病等一些重大神经性疾病有着重要的关系。海马神经元的放电动力学特性,以及放电信息在微观、介观、宏观等各个层次上的整合是研究海马认知记忆功能机制的重要基础内容。近年来,海马区神经元建模及放电动力学特性的研究已成为神经科学研究的热点内容之一。本章以海马 CA1 区神经元的九维复杂模型为研究对象,利用 SIMULINK 建模与仿真技术,从神经动力学角度研究 CA1 区神经元放电模式及动力学特性[116,179-181]。

6.1 海马 CA1 区神经元离子通道及动力学 方程描述

神经系统的学习与记忆等高级神经活动与神经元膜上的离子通道息息相关[182],离子通道对于调控神经元的兴奋性,以及调节神经元的电活动等都起着十分重要的作用;从神经动力学角度来看,离子通道的种类及功能决定了神经元的电生理学特性,也确定了该离子通道产生的电流动力学特性。

6.1.1 海马结构及其功能

海马,也称安蒙氏角(Cornu Ammounis)。大多数哺乳动物的海马构筑基本相同,一般分为三个基本层,由海马沟至脑室面三层依次为分子层、锥体细胞层以及多行层[183]。海马结构最明显的特征是其神经元有规则的排列,这种排列使海马的层次界限十分明显,且不同区域的细胞形态仍有差异,依据神经元形态、不同皮质区发育差异以及纤维排列不同,可将海马分为四个沿其长径分布的不同区域,即 CA1、CA2、CA3 以及 CA4 区(CA 是 Ammon Cornuammounis 的缩写)[184],如图 6 - 1 所示[182]。

海马神经元可分为两种基本类型:主神经元和非主神经元。主神经元占海马神经元总数的 96%~98%,在 CA1 区和 CA3 区,主神经元是锥体细胞,锥体细胞的胞体形状与纺锤相似,而树突向相反方向发出,且顶树突和基底树突分别伸向分子层和多行层,因此,有人也称其为双极锥体细胞;而非主神经元类型比较多,通常也称其为中间神经元[182,185]。

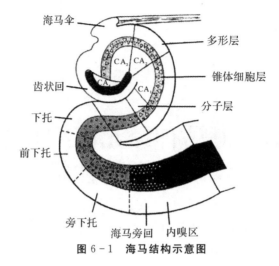

图 6-1　海马结构示意图

　　迄今为止,人们从人类记忆缺失的临床实验观察、学习和记忆的海马电图、单个海马神经元电活动和场电位学习相关性变化、海马参与学习和记忆的神经递质,以及神经肽学习相关性变化来看,都一致认为:海马在学习记忆上具有重要的作用和影响;而且海马不是一个孤立结构,从细胞分子水平和器官组织水平,以及从动物行为方面进行离体、整体和群体的考察和研究,发现海马能广泛参与学习和记忆,特别是短期和近期记忆过程;这种学习记忆并不仅是某一部位的突触过程,而是包含多突触的系统活动过程[186-191]。

　　海马学习记忆过程非常复杂,长时程增强(Long-Term Potentiation,LTP)具有强化长时记忆的作用,是学习和记忆的神经基础之一[192-195]。LTP通常分为习得性LTP和非习得性LTP(强直性)两种方式,从海马CA1区到CA3区就有习得性LTP增强的突触效应,而且海马CA1区诱导的LTP还具有协同性、联合性以及特异性等特点[196]。

　　海马神经元同时还存在另一种长时程效应,即长时程抑制效应((Long-Term Depressing,LTD),LTD对长时记忆的有序形成过程起着重要调节作用。LTD不仅呈现在海马,在小脑、大脑皮层等其他脑区也可记录到[188,197]。LTD是与LTP相反的神经元可塑行为,具有很重要的生理意义。任何生理效应都应包括兴奋与抑制,二者缺一不可,仅有兴奋能完成动作、行为和生理功能的调节是很难想象的,学习和记忆的功能当然也不例外[198-199]。

　　必须指出的是,LTP和LTD的相互作用机制,以及影响长时记忆的详尽过程,迄今尚未完全阐明,随着对中枢认知功能结构、信息处理与传递,以及相关基因的深入研究,并从微观、介观和宏观等各个层次上来阐明中枢学习记忆功能的调控机制,可为学习记忆障碍患者以及阿尔茨海默病患者提供新的治疗方案和途径。

6.1.2　海马神经元膜离子通道及动力学方程描述

　　在神经动力学理论中,具有电压或配体门控特性的离子通道的动力学特性可用相应的动力学微分方程来描述。海马神经元膜上存在丰富的离子通道,包括钾通道、钙通道、钠通道以及氯通道等,这些通道具有电压门控特性。下面介绍与本书有关的常见离子通道及其动力学方程描述。

1. 钠通道及其特性

钠通道在可兴奋性细胞中广泛存在,是可兴奋细胞中动作电位发生和传播的重要基础。钠电流可引起细胞的去极化和传导兴奋,与神经元持续反复性放电的发生有关。最早对钠通道电流的记录是 Hodgkin 和 Huxley 使用电压钳方法证明了钠通道的三个特性:电压依赖性激活、快速失活以及离子选择通透性。后来 Armstrong 等人使用电压钳,对无脊椎动物巨轴突和脊椎动物的有髓神经纤维上进行研究,确定了钠通道的功能机制模型。在可兴奋性细胞中,由钠通道产生的电流主要包括瞬时钠电流(I_{Na})和持续钠电流(I_{NaP})两种。

(1)瞬时钠电流。瞬时钠电流激活和失活都很快,仅维持数毫秒的时间。当细胞膜去极化至大约-60 mV 时,钠通道开放,引发动作电位的零相,该相的产生主要是因为大量 Na$^+$ 从细胞外内流,致使膜电位迅速升高,当细胞膜去极化至-30 mV 左右时达到最大。当静息膜电位升至-50 mV 左右时,钠通道完全失活,不能引起钠通道开放。

基于瞬时钠电流特性,根据第 2 章的神经动力学理论以及已有的研究成果,瞬时钠电流(I_{Na})动力学特性可描述为

$$I_{Na} = g_{Na}m^3h(V - V_{Na}) \tag{6-1}$$

式中:g_{Na} 为瞬时钠通道最大电导;m 为瞬时钠通道激活变量,决定瞬时钠通道的开放状态;h 为瞬时钠通道失活变量,决定钠通道的关闭状态;V_{Na} 为钠通道的 Nernst 电位;V 为神经元膜电位。

(2)持续钠电流。与瞬时钠电流相比,持续钠电流具有很多不同特性。持续钠电流的持续时间很长,可持续数百毫秒甚至数秒,而衰减速度极其缓慢,伴随瞬时钠电流出现,并紧跟瞬时钠电流之后[200];持续钠电流幅度小,持续钠电流的峰值不超过瞬时钠电流的 3% 左右;激活电位阈值更低,持续钠电流的激活电位更接近细胞的静息电位,如大鼠额叶皮质小锥体细胞的持续钠电流在-60 mV 水平即开始激活,-10 mV 时达到最大值,其翻转电位为$+32$ mV[201-204],当然,对于不同的细胞,记录到的持续钠电流峰值和翻转电位当然略有差异;此外,持续钠电流对钠通道阻滞剂更为敏感。在可兴奋性细胞中,持续性钠电流是一种基础电流,它参与突触电位形成,并可增加细胞动作电位的节律性和可重复性[205],阻断持续性钠电流会引起细胞膜超极化[206]。

基于持续钠电流特性,根据第 2 章的神经动力学理论以及已有的研究成果,持续钠电流(I_{NaP})动力学特性可描述为

$$I_{NaP} = g_{NaP}p(V - V_{Na}) \tag{6-2}$$

式中:g_{NaP} 为持续钠通道最大电导;p 为持续钠通道激活变量,决定持续钠通道的开放状态;V_{Na} 为钠通道的 Nernst 电位;V 为神经元膜电位。

2. 钾通道及其动力学方程描述

钾离子通道(简称钾通道),是人体内分布最广、种类最多的一种离子通道。迄今已发现近百种钾离子通道,并相继克隆成功延迟整流型、瞬时型、钙激活型以及内向整流型等诸多钾通道。在细胞分子水平上,钾通道对于神经元静息膜电位的保持、动作电位的延缓以及簇放电频率的形成等方面起着重要作用;在器官组织水平上,钾通道在脑记忆储存过程中也发挥着关键作用。

(1)钾通道分类。钾通道主要分为两大类型:电压依赖性钾通道(voltage-dependent

potassium channel，Kv channel)和配体门控钾通道(Ligand-dependent potassium channel)。

电压依赖性钾通道是钾通道家族中的重要成员,近来有大量的电压依赖性钾通道亚单位被相继发现,在中枢神经系统中分布广泛,参与包括神经元兴奋性的产生和传播、神经递质的释放、细胞的增殖以及退化和死亡等神经元生理和病理功能的精细调节和控制;此外,电压依赖性钾通道亚型或亚单位的突变,与神经系统中的学习及记忆的损伤、共济失调、癫痫、阿尔茨海默病、神经性耳聋等一些神经性疾病的产生息息相关。电压依赖性钾通道主要包括:延迟整流钾通道(delayed rectifier K$^+$ channel，I_K)、瞬时外向钾通道(transient outward K$^+$ channels or A-type K$^+$ channels,也称为快速失活钾通道)、内向整流钾通道(inward-rectifying K$^+$ channel)、慢失活钾通道(slow-inactivation K$^+$ channels)以及钙激活钾通道(Ca^{2+}-activated K$^+$ channels,是间接电压依赖性离子通道)等。

配体-门控通道是在细胞内或外的特定配体(ligand)与膜受体结合时发生反应,引起门通道蛋白的一种成分发生构型变化,结果使"门"打开。因此这类通道被称为配体-门控通道,它分为细胞内配体和细胞外配体两种类型。配体-门控性钾通道主要包括:钠激活钾通道(Na$^+$-activated K$^+$ channels)、ATP 敏感钾通道(ATP-sensitive K$^+$ channels)、乙酰胆碱敏感钾通道(Ach-sensitive K$^+$ channels)、毒蕈碱敏感钾通道(muscarinic K$^+$ channels)以及磷脂酰胆碱激活钾通道(phosphatidyl-choline activated K$^+$ channels)等。

(2)主要钾通道及动力学方程描述。每种细胞的钾通道都有他们自己的特有功能。轴突膜上仅有延迟整流钾通道,其他可兴奋细胞膜上具有多种钾通道。钾通道开放可维持膜电位稳定,使膜电位接近钾的平衡电位及远离兴奋阈值[207],因此所有类型钾通道功能都与稳定膜电位作用有关。

1)延迟整流钾通道。在可兴奋细胞膜中,延迟整流功能是指钾离子流随去极化而增加的过程,相关的通道被称为延迟整流钾通道,其产生的电流称为延迟整流钾电流(I_{Kdr})。延迟整流钾通道最早是在枪乌贼神经巨轴突中发现的,其激活较慢,一般在膜电位为-30mV 时被激活,而且仅发生在瞬时钠电流完全激活和部分失活之后。

延迟整流钾电流是动作电位复极化的主要外向电流,其出现比瞬时钠电流要晚,其单通道电导约为 10 pS,延迟整流钾电流不仅激活慢,而且失活也非常慢[208]。其作用是加速细胞膜极化状态的再现,缩短动作电位时程,以便迅速有效地终止动作电位,使膜电位快速恢复,从而保持细胞膜对兴奋的反应性,确保动作电位在神经轴突上高速传导。

基于延迟整流钾通道的特性,根据第 2 章的神经动力学理论以及已有的研究成果,延迟整流钾电流(I_{Kdr})动力学特性可用下式进行描述:

$$I_{NaP} = g_{Kdr} n^4 (V - V_K) \tag{6-3}$$

式中:g_{Kdr} 为延迟整流钾通道最大电导;n 为延迟整流钾通道激活变量,决定延迟整流钾通道的开放状态;V_K 为钾通道的 Nernst 电位;V 为神经元膜电位。

2)瞬时外向钾通道。瞬时外向钾通道(也称快速瞬间钾通道或快速失活钾通道),不同于延迟整流钾通道,其显著特点是去极化时通道暂时开放,产生短暂外向电流,迅速激活后又迅速失活,通常又把这种通道称为 A 通道,通过此通道的钾电流称为 A 型瞬时钾电流(I_A,也称瞬时外向性钾电流或快钾电流)。瞬时外向钾通道最早是在蜗牛神经元上发现的,其动力学过程与瞬时钠电流相类似,在去极化早期,即膜电位为-60 mV 时该通道才开放,而当电位高于-40 mV 时则迅速失活。瞬时外向钾通道主要功能是调节神经元膜的兴奋性,减慢其去极化速度,对膜去极化过程起着阻尼器作用,在动作电位之间插入了一个间歇时间,从而动作电位峰峰间隔延长,使重复爆发性放电过程变成缓慢放电过程。瞬时外向钾通道在持久去极化过程中才完成失活,A 型瞬时钾电流与神经元低频重复放电有关,由于在小的去极化水平激活,A 型瞬时钾电流对动作电位启动有抑制作用,从而峰电位产生由于该电流的激活而被延搁,这种抑制作用直至该通道失活才消失,故 A 型瞬时钾电流的功能是调节动作电位的阈值和发放间隔,参与调控神经元的兴奋性[209-211]。

基于瞬时外向钾通道的特性,根据第 2 章的神经动力学理论以及已有的研究成果,A 型瞬时钾电流(I_A)动力学特性可用下式进行描述:

$$I_A = g_A a^3 b(V - V_K) \tag{6-4}$$

式中:g_A 为瞬时外向钾通道最大电导;a 为瞬时外向钾通道激活变量,决定瞬时外向钾通道的开放状态;b 为瞬时外向钾通道失活变量,决定瞬时外向钾通道的关闭状态;V_K 为钾通道的 Nernst 电位;V 为神经元膜电位。

3)钙激活钾通道。钙激活钾通道所引起的钾电流是 Meech 等人于 1974 年发现的[212],该电流与延迟整流钾电流在时间上是重迭的。由于 Ca^{2+} 内流具有电压门控特性,因此,钙激活钾电流具有间接电压门控特性,可以通过增加膜内钙离子的浓度和通过膜去极化来激活。

利用膜片钳技术在许多兴奋性细胞上都可测到大电导钙激活钾通道、小电导钙激活钾通道以及一些中间类型,其中:大电导钙激活钾通道具有时间长、幅值大,而且单一的特性。在神经元电活动和去极化过程中,神经元或肌肉纤维有一内向钙电流,而外向钾电流则与钙电流作用相反,具有负反馈作用;钙激活钾电流主要功能是能引起动作电位后的长时间超极化过程,对动作电位发放具有中止作用,也可以中止爆发性放电。

在海马神经元胞体中,存在两种由钙激活钾通道产生的钾电流:快钙离子激活钾电流(I_y)和慢钙离子激活钾电流(I_{sAHP})。基于这两种钙激活钾电流的特性,根据第 2 章的神经动力学理论以及已有的研究成果,分别利用下式来描述 I_y 和 I_{sAHP} 的动力学特性:

$$I_y = g_y dy(V - V_K) \tag{6-5}$$

式中:g_y 为快钙激活钾通道最大电导;d 为快钙离子激活钾通道激活变量,仅与膜内 Ca^{2+} 浓度有关,决定快钙离子激活钾通道的开放状态;y 为快钙离子激活钾通道失活变量,决定快钙离子激活钾通道的关闭状态;V_K 为钾通道的 Nernst 电位;V 为神经元膜电位,则有

$$I_{sAHP} = g_{sAHP} q(V - V_K) \tag{6-6}$$

式中:g_{sAHP} 为慢钙激活钾通道最大电导;q 为慢钙离子激活钾通道激活变量,仅与膜内 Ca^{2+} 浓度有关,决定慢钙离子激活钾通道的开放状态;V_K 为钾通道的 Nernst 电位;V 为神经元膜电位。

4)毒蕈碱敏感钾通道。毒蕈碱敏感钾电流(I_M)由 Brown 等人于 1980 年首次在牛蛙颈上交感神经节中发现,该电流在细胞膜电位去极化到 -60 mV 左右被激活,是一种具有电压门控特性,时间依赖性,慢激活、慢去活以及非失活的外向钾电流。毒蕈碱敏感钾通道广泛分布在包括交感神经元、背根节神经元以及部分中枢神经系统等众多组织和细胞中,由 KCNQ 家族成员(KCNQ1-5)构成的单聚体或异二聚体是毒蕈碱敏感钾通道构成的分子基础。

毒蕈碱敏感钾电流与可兴奋细胞的兴奋性密切相关。在神经元中,毒蕈碱敏感钾电流能减少去极化,造成超极化,起到稳定细胞膜静息电位的作用。若毒蕈碱敏感钾电流抑制后,细胞膜易发生去极化,使细胞容易产生爆发性动作电位,由于毒蕈碱敏感钾电流可接受众多神经

递质与激素的调节,因此毒蕈碱敏感钾电流在调控神经系统兴奋性的过程中具有重要作用。

在海马神经元胞体中,存在由毒蕈碱敏感钾通道产生的钾电流。基于毒蕈碱敏感钾电流的特性,根据第2章的神经动力学理论以及已有的研究成果,可利用下式来描述 I_M 的动力学特性,即

$$I_M = g_M z (V - V_K) \qquad (6-7)$$

式中:g_M 为毒蕈碱敏感钾通道最大电导;z 为毒蕈碱敏感钾通道激活变量,决定毒蕈碱敏感钾通道的开放状态;V_K 为钾通道的 Nernst 电位;V 为神经元膜电位。

3. 钙通道及其特性

电压依赖性钙通道(voltage-dependent calcium channal)可随膜电位的改变而出现通道的开放、关闭或激活。电压依赖性钙通道根据激活通道所需膜电位高低,可分为两类:高电压激活钙通道(high-voltage activated Ca^{2+} channels)和低电压激活钙通道(low-voltage activated Ca^{2+} channels);而根据通道电活动特性,电压依赖性钙通道可分为 L、N、T、P、Q 以及 R 六种亚型。

高电压激活钙通道包括 L、N、P、Q,以及 R 型 Ca^{2+} 通道,其膜电位低(阈值高),激活前细胞膜需要去极化;高电压激活钙通道的激活可以增加动作电位的持续时间,发生峰值加宽(spike broadening)的现象。L 型钙通道属于高电压激活钙通道,激活范围一般为 $-60 \sim -10$ mV;N 型钙通道也属高电压激活钙通道,激活范围一般为 $-40 \sim -20$ mV。

低电压激活钙通道,即 T 型 Ca^{2+} 通道,在高膜电位(低阈值)下激活和失活。低电压激活钙通道激活产生的 T 型钙电流可以促进簇放电(burst firing);另一个作用是控制动作电位发生过程中神经元膜上的钙内流,进而导致一系列的钙依赖的级联反应,T 型钙电流具有慢失活动力学特性,在动作电位的复极化相时,能产生大量的钙内流。

电压依赖性钙通道通过不同方式影响着神经元兴奋性和电活动的传导,钙稳态对神经元维持正常功能至关重要。如细胞受到某种刺激后,L 型钙通道开放,膜去极化产生互动作用,导致通道开放减弱或失活,这种负反馈性的 L 型电压依赖性钙通道的自身调控称为钙依赖性失活,这对于维持细胞内钙离子浓度在正常范围内即钙稳态有重要意义。

在海马神经元胞体中存在电压依赖性钙通道,在本书中,建模时考虑了由高电压激活钙通道所产生的高阈值钙电流(I_{Ca})。基于高电压激活钙电流的特性,根据第2章的神经动力学理论以及已有的研究成果,可利用下式来描述 I_{Ca} 的动力学特性。

$$I_{Ca} = g_{Ca} r^2 (V - V_{Ca}) \qquad (6-8)$$

式中:g_{Ca} 为高电压激活钙通道最大电导;r 为高电压激活钙通道激活变量,决定高电压激活钙通道的开放状态;V_{Ca} 为钙通道的 Nernst 电位;V 为神经元膜电位。

6.2 神经元的动力学建模步骤

在第2章中,对神经元建模有关内容进行了总体介绍。目前,一个神经元动力学模型的成功建立,应以神经动力学理论为基础,同时还需要神经元有关离子通道的电生理数据。在已知神经元的相关电生理学实验数据的条件下,神经元动力学模型建立的一般步骤如下:

(1)确定所研究神经元所包含的电流种类及其对应的动力学方程通式;

(2)基于电生理学实验数据,利用数学方法确定各种电流表达式中的参数;

(3)基于各种电流动力学方程建立神经元模型动力学方程,并结合电生理学实验数据对模型方程进行检验和修改,直到与实验数据和神经元动力学特性一致为止。

6.2.1　神经元所包含电流类型及动力学方程通式的确定

不同类型的神经元,所包含的电流种类一般是不同的,因此,首先应确定所研究神经元所包含的电流种类及其动力学方程通式。若所研究的神经元是非常新的,没有研究资料或结果可供参考,则应通过电生理学实验确定神经元所包含的电流种类。在已知神经元所包含电流种类的情况下,根据各种电流的动力学特性,可写出每种电流的动力学方程通式。6.1 节所讨论的海马 CA1 区锥体神经元包含漏电流、瞬时钠电流、持续钠电流以及延迟整流钾电流等 9 种类型的电流,它们的动力学特性都有对应的动力学方程通式来描述(详见 6.1.2 节)。

6.2.2　各种电流动力学通式中参数的确定

在确定神经元所包含的每种电流的动力学方程通式后,接着就是确定方程通式中各参数的典型值,有些参数(如每种离子通道的 Nernst 电位等)通常是已知的,不需要用户重新求解,但对于不同神经元,有些参数(如激活/失活变量的半数激活/失活电压和时间常数等)一般是不同的,需要用户根据电生理实验数据进行求解。对于每种电流,所包含的激活变量或失活变量,其动力学方程描述形式相同,以式(6-1)所描述的瞬时钠电流(I_{Na})为例,这时激活变量 m 和失活变量 h 可分别用下式进行描述,即

$$\frac{\mathrm{d}m}{\mathrm{d}t} = \frac{m_\infty(V) - m}{\tau_m(V)} \tag{6-9}$$

$$\frac{\mathrm{d}h}{\mathrm{d}t} = \frac{h_\infty(V) - h}{\tau_h(V)} \tag{6-10}$$

式中:$m_\infty(V)$ 为稳态激活函数;$\tau_m(V)$ 为激活时间常数;$h_\infty(V)$ 为稳态失活函数;$\tau_h(V)$ 为失活时间常数。

必须指出的是,由于离子通道一般具有电压控制特性,因此,参数 $m_\infty(V)$、$\tau_m(V)$、$h_\infty(V)$、$\tau_h(V)$ 都与神经元膜电位 V 有关,是关于膜电位 V 的函数。

实际上,确定每种电流动力学方程通式中的参数值,其实质就是确定 $m_\infty(V)$、$\tau_m(V)$、$h_\infty(V)$、$\tau_h(V)$ 的表达式,它们可由电生理学实验数据经拟合算法求得。由于激活变量与失活变量的参数求解过程完全一样,下面以激活变量为例,介绍如何确定稳态激活函数 $m_\infty(V)$ 及激活时间常数 $\tau_m(V)$。

稳态激活函数 $m_\infty(V)$ 通常用玻尔兹曼函数来估计描述,其表达式如下:

$$m_\infty(V) = \frac{1}{1 + \exp\left(\dfrac{V_{1/2} - V}{k}\right)} \tag{6-11}$$

式中:$V_{1/2}$为半数激活电压,对于失活变量,则称之为半数失活电压;k为斜率因子,对于激活变量,k是正数,对于失活变量,k是负值。

式(6-11)中的参数$V_{1/2}$及k可由稳态激活曲线求得,稳态激活曲线是实验数据经玻尔兹曼函数拟合而得到的,如图6-2(a)所示[48]。由图6-2(a)可以确定半数激活电压$V_{1/2}$以及斜率因子k的值,代入式(6-11)即可确定稳态激活函数$m_{\infty}(V)$;此外,由图6-2(a)可知,斜率因子k的绝对值越小,稳态激活/失活曲线就越陡峭。

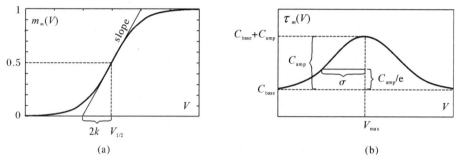

图 6-2　稳态激活曲线与激活时间常数曲线示意图
(a)稳态激活曲线;(b)激活时间常数曲线

电压敏感性激活时间常数$\tau_m(V)$通常用高斯函数来估计描述,其表达式为

$$\tau_m(V) = C_{base} + C_{amp}\exp[-(V_{max} - V)/\sigma^2] \tag{6-12}$$

式中:C_{base},C_{amp},V_{max}以及σ的注释见图6-2(b)。

式(6-12)中的相关参数可由激活时间常数曲线求得,激活时间常数曲线是实验数据经高斯函数拟合来得到的,如图6-2(b)所示。从图6-2(b)中,可以确定式(6-12)中各个参数的值,代入式(6-12)后即可确定激活时间常数$\tau_m(V)$。

确定稳态激活函数$m_{\infty}(V)$和激活时间常数$\tau_m(V)$,代入式(5-9)即可确定激活变量m的动力学方程。

其他包括失活变量在内的动力学变量,其求解过程与上述激活变量动力学方程参数的求解步骤相同,这里不再重复。

由此可见,确定各种电流表达式中的参数,最终是根据电生理实验数据,利用数据拟合算法求解稳态激活/失活曲线,以及激活/失活时间常数曲线。

6.2.3　神经元模型方程建立及其检验修改

求出神经元膜有关的各种电流动力学方程后,联立这些动力学方程,就可建立神经元的动力学模型方程组,一般情况下,模型方程需要进行反复检验和修改,才能满足所提出的建模条件和要求。在检验和修改模型过程中,结合电生理学实验数据的同时,还要符合神经元的动力学特性,即不仅要遵循实验数据,而且也要满足神经动力学特性的要求。

必须指出的是,上述神经元建模步骤是十分复杂的。在实际应用中,通常是以现有神经元模型为基础,根据实际实验数据来对模型方程有关参数进行修改,得到一个修改的新模型,然后以修改模型为基础,对其动力学特性进行分析和研究。

6.3　海马 CA1 区锥体神经元高维复杂模型

海马区锥体神经元具有周期放电,以及混沌放电等多种放电模式,基于电生理学实验数据,利用神经动力理论,一些基于离子电导的海马区锥体神经元模型相继建立,这些模型在模拟神经元电生理学特性,以及实验结果和现象的同时,也为深入研究神经元动力学特性及其放电规律奠定了基础。

6.3.1　海马 CA1 区神经元模型概述

20 世纪 90 年代,海马区神经元建模成为电生理学领域研究的热点之一,依赖电生理实验和光学成像等技术,一些基于离子电导的海马区锥体神经元模型被成功建立,其中以 R. D. Traub 研究小组的工作最为出色[213-227]。1991 年 R. D. Traub 等人以几内亚猪海马电生理实验为基础,建立了 19 房室的海马 CA3 区锥体细胞电缆模型,并以此为基础,对海马神经元网络和脑电节律、海马神经元突触可塑性、电耦合对海马高频振荡的影响以及脑皮层神经元的快速振荡等问题进行了深入研究[220-222]。借助于 R. D. Traub 研究小组的研究成果,结合实验数据,Warman 等人通过计算机模拟,建立了基于电导的 16 房室的海马 CA1 区锥体细胞电缆模型,并成功仿真和模拟了 CA1 区锥体神经元的电生理学特性和实验结论[223]。

海马 CA1 区锥体神经元具有极其丰富的放电行为。2005 年 Yue 等人发现:成年 CA1 锥体神经元在完全切断顶端树突后,仍存在簇放电现象,这种簇放电机制不同于需要顶端树突参入的乒乓簇放电机制[224-226]。随后,基于 5.1.2 节的海马 CA1 区神经元膜离子通道理论,以及电生理学实验数据,David 等人按照 H-H 类模型基本框架,利用神经动力学理论建立了 CA1 区锥体神经元的胞体单房室模型[227];该模型不同于以往的海马区锥体细胞多房室电缆模型,省去了顶端树突的影响,复杂度降低,不仅能够模拟海马 CA1 区锥体神经元许多电生理学特性和实验结论,还能够自发进行规则放电、周期放电以及簇放电等多种放电模式。

下面以 David 等人所建立的 CA1 区锥体神经元的胞体单房室模型[227]为研究对象,在 MATLAB 环境下,建立动力学模型,然后利用神经动力学理论及其研究方法,对该模型的放电模式及动力学特性进行讨论。

6.3.2　海马 CA1 区锥体神经元胞体单房室模型

David 等人所建立的 CA1 区锥体神经元的胞体单房室模型具有多时间尺度的动力学行为,模型的电流平衡方程为

$$C\frac{\mathrm{d}V}{\mathrm{d}t} = -I_{\mathrm{L}} - I_{\mathrm{Na}} - I_{\mathrm{NaP}} - I_{\mathrm{Kdr}} - I_{\mathrm{A}} - I_{\mathrm{M}} - I_{\mathrm{Ca}} - I_{\mathrm{Y}} - I_{\mathrm{sAHP}} + I_{\mathrm{App}} \qquad (6-13)$$

式中:C 为神经元膜电容;V 为神经元膜电位;I_L 为漏电流;I_{Na} 为瞬时钠电流;I_{NaP} 为持续钠电流;I_{Kdr} 为延迟整流钾电流;I_A 为 A 型瞬时钾电流;I_M 为毒蕈碱敏感钾电流;I_{Ca} 为高阈值钙电流;I_Y 为快钙离子激活钾电流;I_{sAHP} 为慢钙离子激活钾电流;I_{App} 为外加刺激电流。

将平衡方程中的电流换成 6.1 节中相应的离子电导形式,并加上其他 8 个相应的时间变量[方程形式如式(6-9)],组成了九维常系数微分方程组,用来描述 CA1 区锥体神经元的胞体单房室模型,其形式如下:

$$
\left.
\begin{aligned}
C\frac{dV}{dt} =& -g_L(V-V_L) - g_{Na}m_\infty^3(V)h(V-V_{Na}) - g_{NaP}p_\infty(V)(V-V_{Na}) \\
& -g_{Kdr}n^4(V-V_K) - g_A a_\infty^3(V)b(V-V_K) - g_M z(V-V_K) \\
& -g_{Ca}r^2(V-V_{Ca}) - g_y d_\infty([Ca^{2+}]_i)y(V-V_K) \\
& -g_{sAHP}q(V-V_K) + I_{App} \\
\frac{dh}{dt} =& \frac{h_\infty(V)-h}{\tau_h(V)} \\
\frac{dn}{dt} =& \frac{n_\infty(V)-n}{\tau_n(V)} \\
\frac{db}{dt} =& \frac{b_\infty(V)-b}{\tau_b} \\
\frac{dz}{dt} =& \frac{z_\infty(V)-z}{\tau_z} \\
\frac{dr}{dt} =& \frac{r_\infty(V)-r}{\tau_r} \\
\frac{dy}{dt} =& \frac{y_\infty(V)-y}{\tau_y} \\
\frac{dq}{dt} =& \frac{q_\infty([Ca^{2+}]_i)-q}{\tau_q} \\
\frac{d[Ca^{2+}]_i}{dt} =& -\upsilon g_{Ca}r^2(V-V_{Ca}) - \frac{[Ca^{2+}]_i}{\tau_{Ca}}
\end{aligned}
\right\} \qquad (6-14)
$$

式中:C 为神经元膜电容;g_L 为氯通道的最大电导;V_L 为氯通道的 Nernst 电位;I_{App} 为外加刺激电流。

其他参数的物理意义注释详见 6.1.2 节。

式(6-14)所描述的模型方程有 9 个时间变量:膜电位 V、瞬时钠电流失活变量 h、延迟整流钾电流激活变量 n、A 型瞬时钾电流失活变量 b、毒蕈碱敏感钾电流激活变量 z、高阈值钙电流激活变量 r、快钙离子激活钾电流失活变量 y、慢钙离子激活钾电流激活变量 q 以及膜内钙离子浓度变量$[Ca^{2+}]_i$,在数据计算时,模型中参数取值如下:

$C = 1\ \mu F/cm^2$;

$g_L = 0.05\ mS/cm^2$;

$V_L = -70\ mV$;

$g_{Na} = 35\ mS/cm^2$;

g_{NaP} 在 $0 \sim 0.41$ mS/cm^2 之间变化,这里取 0.3 mS/cm^2;

$g_{Kdr} = 6$ mS/cm^2;

$g_A = 1.4$ mS/cm^2;

$g_M = 1$ mS/cm^2;

$V_{Na} = 55$ mV;

$V_K = -90$ mV;

g_{Ca} 在 $0 \sim 0.2$ mS/cm^2 之间变化,这里取 0.1 mS/cm^2;

$g_y = 10$ mS/cm^2;

$g_{sAHP} = 5$ mS/cm^2;

$V_{Ca} = 120$ mV;

$$m_\infty(V) = \frac{1}{1 + \exp\left(\dfrac{-30 - V}{9.5}\right)};$$

$$p_\infty(V) = \frac{1}{1 + \exp\left(\dfrac{\theta_p - V}{3}\right)}, \quad -47 \text{ mV} \leqslant \theta_p \leqslant -41 \text{ mV},\text{这里 } \theta_p \text{ 取} -41 \text{ mV};$$

$$a_\infty(V) = \frac{1}{1 + \exp\left(\dfrac{-50 - V}{20}\right)};$$

$$d_\infty([Ca^{2+}]_i) = \frac{1}{1 + \dfrac{6}{[Ca^{2+}]_i}};$$

$$h_\infty(V) = \frac{1}{1 + \exp\left(\dfrac{-45 - V}{-7}\right)}, \quad \tau_h(V) = 0.1 + 0.75 \times \frac{1}{1 + \exp\left(\dfrac{-40.5 - V}{-6}\right)};$$

$$n_\infty(V) = \frac{1}{1 + \exp\left(\dfrac{-35 - V}{10}\right)}, \quad \tau_n(V) = 0.1 + 0.5 \times \frac{1}{1 + \exp\left(\dfrac{-27 - V}{-15}\right)};$$

$$b_\infty(V) = \frac{1}{1 + \exp\left(\dfrac{-80 - V}{-6}\right)}, \quad \tau_b = 15 \text{ ms};$$

$$z_\infty(V) = \frac{1}{1 + \exp\left(\dfrac{-39 - V}{5}\right)}, \quad \tau_z = 75 \text{ ms};$$

$$r_\infty(V) = \frac{1}{1 + \exp\left(\dfrac{-20 - V}{10}\right)}, \quad \tau_r = 1 \text{ ms};$$

$$y_\infty(V) = \frac{1}{1 + \exp\left(\dfrac{-30 - V}{7}\right)}, \quad \tau_y = 2 \text{ ms};$$

$$q_\infty([Ca^{2+}]_i) = \frac{1}{1 + \dfrac{16}{[Ca^{2+}]_i^4}}, \quad \tau_q = 450 \text{ ms};$$

$v = 0.13 \ \mathrm{cm}^2/(\mathrm{ms} \times \mu\mathrm{A}), \tau_{\mathrm{Ca}} = 13 \ \mathrm{ms}$。

此外,该模型的状态变量为$(V, h, n, b, z, r, y, q, [\mathrm{Ca}^{2+}]_i)$,初始状态取值为$(-65,$ $0.1, 0.1, 0.1, 0.1, 0.1, 0.1, 0.1, 0.05)$。

式(6-14)所描述的神经元模型能自发进行规则放电、周期放电、簇放电,及混沌等放电模式[227]。基于 SIMULINK 建模仿真技术,图 6-3 给出了 CA1 区神经元胞体单房室模型几种常见的放电模式。

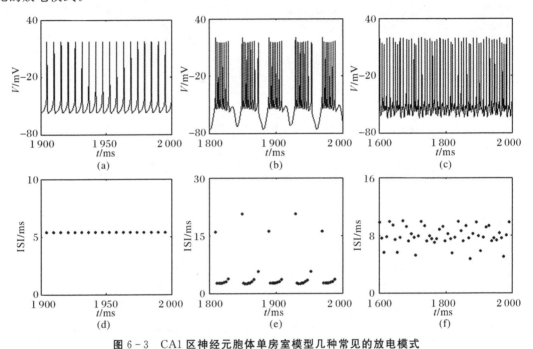

图 6-3　CA1 区神经元胞体单房室模型几种常见的放电模式

(a)周期 1 放电模式(膜电位);(b)簇放电模式(膜电位);(c)混沌放电模式(膜电位);
(d)周期 1 放电模式(ISI);(e)簇放电模式(ISI);(f)混沌放电模式(ISI)

6.4　海马 CA1 区锥体神经元模型动力学特性

海马 CA1 区锥体神经元具有丰富的放电行为,本节以式(6-14)所描述的 CA1 区锥体神经元的胞体单房室模型为研究对象,讨论该模型典型的动力学特性,无特别说明,该模型参数取值如 6.2.2 节所述。

6.4.1　直流电流刺激下的动力学特性

外加刺激电流 I_{App} 采用直流电流,图 6-4 给出了不同幅度的直流电流刺激下,海马 CA1 区锥体神经元模型的膜电位及相应 ISI 随时间变化图。

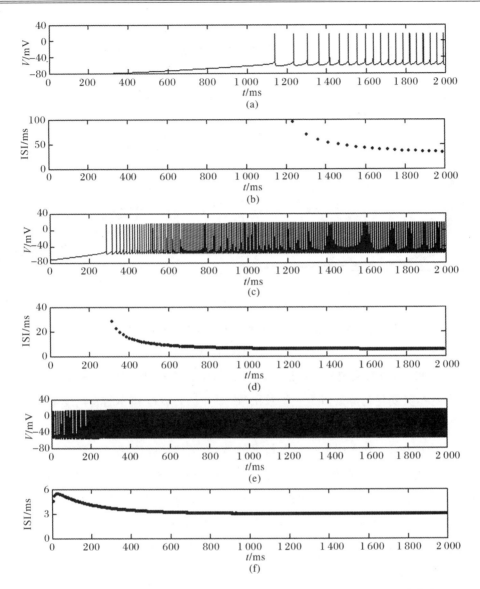

图 6 - 4　不同幅度直流电流刺激下,神经元模型的膜电位及 ISI 随时间变化图

(a)刺激电流为 2 nA;(b)刺激电流为 2 nA;(c)刺激电流为 10 nA;

(d)刺激电流为 10 nA;(e)刺激电流为 25 nA;(f)刺激电流为 25 nA

由图 6 - 4 可知,在刺激幅度不变的条件下,随着刺激时间的延长,神经元膜电位 ISI 逐渐减少,其变化趋势近似为一指数函数,即神经元放电频率随着时间延长越来越快,其兴奋性也逐渐增强;当刺激幅度较小时,开始并不能使神经元产生放电行为,但随着刺激时间的延长,神经元开始放电并进入持续放电状态,且刺激幅度越大,达到放电所需过渡时间就越短。由此可见,海马神经元动力学特性不仅与电流刺激幅度有关,还与刺激时间的长短也息息相关,这与第 4 章所讨论的 HR 神经元模型是不同的。

为了深入研究电流刺激幅度对海马 CA1 区神经元模型的作用规律,图 6 - 5 给出了外加

刺激电流 I_{App} 从 0 变化到 30 nA 时,神经元模型的膜电位 ISI 分岔图,外加刺激电流 I_{App} 变化步长为 0.05 nA,仿真时间为 0~2 000 ms,而膜电位 ISI 的仿真时间取值区间为 1 000~2 000 ms。

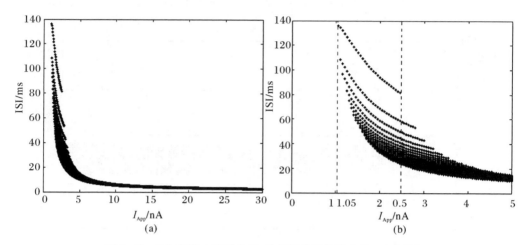

图 6-5　外加刺激电流变化时,神经元模型的膜电位 ISI 分岔图

(a)0~30 nA;(b)0~5 nA

由图 6-5 可知,当电流刺激幅度按步长 0.05 nA,从 0 逐渐变化到 30 nA 时,神经元膜电位 ISI 逐渐减少,其变化趋势近似为一指数函数,即神经元放电频率随着幅度增加越来越快,放电频率范围为 7~100 Hz;当刺激幅度小于 1.05 nA 时,神经元模型没有产生放电过程,因此,放电阈值强度在 1.05nA 附近。需要指出的是,放电阈值强度还与刺激时间长短有关,刺激时间越长,所需的放电阈值强度可能越小。由于神经元放电频率为一频带,且有放电阈值,因此,海马 CA1 区锥体神经元模型具有 Ⅱ 类神经元兴奋性。随着刺激幅度的逐渐增加,神经元膜电位 ISI 由周期 1 放电开始,经加周期分岔,逐渐演变为多周期放电模式;在 2.5 nA 附近,随着刺激幅度的继续增加,开始进行逆加周期分岔,经过准混沌放电模式,逐渐演变为最终的周期 1 放电模式。

图 6-6 给出了在不同幅度电流刺激下的神经元模型的 $V\text{-}n$ 相平面上的吸引子。仿真时间为 0~2 000 ms,而绘制图形选取的仿真时间取值区间为 1 000~2 000 ms。

由图 6-6 可知,当外加刺激电流 I_{App} 为 0 时,神经元处于静息状态,其相空间轨轨道在 −80 mV 附近,没有形成极限;当外加刺激电流 I_{App} 为 0.5 nA 时,其相空间轨道向膜电位正方向移动,即向去极化方向移动,但还没有形成极限环,因此神经元也没有产生放电过程;当外加刺激电流 I_{App} 为 1.05 nA、1.5 nA、2 nA、2.5 nA、5 nA、15 nA 以及 25 nA 时,神经元相空间轨道形成了极限环,神经元产生放电过程,进入持续放电状态。

需要说明的是,在图 6-6 中,有的极限环轨道带有一条"尾巴",这条"尾巴"是由于神经元在 $t=1\,000$ ms 时,并没有立即产生放电,而经历了从静息态向放电状态的过渡过程,"尾巴"是该过渡过程形成的,"尾巴"长短也反映了该过渡过程所需时间的长短。

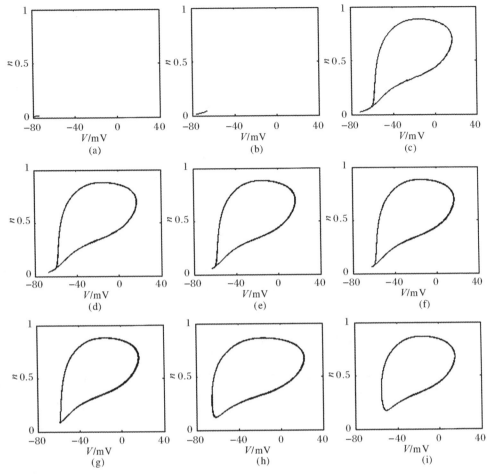

图 6 - 6　不同幅度电流刺激下的神经元模型的 $V\text{-}n$ 相平面上的吸引子

(a)$I_{App}=0$ nA;(b)$I_{App}=0.5$ nA;(c)$I_{App}=1.05$ nA

(d)$I_{App}=1.5$ nA;(e)$I_{App}=2$ nA;(f)$I_{App}=2.5$ nA;

(g)$I_{App}=5$ nA;(h)$I_{App}=15$ nA;(i)$I_{App}=25$ nA

6.4.2　离子通道最大电导变化时的动力学特性

海马神经元膜上存在着钾通道、钙通道、钠通道等各种电压或配体门控离子通道,在 6.1.2 节中介绍了海马神经元膜有关的常见离子通道及其描述的动力学方程。瞬时钠电流(I_{Na})和延迟整流钾电流(I_{Kdr})在各种神经元中广泛存在,在式(6-14)所描述的海马 CA1 区锥体神经元的胞体单房室模型产生放电过程中也发挥着重要作用。下面讨论式(6-14)所描述的 CA1 区锥体神经元的胞体单房室模型在瞬时钠电流和延迟整流钾电流的最大离子通道电导参数变化时,所表现出的动力学特性。

1. 神经元模型关于瞬时钠通道最大电导的动力学特性

外加刺激电流 $I_{App}=10$ nA,瞬时钠通道最大电导 g_{Na} 变化范围为 $0\sim100$ mS/cm²,变化步长为 0.1 mS/cm²,模型仿真时间为 $0\sim2\,000$ ms,而膜电位 ISI 的仿真时间取值区间为 $1\,000\sim$

2 000 ms。图6-7给出了海马CA1区锥体神经元模型的膜电位ISI随瞬时钠通道最大电导g_{Na}变化的分布图。

由图6-7可知,式(6-14)所描述的CA1区锥体神经元的胞体单房室模型中,瞬时钠通道最大电导(g_{Na})必须达到一定阈值(约23 mS/cm²),该神经元模型才能进行放电,即瞬时钠电流在该神经元模型形成放电过程中起着不可或缺的作用;而在神经元放电过程中,g_{Na}变化对神经元放电影响不大,ISI分布近似一直线,即放电频率基本不变。

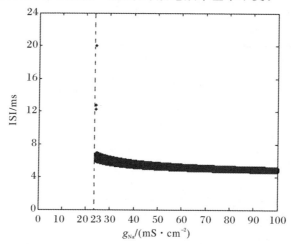

图6-7 神经元模型膜电位ISI随瞬时钠通道最大电导变化的分布图

2. 关于延迟整流钾通道最大电导的动力学分岔特性

外加刺激电流$I_{App}=10$ nA,延迟整流钾通道最大电导g_{Kdr}变化范围为$0\sim20$ mS/cm²,变化步长为0.05 mS/cm²,模型仿真时间为$0\sim2\ 000$ ms,而膜电位ISI的仿真时间取值区间为$1\ 000\sim2\ 000$ ms。图6-8给出了海马CA1区锥体神经元模型的膜电位ISI随延迟整流钾通道最大电导g_{Kdr}变化的分布图。

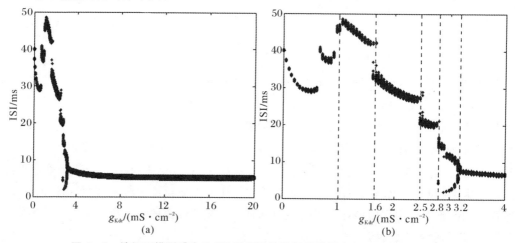

图6-8 神经元模型膜电位ISI随延迟整流钾通道最大电导变化的分布图

(a)g_{Kdr}变化范围为$0\sim20$ mS/cm²;(b)g_{Kdr}变化范围为$0\sim4$ mS/cm²

由图6-8可知,式(6-14)所描述的CA1区锥体神经元的胞体单房室模型中,延迟整流钾通道最大电导(g_{Kdr})为0时,该神经元模型也能进行放电,即延迟整流钾电流在该神经元模型形成放电过程中是可以或缺的。在神经元放电过程中，g_{Kdr} 变化对神经元放电特性有重要影响，当 g_{Kdr} 小于 3.2 mS/cm² 时，神经元放电模式十分丰富，当 g_{Kdr} 在 1 mS/cm²、1.6 mS/cm²、2.5 mS/cm² 以及 2.8 mS/cm² 附近时，神经元为混沌放电模式，而在其他区域，神经元模型主要为周期放电模式，ISI 分布区间近似为 3～50 ms，即放电频率分布较宽。当 g_{Kdr} 大于 3.2 mS/cm² 时，神经元放电模式较为稳定单一，为周期 1 放电模式，ISI 分布近似为一直线，即放电频率保持基本不变；在 2.9 mS/cm² 附近，神经元放电由混沌模式演变为周期 2 放电，随着 g_{Kdr} 逐渐增大，在 3.2 mS/cm² 附近，通过逆倍周期分岔，逐渐演变为周期 1 放电模式。

图 6-9 给出了外加刺激电流 I_{App} ＝10 nA，而 g_{Kdr} 取不同值时神经元模型的 V-n 相平面上的吸引子。仿真时间为 0～2 000 ms，而绘制图形选取的仿真时间取值区间为 1 000～2 000 ms。由图 6-9 可知：当 g_{Kdr} 取 0 mS/cm²、1 mS/cm²、1.55 mS/cm²、2.8 mS/cm²、3.2 mS/cm² 以及 5 mS/cm² 时，神经元轨道吸引子都形成了一个极限环，都能进行放电过程，进入持续放电状态，其中：当 g_{Kdr} 取 0 mS/cm²、1 mS/cm²、3.2 mS/cm² 以及 5 mS/cm² 时，神经元为周期 1 放电模式；当 g_{Kdr} 取 1.55 mS/cm² 和 2.8 mS/cm² 时，神经元为混沌放电模式。由此可见，g_{Na} 变化能使神经元产生多种放电模式，对神经元放电特性有着重要影响，但所对应的延迟整流钾电流并非是神经元放电所必须存在的电流。

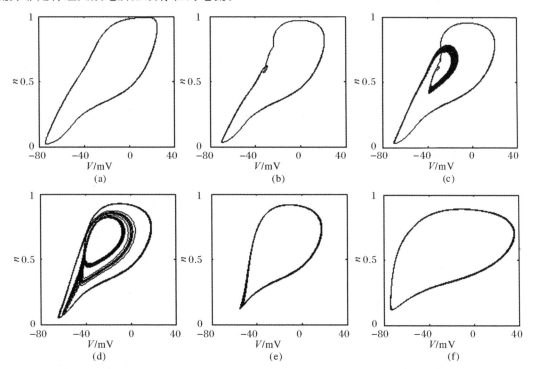

图 6-9　延迟整流钾通道最大电导取不同值时神经元模型的 V-n 相平面上的吸引子

(a) g_{Kdr}＝0 mS/cm²；(b) g_{Kdr}＝1 mS/cm²；(c) g_{Kdr}＝1.55 mS/cm²；

(d) g_{Kdr}＝2.8 mS/cm²；(e) g_{Kdr}＝3.2 mS/cm²；(f) g_{Kdr}＝5 mS/cm²

由图 6-8 可知，当 g_{Kdr} 变化时，神经元模型有着丰富的放电模式，从神经动力学角度来看，神经元从一种放电模式变化到另一种放电模式，这期间经历了动力学分岔过程。为了更清楚地描述神经元所经历的分岔过程,限于篇幅,图 6-10 和图 6-11 分别给出了 g_{Kdr} 在 1.6 mS/cm² 附近,以及 3 mS/cm² 附近的轨道吸引子分岔图。其中:外加刺激电流 $I_{App}=10$ nA,仿真时间为 0~2 000 ms,而绘制图形选取的仿真时间取值区间为 1 000~2 000 ms。

由图 6-10 可知:神经元模型在 $g_{Kdr}=1.2$ mS/cm² 时,处于周期 1 放电模式,随着 g_{Kdr} 逐渐增大,神经元放电模式通过加周期分岔,逐渐演变为混沌放电模式;并通过逆加周期分岔,又演变为多周期放电模式,并最终通过逆加周期分岔变成周期 1 放电模式。

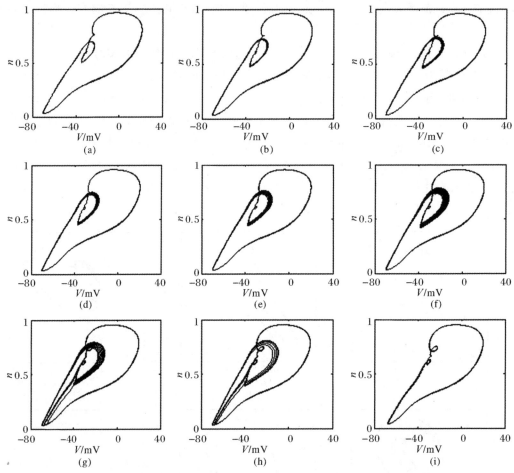

图 6-10 延迟整流钾通道最大电导在 1.2~1.7mS/cm² 范围内变化时,
神经元模型轨道吸引子演变过程

(a)$g_{Kdr}=1.2$ mS/cm²;(b)$g_{Kdr}=1.3$ mS/cm²;(c)$g_{Kdr}=1.4$ mS/cm²;

(d)$g_{Kdr}=1.45$ mS/cm²;(e)$g_{Kdr}=1.5$ mS/cm²;(f)$g_{Kdr}=1.55$ mS/cm²;

(g)$g_{Kdr}=1.6$ mS/cm²;(h)$g_{Kdr}=1.65$ mS/cm²;(i)$g_{Kdr}=1.7$ mS/cm²

由图 6-11 可知:神经元模型在 $g_{Kdr}=2.75$ mS/cm² 时,处于混沌放电模式,随着 g_{Kdr} 逐渐增大,神经元轨道吸引子中的混沌区域,逐渐相互缠绕,并萎缩合并;在 $g_{Kdr}=2.85$ mS/cm² 附近,混沌区域合并成一个极限环,这样神经元演变为周期 2 放电模式;随着 g_{Kdr} 继续逐渐增大,内极限环不稳定,逐渐向外稳定极限环靠拢,在 $g_{Kdr}=3.15$ mS/cm² 附近,两个极限环合并为一个极限环,这样神经元经逆加周期分岔从周期 2 演变为周期 1 放电模式。

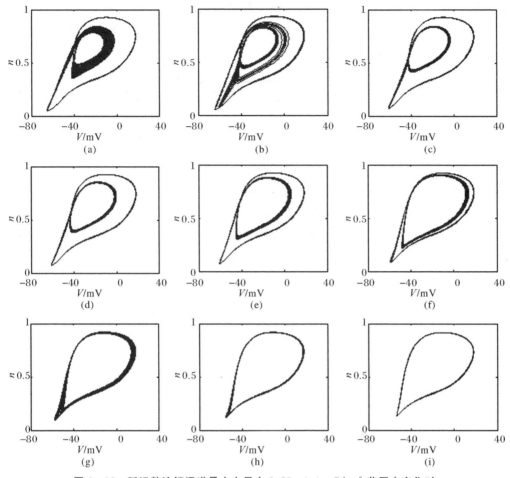

图 6-11　延迟整流钾通道最大电导在 2.75～3.3 mS/cm² 范围内变化时,

神经元模型轨道吸引子演变过程

(a)$g_{Kdr}=2.75$ mS/cm²;(b)$g_{Kdr}=2.8$ mS/cm²;(c)$g_{Kdr}=2.85$ mS/cm²;

(d)$g_{Kdr}=2.9$ mS/cm²;(e)$g_{Kdr}=3.0$ mS/cm²;(f)$g_{Kdr}=3.1$ mS/cm²;

(g)$g_{Kdr}=3.15$ mS/cm²;(h)$g_{Kdr}=3.2$ mS/cm²;(i)$g_{Kdr}=3.3$ mS/cm²

3.分析与讨论

由上述结果可知:在式(6-14)所描述的 CA1 区锥体神经元的胞体单房室模型中,瞬时钠通道最大电导(g_{Na})和延迟整流钾通道最大电导(g_{Kdr})变化所引起神经元模型放电动力学特性是不同的。

瞬时钠通道最大电导(g_{Na})所引起神经元模型的瞬时钠电流在该神经元模型形成放电过程中起着不可或缺的作用,其瞬时钠通道最大电导(g_{Na})必须达到一定阈值,该神经元模型才能进行放电;且在神经元放电过程中,g_{Na} 变化对神经元放电影响不大,ISI 分布近似一直线,即放电频率基本不变,为周期 1 放电模式。

而对于延迟整流钾通道最大电导(g_{Kdr}),随着 g_{Kdr} 变化,神经元模型有着丰富的放电模式,放电特性受 g_{Kdr} 影响很大。随着 g_{Kdr} 变化,神经元的放电模式也随之变化,主要包括混沌、周期 1、周期 2,以及多周期放电等多种模式,放电模式变化经历着不同的动力学分岔过程,主要是(逆)加周期分岔,但 g_{Kdr} 所对应的延迟整流钾电流并非是神经元放电所必须存在的电流。

6.5　本章小结

本章以海马 CA1 区神经元为研究对象,从神经动力学角度介绍和分析了海马 CA1 区神经元膜有关离子电流的电生理特性及神经动力学数学方程描述,并对基于神经动力学和电生理学实验数据的神经元建模步骤和方法进行了详细介绍;在 MATLAB 环境下建立了 CA1 区锥体神经元的九维胞体单房室模型,并利用神经动力学理论,对该模型的放电模式及动力学特性进行了研究和讨论,重点分析了在外加刺激电流,以及瞬时钠通道最大电导(g_{Na})和延迟整流钾通道最大电导(g_{Kdr})变化时,神经元模型的放电模式及动力学特性。

第7章　神经元高维复杂模型简化
及动力学分岔分析

复杂神经元模型在深入分析神经元模型某种特定动力学特性或某一参数作用影响时是很不方便的，因此，需要对高维神经元模型进行降维简化，得到满足一定条件的低维简化模型。得到满足一定条件的较为简单的模型。本章以神经动力学有关模型简化理论为基础，以第6章所讨论的CA1区锥体神经元胞体单房室九维复杂模型为研究对象，利用信息学建模与仿真技术，从神经动力学角度研究高维复杂神经元模型简化问题及动力学特性[116, 228-230]。

7.1　海马 CA1 区锥体神经元最小模型

根据神经动力学理论，一个基于离子电导的多维神经元模型能简化为低维模型或最小模型[48]。最小模型通常包括一个放大门控变量和一个谐振门控变量[48]。最小模型具有如下特性：最小模型存在极限环吸引子（至少是针对某些特定参数值），能进行周期放电；若去掉某一电流或门控变量，无论其参数如何变化，却仅有平衡点吸引子，即不能进行放电[48, 231-232]。必须指出的是，简化模型（包括最小模型）所表现出来的动力学特性并不能全面反映标准模型的特性，但对研究神经元模型某些特定的动力学特性来说却非常方便。

第6章所讨论的CA1区锥体神经元胞体单房室模型是一个九维的复杂动力模型，按照基于神经动力学的模型简化方法[48]，该标准模型能进行降维简化，以模型中各种电流的特性及功能为基准，可得到如下四个能进行正常放电的最小模型。

7.1.1　$I_{Na}+I_{Kdr}$ 最小模型

该最小模型由瞬时钠电流 I_{Na}、延迟整流钾电流 I_{Kdr}，以及漏电流 I_L 组成，其描述微分方程如下：

$$\left.\begin{aligned}
C\frac{dV}{dt} &= -g_L(V-V_L)-g_{Na}m_\infty^3(V)h(V-V_{Na})-g_{Kdr}n^4(V-V_K)+I_{App}\\
\frac{dh}{dt} &= \frac{h_\infty(V)-h}{\tau_h(V)}\\
\frac{dn}{dt} &= \frac{n_\infty(V)-n}{\tau_n(V)}
\end{aligned}\right\} \quad (7-1)$$

式中:相关参数的物理意义注释详见第 6 章 6.3.2 节。

在式(7-1)所描述的模型中,除非特别说明,所有参数取值如第 6 章 6.3.2 节所述。

在外加电流的刺激下,式(7-1)所描述的最小模型能进行周期放电、簇放电以及混沌放电等放电模式,图 7-1 给出了该最小模型在直流电流(幅度为 5 nA)和半波正弦电流(振幅为 10 nA,周期为 5 ms)刺激下的放电模式及相平面图,系统仿真时间为 0~2 000 ms,而绘制图形选取的仿真时间取值区间为 1 000~2 000 ms。

由图 7-1 可知:神经元在幅度为 5 nA 的直流电流刺激下,进入了周期 1 放电模式;而在振幅为 10 nA,周期为 5 ms 的半波正弦电流刺激下,进入了周期 2 放电模式。

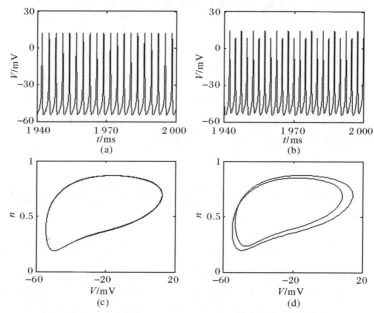

图 7-1　最小神经元模型在直流电流和半波正弦电流刺激下的放电模式及相平面图
(a)周期 1 放电模式;(b)周期 2 放电模式;(c)周期 1 放电模式;(d)周期 2 放电模式

7.1.2　$I_{Na}+I_M$ 最小模型

该最小模型包括瞬时钠电流 I_{Na}、毒蕈碱敏感钾电流 I_M 以及漏电流 I_L,其模型方程如下:

$$\left.\begin{aligned} C\frac{\mathrm{d}V}{\mathrm{d}t} &= -g_L(V-V_L) - g_{Na}m_\infty^3(V)h(V-V_{Na}) - g_M z(V-V_K) + I_{App} \\ \frac{\mathrm{d}h}{\mathrm{d}t} &= \frac{h_\infty(V)-h}{\tau_h(V)} \\ \frac{\mathrm{d}z}{\mathrm{d}t} &= \frac{z_\infty(V)-z}{\tau_z} \end{aligned}\right\} \tag{7-2}$$

式中:相关参数的物理意义注释详见第 6 章 6.3.2 节。

在式(7-2)所描述的模型中,除非特别说明,所有参数取值如第 6 章 6.3.2 节所述。

在外加电流的刺激下,式(7-2)所描述的最小模型能进行慢周期放电等模式,图 7-2 给出了该最小模型在直流电流(幅度为 5 nA)和半波正弦电流(振幅为 10 nA,周期为 10 ms)刺激下的放电模式及相平面图,系统仿真时间为 0~2 000 ms,而绘制图形选取的仿真时间取值区间为 1 000～2 000 ms。

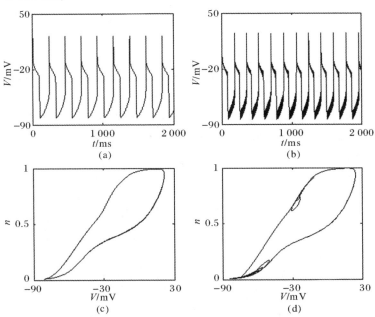

图 7 - 2　最小神经元模型在直流电流和半波正弦电流刺激下的放电模式及相平面图
(a)周期 1 放电模式(直流);(b)周期 2 放电模式(正弦电流);(c)周期 1 放电模式(直流);(d)周期 2 放电模式(正弦电流)

　　由图 7 - 2 可知:神经元在幅度为 5 nA 的直流电流刺激下,进入了周期 1 放电模式;在振幅为 10 nA,周期为 10 ms 的半波正弦电流刺激下,也进入了周期 1 放电模式,但由于外加刺激电流变化频率相对于神经元模型本身的固有放电频率要快,当外加刺激电流叠加在神经元模型固有放电行为上时,产生了图 7 - 2 中的"毛刺"现象。此外,与式(7 - 1)所描述的神经元模型相比,式(7 - 2)所描述的神经元模型所产生的放电频率要低得多,这主要是由毒蕈碱敏感钾电流(I_M)本身的特性所决定的。

7.1.3　$I_{Na} + I_{Ca} + I_y$ 最小模型

　　该最小模型由瞬时钠电流 I_{Na}、高阈值钙电流 I_{Ca}、快钙离子激活钾电流 I_y 以及漏电流 I_L 组成,其模型方程如下:

$$
\left.
\begin{aligned}
C\frac{dV}{dt} &= -g_L(V - V_L) - g_{Na}m_\infty^3(V)h(V - V_{Na}) - g_{Ca}r^2(V - V_{Ca}) - \\
&\quad g_y d_\infty([Ca^{2+}]_i)y(V - V_K) + I_{App} \\
\frac{dh}{dt} &= \frac{h_\infty(V) - h}{\tau_h(V)} \\
\frac{dr}{dt} &= \frac{r_\infty(V) - r}{\tau_r} \\
\frac{dq}{dt} &= \frac{q_\infty([Ca^{2+}]_i) - q}{\tau_q} \\
\frac{d[Ca^{2+}]_i}{dt} &= -vg_{Ca}r^2(V - V_{Ca}) - \frac{[Ca^{2+}]_i}{\tau_{Ca}}
\end{aligned}
\right\} \quad (7-3)
$$

式中:相关参数的物理意义注释详见第 6 章 6.3.2 节。

在式(7-3)所描述的模型中,除非特别说明,所有参数取值如第 6 章 6.3.2 节所述。

在外加电流的刺激下,式(7-3)所描述的最小模型能进行周期放电、簇放电以及混沌放电等丰富的放电模式,图 7-3 给出了该最小模型在直流电流(幅度为 5 nA)和半波正弦电流(振幅为 10 nA,周期为 50 ms)刺激下的放电模式及相平面图,系统仿真时间为 0~2 000 ms,而绘制图形选取的仿真时间取值区间为 1 000~2 000 ms。

由图 7-3 可知:神经元在幅度为 5 nA 的直流电流刺激下,进入了周期 1 放电模式;而在振幅为 10 nA,周期为 50 ms 的半波正弦电流刺激下,进入了簇放电放电模式,而且每簇中的放电个数也不尽相同。

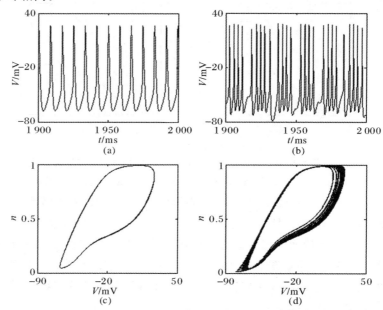

图 7-3 最小神经元模型在直流电流和半波正弦电流刺激下的放电模式及相平面图
(a)周期 1 放电模式(直流);(b)簇放电模式(半波正弦电流);(c)周期 1 放电模式(直流);(d)簇放电模式(半波正弦电流)

7.1.4 $I_{Na}+I_{Ca}+I_{sAHP}$ 最小模型

该最小模型包括瞬时钠电流 I_{Na}、高阈值钙电流 I_{Ca}、慢钙离子激活钾电流 I_{sAHP},以及漏电流 I_L,其模型方程形式如下:

$$
\begin{aligned}
C\frac{dV}{dt} &= -g_L(V-V_L)-g_{Na}m_\infty^3(V)h(V-V_{Na})-g_{Ca}r^2(V-V_{Ca})-g_{sAHP}q(V-V_K)+I_{App} \\
\frac{dh}{dt} &= \frac{h_\infty(V)-h}{\tau_h(V)} \\
\frac{dr}{dt} &= \frac{r_\infty(V)-r}{\tau_r} \\
\frac{dq}{dt} &= \frac{q_\infty([Ca^{2+}]_i)-q}{\tau_q} \\
\frac{d[Ca^{2+}]_i}{dt} &= -\upsilon g_{Ca}r^2(V-V_{Ca})-\frac{[Ca^{2+}]_i}{\tau_{Ca}}
\end{aligned}
\right\} \quad (7-4)
$$

式中：相关参数的物理意义注释详见第 6 章 6.3.2 节。

在外加电流的刺激下，式（7-4）所描述的最小模型能进行慢周期放电等模式，图 7-4 给出了该最小模型在直流电流（幅度为 5 nA）和半波正弦电流（振幅为 20 nA，周期为 5 ms）刺激下的放电模式及相平面图，系统仿真时间为 0～2 000 ms，而绘制图形选取的仿真时间取值区间为 1 000～2 000 ms。

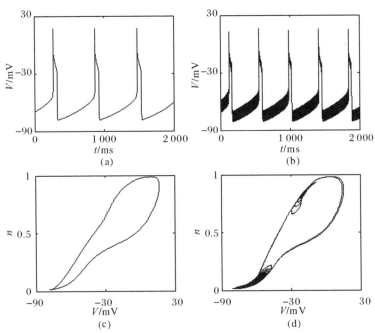

图 7-4　最小神经元模型在直流电流和半波正弦电流刺激下的放电模式及相平面图

(a)周期 1 放电模式（直流）；(b)周期 2 放电模式（半波正弦电流）；(c)周期 1 放电模式（直流）；(d)周期 2 放电模式（半波正弦电流）

从图 7-4 可知：神经元在幅度为 5 nA 的直流电流刺激下，进入了周期 1 放电模式；在振幅为 20 nA，周期为 5 ms 的半波正弦电流刺激下，也进入了周期 1 放电模式，但由于外加刺激电流变化频率相对于神经元模型本身的固有放电频率要快，当外加刺激电流叠加在神经元模型固有放电行为上时，产生了图 7-4 中的"毛刺"现象。此外，与式（7-1）以及式（7-3）所描述的神经元模型相比，式（7-4）所描述的神经元模型所产生的放电频率要低得多，这主要是由慢钙离子激活钾电流（$I_{\text{s AHP}}$）的固有特性所决定的。

7.2　$I_{\text{Na}}+I_{\text{Kdr}}$ 最小模型的二维简化模型

由于本章 7.1 节所描述的最小模型至少是三维方程组，为分析方便，还需要对最小模型进行降维处理，以降低复杂度，得到二维简化神经元模型；二维系统便于平面表示，也给数值计算和分析带来简便。下面利用神经动力学模型简化理论和数值回归拟合算法对式（7-1）所描述的 $I_{\text{Na}}+I_{\text{Kdr}}$ 最小模型进行简化。

式（7-1）所描述的 $I_{\text{Na}}+I_{\text{Kdr}}$ 最小模型是一个三维微分方程组，由于 h 和 n 变量在 $I_{\text{Na}}+I_{\text{Kdr}}$ 最小模型中虽然作用相同，但二者必须同时存在，缺一不可，因此，需要得到 h 和 n 变量之间的某种函数关系,并利用该函数关系式,对该最小模型进行消元降维处理,消除其中某一个变量,得到一个简化的二维方程模型。

$I_{Na}+I_{Kdr}$ 最小模型的 h 和 n 变量都是关于膜电位的函数,经数值仿真计算可知:变量 h 和 n 之间存在着一种近似线性的关系,这与 H-H 神经元模型中关于变量 h 和 n 的关系论述一致[48]。为确定变量 h 和 n 之间的函数表达式,本书以多项式回归拟合算法[233-235]为基础,对变量 h 和 n 的多组仿真数据进行回归拟合,得到变量 h 和 n 的函数关系式中的有关参数值,求出变量 h 和 n 之间的函数关系式。

采用一次多项式对变量 h 和 n 进行回归拟合,设变量 h 和 n 满足:

$$h=a_0+a_1 n \tag{7-5}$$

式中:a_0,a_1 为拟合多项式的系数,根据变量 h 和 n 之间对应的数据来确定。

变量 h 和 n 用来进行回归拟合的数据来源于式(7-1)所描述的 $I_{Na}+I_{Kdr}$ 最小模型的仿真数据,以仿真数据为基础,利用 MATLAB 所提供的多项式回归拟合函数对变量 h 和 n 进行回归拟合,求出参数 a_0,a_1 的对应数值。神经元模型仿真时间是 0~2 000 ms,变量 h 和 n 的取值区间是仿真时间为 500~2 000 ms 所对应的数据。表 7-1 给出了外加刺激直流电流 I_{App} 从 1 nA 变化到 20 nA 时,变化步长 1 nA,参数 a_0,a_1 所对应的回归拟合后的数值。

为增加输入刺激电流的动态范围,以及减少拟合误差,对表 7-1 所求的多组参数值取平均值,作为最终的拟合多项式的参数值,结果如下:

$$a_0=\frac{1}{20}\sum_{i=1}^{20}a_{0i}=\frac{1}{20}(0.900\ 2+0.867\ 4+\cdots+0.629\ 1)=0.733\ 4 \tag{7-6}$$

$$a_1=\frac{1}{20}\sum_{i=1}^{20}a_{1i}=\frac{1}{20}[(-1.146\ 0)+(-1.078\ 8)+\cdots+(-0.758\ 0)]=-0.883\ 4 \tag{7-7}$$

将上述参数 a_0,a_1 的值代入式(7-5),得到变量 h 和 n 的函数关系式为

$$h=0.733\ 4-0.883\ 4n \tag{7-8}$$

表 7-1 刺激电流变化时多项式中参数所对应的拟合数值

组数 i	刺激电流 I_{App}/nA	参数 a_0	参数 a_1
1	1	0.900 2	$-1.146\ 0$
2	2	0.867 4	$-1.078\ 8$
3	3	0.841 4	$-1.030\ 9$
4	4	0.819 1	$-0.993\ 4$
5	5	0.799 5	$-0.962\ 7$
6	6	0.781 8	$-0.936\ 6$
7	7	0.765 7	$-0.914\ 0$
8	8	0.750 9	$-0.894\ 2$
9	9	0.737 1	$-0.876\ 4$
10	10	0.724 4	$-0.860\ 5$

续 表

组数 i	刺激电流 I_{App}/nA	参数 a_0	参数 a_1
11	11	0.712 5	$-0.846\ 1$
12	12	0.701 1	$-0.832\ 8$
13	13	0.690 5	$-0.820\ 7$
14	14	0.680 4	$-0.809\ 6$
15	15	0.670 8	$-0.799\ 2$
16	16	0.661 6	$-0.789\ 7$
17	17	0.652 9	$-0.780\ 8$
18	18	0.644 5	$-0.772\ 5$
19	19	0.631 6	$-0.764\ 9$
20	20	0.629 1	$-0.758\ 0$

利用式(7-8)对式(7-1)所描述的 $I_{Na}+I_{Kdr}$ 最小模型进行简化,消除变量 h,得到一个仅有两个状态变量 V 和 n 的二维神经元模型。其方程形式为

$$\left.\begin{aligned}
C\frac{\mathrm{d}V}{\mathrm{d}t} &= -g_L(V-V_L)-g_{Na}m_\infty^3(V)(0.733\ 4-0.883\ 4n) \\
&\quad (V-V_{Na})-g_{Kdr}n^4(V-V_K)+I_{App} \\
\frac{\mathrm{d}n}{\mathrm{d}t} &= \frac{n_\infty(V)-n}{\tau_n(V)}
\end{aligned}\right\} \tag{7-9}$$

式中:参数的物理意义注释详见第 6 章 6.1.2 节。

式(7-9)所描述的模型方程有两个时间变量:膜电位 V 和延迟整流钾电流激活变量 n,在数据计算时,模型中参数取值如下:

$C = 1\ \mu\text{F/cm}^2$;

$g_L = 0.05\ \text{mS/cm}^2$;

$V_L = -70\ \text{mV}$;

$g_{Na} = 35\ \text{mS/cm}^2$;

$g_{Kdr} = 6\ \text{mS/cm}^2$;

$V_{Na} = 55\ \text{mV}$;

$V_K = -90\ \text{mV}$;

$m_\infty(V) = \dfrac{1}{1+\exp\left(\dfrac{-30-V}{9.5}\right)}$;

$n_\infty(V) = \dfrac{1}{1+\exp\left(\dfrac{-35-V}{10}\right)}$, $\tau_n(V) = 0.1+0.5\times\dfrac{1}{1+\exp\left(\dfrac{-27-V}{-15}\right)}$。

此外,该模型的状态变量 (V, n),初始状态取值为 $(-65, 0.8)$。

式(7-9)所描述的二维简化模型保持了第 6 章式(6-14)所描述的原始标准模型的许多动力学特性,在外加刺激电流作用下,该二维简化神经元模型同样能进行周期放电、混沌放电以及簇放电等多种放电模式。图 7-5 给出了在直流电流和半波正弦电流刺激下,该二维简化神经

元模型几种常见的放电模式。

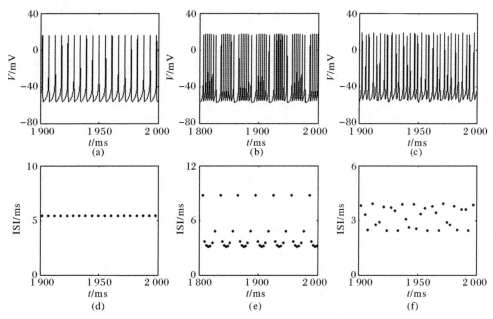

图 7 - 5　二维简化神经元模型几种常见的放电模式

(a)周期 1 放电模式(膜电位);(b)簇放电模式(膜电位);(c)混沌放电模式(膜电位);

(d)周期 1 放电模式(ISI);(b)簇放电模式(ISI);(c)混沌放电模式(ISI)

7.3　$I_{Na}+I_{Kdr}$ 二维简化模型的动力学分岔分析

本节以式(7-9)所描述的二维简化神经元模型为例,研究和讨论该简化模型的动力学分岔特性。

7.3.1　平衡点稳定性分析

在神经动力学理论中,平衡点是相平面中零斜线的交点,平衡点有稳定和不稳定之分,如神经元的静息态所对应的平衡点就是稳定的;通常情况下,对于稳定的平衡点用实心点表示,不稳定平衡点用空心点表示。下面利用有关神经动力学理论分析式(7-9)所描述的二维简化模型平衡点的稳定性。

式(7-9)所描述的二维简化模型的零斜线方程如下:

V-nullcline(V- 零斜线):

$$I_{App} - g_{Na}m_{\infty}^3(V)(0.733\ 4 - 0.883\ 4n)(V - V_{Na}) -$$

$$g_{Kdr}n^4(V - V_K) - g_L(V - V_L) = 0 \tag{7-10}$$

n-nullcline(n- 零斜线):

$$n - n_{\infty}(V) = 0 \tag{7-11}$$

公式中相关参数的物理意义注释详见第 6 章 6.2.2 节。所有参数取值,除非特别说明,如 7.2 节所述。由神经动力学理论可知:V-nullcline 与 n-nullcline 的交点即是该二维简化神经元模型的平衡点。

令 $I_{App} = 0$,则式(7-10) 和式(7-11) 所对应的 V-nullcline 和 n-nullcline 可改写为

V-nullcline:

$$n = \frac{g_{Kdr} n^4 (V - V_K) + g_L (V - V_L) + 0.733\,4 \times g_{Na} m_\infty^3 (V)(V - V_{Na})}{0.883\,4 \times g_{Na} m_\infty^3 (V)(V - V_{Na})} \qquad (7-12)$$

n-nullcline:

$$n = n_\infty (V) \qquad (7-13)$$

图 7-6 给出了外加刺激电流 I_{App} 为零,V-nullcline 与 n-nullcline 在 V-n 相平面的示意图。由图 7-6 可知:该简化模型有 3 个平衡点,利用 MATLAB 的非线性数值求解方法,求得该三个平衡点在相平面的坐标分别为

A 平衡点相平面坐标:$(-69.796\,2, 0.029\,9)$;

B 平衡点相平面坐标:$(-54.571\,9, 0.123\,8)$;

C 平衡点相平面坐标:$(-28.564\,4, 0.655\,6)$。

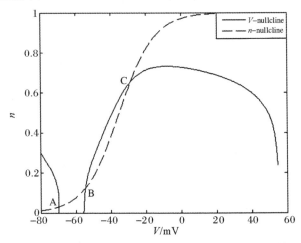

图 7-6　I_{App} 为零,V-nullcline 与 n-nullcline 在 V-n 相平面的示意图

下述利用李雅普诺夫第一法(线性稳定性分析法)[48,95] 来分析 3 个平衡点的稳定性。

由于 $I_{App} = 0$,则式(7-9) 所描述的二维简化神经元模型为

$$C \frac{dV}{dt} = -g_L (V - V_L) - g_{Na} m_\infty^3 (V)(0.733\,4 - 0.883\,4n) \\ (V - V_{Na}) - g_{Kdr} n^4 (V - V_K) \\ \left. \frac{dn}{dt} = \frac{n_\infty (V) - n}{\tau_n (V)} \right\} \qquad (7-14)$$

设式(7-14) 所描述的二维简化神经元模型的雅可比矩阵为

$$\boldsymbol{J} = \begin{bmatrix} a_{11} & a_{12} \\ a_{21} & a_{22} \end{bmatrix} \qquad (7-15)$$

式中:$a_{11}, a_{12}, a_{21}, a_{22}$ 为雅可比矩阵中的元素,可由式(7-14) 求出。

由式(7-14)可分别求出雅可比矩阵中各元素表达式为

$$
\left.
\begin{aligned}
a_{11} &= -\frac{1}{c}\{g_{\mathrm{L}} + g_{\mathrm{Kdr}}n^4 + g_{\mathrm{Na}}(0.733\,4 - 0.883\,4n)[3m'_{\infty}(V) \\
&\quad (V - V_{\mathrm{Na}})m_{\infty}{}^2(V) + m_{\infty}{}^3(V)]\} \\
a_{12} &= \frac{1}{c}[0.883\,4g_{\mathrm{Na}}(V - V_{\mathrm{Na}})m_{\infty}{}^3(V) - 4g_{\mathrm{Kdr}}(V - V_K)n^3] \\
a_{21} &= \frac{n'_{\infty}(V)\tau_n(V) - \tau'_n(V)(n_{\infty}(V) - n)}{\tau_n{}^2(V)} \\
a_{22} &= -\frac{1}{\tau_n(V)}
\end{aligned}
\right\} \quad (7-16)
$$

式中：$m'_{\infty}(V)$ 为 $m_{\infty}(V)$ 关于膜电位 V 的一阶导数；$n'_{\infty}(V)$ 为 $n_{\infty}(V)$ 关于膜电位 V 的一阶导数；$\tau'_n(V)$ 为 $\tau_n(V)$ 关于膜电位 V 的一阶导数。式中各参数物理意义见 7.2 节。

参数 $m'_{\infty}(V)$、$n'_{\infty}(V)$ 以及 $\tau'_n(V)$ 的表达式为

$$
\left.
\begin{aligned}
m'_{\infty}(V) &= \frac{\exp\left(\dfrac{-30 - V}{9.5}\right)}{9.5\left[1 + \exp\left(\dfrac{-30 - V}{9.5}\right)\right]^2} \\[2ex]
n'_{\infty}(V) &= \frac{\exp\left(\dfrac{-35 - V}{10}\right)}{10\left[1 + \exp\left(\dfrac{-35 - V}{10}\right)\right]^2} \\[2ex]
\tau'_n(V) &= -\frac{\exp\left(\dfrac{-27 - V}{-15}\right)}{30\left[1 + \exp\left(\dfrac{-27 - V}{-15}\right)\right]^2}
\end{aligned}
\right\} \quad (7-17)
$$

式(7-16)与式(7-17)中的参数除了 V 和 n 外，其他参数取值如下：

$C = 1\ \mu\mathrm{F/cm^2}$；$g_{\mathrm{L}} = 0.05\ \mathrm{mS/cm^2}$；$V_{\mathrm{L}} = -70\ \mathrm{mV}$；$g_{\mathrm{Na}} = 35\ \mathrm{mS/cm^2}$；

$g_{\mathrm{Kdr}} = 6\ \mathrm{mS/cm^2}$；$V_{\mathrm{Na}} = 55\ \mathrm{mV}$；$V_K = -90\ \mathrm{mV}$；

$$
m_{\infty}(V) = \frac{1}{1 + \exp\left(\dfrac{-30 - V}{9.5}\right)};
$$

$$
n_{\infty}(V) = \frac{1}{1 + \exp\left(\dfrac{-35 - V}{10}\right)};\quad \tau_n(V) = 0.1 + 0.5 \times \frac{1}{1 + \exp\left(\dfrac{-27 - V}{-15}\right)}。
$$

而参数 V 和 n 的数值由平衡点的相平面坐标来确定。下面来求 3 个平衡点所对应的特征值。

对于平衡点 A 有：$V = -69.796\,2$，$n = 0.029\,9$，代入式(7-16)与式(7-17)可求得：

$$a_{11} = -0.046\,9；a_{12} = -0.025\,8；a_{21} = 0.005\,1；a_{22} = -0.1.746\,0$$

所对应的雅可比矩阵为

$$
\boldsymbol{J}_A = \begin{bmatrix} a_{11} & a_{12} \\ a_{21} & a_{22} \end{bmatrix} = \begin{bmatrix} -0.0469 & -0.0258 \\ 0.0051 & -1.7460 \end{bmatrix}
$$

令

$$\Delta = a_{11}a_{22} - a_{12}a_{21}, \quad T = a_{11} + a_{22}$$

则 $\boldsymbol{J}_A$ 所对应的特征值为

$$\lambda_{A1} = \frac{T + \sqrt{T^2 - 4\Delta}}{2} = -0.047\ 0, \quad \lambda_{A2} = \frac{T - \sqrt{T^2 - 4\Delta}}{2} = -1.745\ 9$$

对于平衡点 B 有：$V = -54.571\ 9, n = 0.123\ 8$，同理可求得所对应的雅可比矩阵为

$$\boldsymbol{J}_B = \begin{bmatrix} 0.182\ 3 & -2.775\ 9 \\ 0.020\ 4 & -1.882\ 0 \end{bmatrix}$$

$\boldsymbol{J}_B$ 所对应的特征值为

$$\lambda_{B1} = 0.154\ 5, \quad \lambda_{B2} = -1.854\ 1$$

对于平衡点 C 有 $V = -28.564\ 4, n = 0.655\ 6$，同理可求得所对应的雅可比矩阵为

$$\boldsymbol{J}_C = \begin{bmatrix} 8.241\ 0 & -817.162\ 0 \\ 0.062\ 2 & -2.754\ 6 \end{bmatrix}$$

$\boldsymbol{J}_C$ 所对应的特征值为

$$\lambda_{C1} = 2.743\ 2 + 4.538\ 6i, \quad \lambda_{C2} = -2.743\ 2 - 4.538\ 6i$$

根据 3 个平衡点 A、B，以及 C 所对应的特征值可知：在外加刺激电流为零的情况下，由于仅有 A 点所对应的两个特征值的实部都小于零，因此仅有平衡点 A 是稳定的，该平衡点所对应的状态是神经元的静息态；而平衡点 B 点和 C 点都有一个特征值的实部大于零，故 B 点和 C 点都是不稳定的。

7.3.2　直流电流刺激下的动力学分岔特性

当外加刺激电流从零逐渐增大时，式(7-9)所描述的二维简化神经元模型能从静息态演变为持续放电状态，在这一变化过程中，神经元经历了分岔过程。图 7-7 给出了外加刺激电流 I_{App} 变化时，神经元在 V-n 平面上动力学分岔过程。神经元模型仿真时间为 0～1 000 ms，相关参数取值见 7.2 节。

由图 7-7 可知：外加刺激电流 I_{App} 由零逐渐增大过程中，在 V-n 平面上，原来分别位于坐标($-69.796\ 2, 0.029\ 9$)处以及($-54.571\ 9, 0.123\ 8$)处的稳定平衡点 A 与不稳定平衡点 B 相互靠近，并缠绕重合，直到最后完全消失；且在平衡点 A 和 B 消失的同时，在另一个平衡点 C 处产生了极限环；由神经动力学理论可知，神经元产生了鞍-结点分岔(saddle-node bifurcation)。由鞍-结点分岔的性质可知：该神经元模型是具有双稳态的积分器，具有积分器的一般动力学性质，如具有确定的阈值，以及 Ⅱ 类神经元兴奋性等，这与第 6 章 6.4 节的结论相一致。此外，如图 7-7(e)所示，当外加刺激电流 I_{App} 在 0.326 nA 附近时，表示静息态的稳定平衡点 A 和表示放电状态的轨道极限环同时出现，表明神经元的静息态和放电状态同时存在；由于外加刺激电流 I_{App} 在 0.326 nA 附近时，平衡点 A 和 B 正在重合，因此，神经元在 I_{App} = 0.326 nA 附近，发生了鞍-结点分岔，同时也说明该神经元模型能进行放电的刺激电流阈值大约为 0.326 nA。

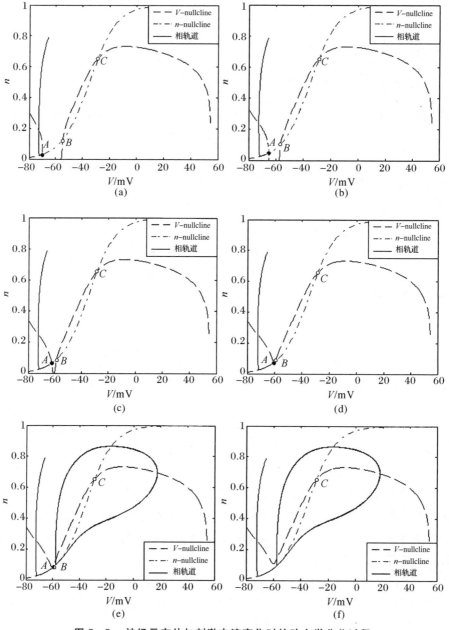

图 7 - 7　神经元在外加刺激电流变化时的动力学分岔过程

(a)$I_{App} = 0$ nA；(b)$I_{App} = 0.2$ nA；(c)$I_{App} = 0.3$ nA；

(d)$I_{App} = 0.324$ nA；(e)$I_{App} = 0.326$ nA；(f)$I_{App} = 0.4$ nA

7.3.3　瞬时钠通道最大电导变化的动力学分岔特性

在式(7 - 9)所描述的二维简化神经元模型中，瞬时钠电流(I_{Na})是必不可少的；在一定电流刺激下，瞬时钠通道最大电导 g_{Na} 必须达到一定阈值，神经元才能正常放电，即才能从静息态过渡到放电状态。在这一过渡过程中，神经元同样经历了动力学分岔过程。图 7 - 8 给出了外

加刺激电流 I_{App} 为 5 nA,瞬时钠通道最大电导 g_{Na} 变化时,神经元在 V-n 平面上动力学分岔过程.神经元模型仿真时间为 $0 \sim 1\ 000$ ms,相关参数取值见 6.2 节.

由图 7-8 所示,这时神经元模型仅有一个平衡点,下面来判定当 $g_{Na} = 0.000\ 1$ mS/cm^2 时平衡点的稳定性,如图 7-8(a) 所示.

在图 7-8(a) 中,平衡点所对应的坐标为$(-41.898\ 1, 0.334\ 1)$,同理可计算出该平衡点所对应的雅可比矩阵为

$$J_{Na} = \begin{bmatrix} -0.124\ 7 & -43.053\ 0 \\ 0.047\ 9 & -2.151\ 2 \end{bmatrix}$$

J_{Na} 所对应的特征值为

$$\lambda_{Na1} = -1.138\ 0 + 1.016\ 7i, \quad \lambda_{Na2} = -1.138\ 0 - 1.016\ 7i$$

由于两个特征值为复数,且其实部都小于零,因此,在 $g_{Na} = 0.000\ 1$ mS/cm^2 时,该平衡点是稳定的,而且该平衡点表示的是神经元的静息态.

由图 7-8 可知,瞬时钠通道最大电导 g_{Na} 由零逐渐增大过程中,在 V-n 平面上,原来位于坐标$(-41.898\ 1, 0.334\ 1)$处的稳定平衡点逐渐失稳,同时产生振幅按指数形式衰减的围绕稳定平衡点的阈下振荡相轨道,并最终回到稳定平衡点;当 g_{Na} 达到一定值时,产生的振荡相轨道不再回到平衡点,而是形成了一个极限环,同时稳定平衡点变成不稳定平衡点;而且随着 g_{Na} 继续增大,相轨道极限环也越来越大.由神经动力学理论可知,神经元这时产生了超临界 A-H 分岔(supercritical Andronov-Hopf bifurcation).

由超临界 A-H 分岔的性质可知,该神经元模型这时是具有单稳态的谐振器,具有谐振器的一般动力学性质,如具有阈下放电行为以及 II 类神经元兴奋性等,如图 7-8 所示;当 g_{Na} 在 11.55 mS/cm^2 附近时,如图 7-8(d) 所示,稳定轨道极限环开始出现,表明神经元进入稳定的全或无放电状态,因此,神经元在 $g_{Na} = 11.55$ mS/cm^2 附近,发生了超临界 A-H 分岔,同时也说明在外加刺激电流 I_{App} 为 5 nA 时,该神经元模型能进行正常全或无放电的瞬时钠通道最大电导 g_{Na} 阈值大约为 11.55 mS/cm^2.此外,由于该神经元具有单稳态特性,稳定极限环(放电状态)和稳定平衡点(静息态)不能同时存在,如图 7-8 所示.

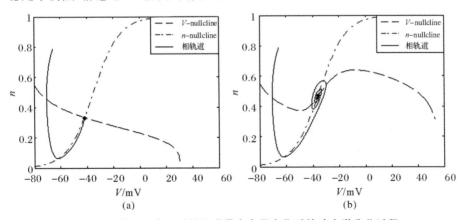

图 7-8　神经元在瞬时钠通道最大电导变化时的动力学分岔过程

(a)$g_{Na} = 0.000\ 1$ mS/cm^2;(b)$g_{Na} = 10$ mS/cm^2

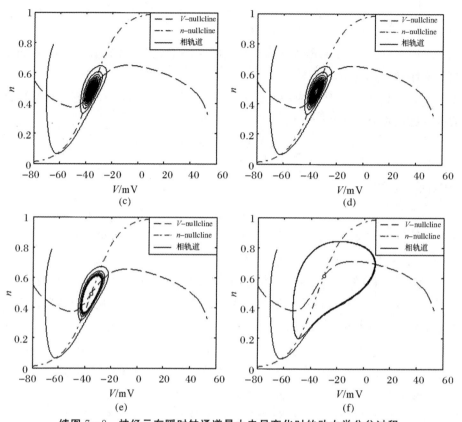

续图 7-8　神经元在瞬时钠通道最大电导变化时的动力学分岔过程

$(c) g_{Na} = 11.5 \text{ mS/cm}^2; (d) g_{Na} = 11.55 \text{ mS/cm}^2; (e) g_{Na} = 12 \text{ mS/cm}^2; (f) g_{Na} = 25 \text{ mS/cm}^2$

7.3.4　延迟整流钾通道最大电导变化的动力学分岔特性

与瞬时钠电流一样,在式(7-9)所描述的二维简化神经元模型中,延迟整流钾电流(I_{Kdr})也是必不可少的;在一定电流刺激下,延迟整流钾通道最大电导 g_{Kdr} 必须达到一定阈值,神经元才能从静息态过渡到放电状态;这与第6章的6.4.2节不同,原因在于二者模型不同,式(7-9)所描述的是一个二维简化神经元模型,而第6章所讨论的模型是九维标准模型。但在这一过渡过程中,神经元也同样经历了分岔过程。

图7-9给出了外加刺激电流 I_{App} 为 5 nA,延迟整流钾通道最大电导 g_{Kdr} 取不同值时,神经元在 V-n 平面上动力学分岔过程。神经元模型仿真时间为 0~1 000 ms,相关参数取值如7.2节所示。

由图7-9所示,这时神经元仅有一个平衡点,下面来判定当 $g_{Kdr} = 0.000\ 1 \text{ mS/cm}^2$ 时平衡点的稳定性,如图7-9(a)所示。

在图7-9(a)中,平衡点所对应的坐标为(-18.956 9, 0.832 6),同样可计算出该平衡点所对应的雅可比矩阵为

$$J_{Kdr} = \begin{bmatrix} -0.200\ 0 & -1\ 010.900\ 0 \\ 0.000\ 0 & -3.500\ 0 \end{bmatrix}$$

$\boldsymbol{J}_{\mathrm{Kdr}}$ 所对应的特征值为

$$\lambda_{\mathrm{Kdr1}} = -1.857\ 1 + 6.838\ 6i, \qquad \lambda_{\mathrm{Kdr2}} = -1.857\ 1 - 6.838\ 6i$$

同样两个特征值为复数,且其实部都小于零,因此,在 $g_{\mathrm{Kdr}} = 0.000\ 1\ \mathrm{mS/cm^2}$ 时,该平衡点是稳定的,而且该平衡点表示的是神经元的静息态。

由图 7-9 可知,延迟整流钾通道最大电导 g_{Kdr} 由零逐渐增大过程中,在 V-n 平面上,原来位于坐标 $(-18.956\ 9, 0.832\ 6)$ 处的稳定平衡点逐渐失稳,同时产生振幅按指数形式衰减的围绕稳定平衡点的阈下振荡相轨道,并最终回到稳定平衡点;当 g_{Kdr} 达到一定值时,产生的振荡相轨道不再回到平衡点,而是形成了一个极限环,同时稳定平衡点变成不稳定平衡点;而且随着 g_{Kdr} 继续增大,相轨道极限环也越来越大。由神经动力学理论可知,神经元这时也产生了超临界 A-H 分岔。

由超临界 A-H 分岔的性质可知:该神经元模型这时也是具有单稳态的谐振器,具有谐振器的一般动力学性质,如具有阈下放电行为,以及Ⅱ类神经元兴奋性等,如图 7-9 所示;当 g_{Kdr} 在 $1.98\ \mathrm{mS/cm^2}$ 附近时,如图 7-9(c)所示,稳定轨道极限环开始出现,表明神经元进入稳定的全或无放电状态,因此,神经元在 $g_{\mathrm{Kdr}} = 1.98\ \mathrm{mS/cm^2}$ 附近,也发生了超临界 A-H 分岔,同时也说明在外加刺激电流 I_{App} 为 5 nA 时,该神经元模型能进行正常全或无放电的延迟整流钾通道最大电导 g_{Kdr} 阈值大约为 $1.98\ \mathrm{mS/cm^2}$。此外,由于该神经元具有单稳态特性,稳定极限环(放电状态)和稳定平衡点(静息态)不能同时存在,如图 7-9 所示。

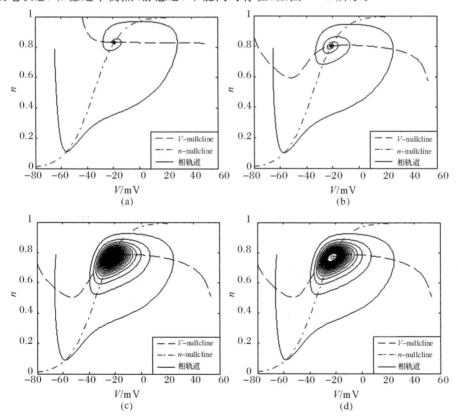

图 7-9　神经元在延迟整流钾通道最大电导变化时的动力学分岔过程

(a) $g_{\mathrm{Kdr}} = 0.000\ 1\ \mathrm{mS/cm^2}$; (b) $g_{\mathrm{Kdr}} = 1\ \mathrm{mS/cm^2}$; (c) $g_{\mathrm{Kdr}} = 1.98\ \mathrm{mS/cm^2}$; (d) $g_{\mathrm{Kdr}} = 1.99\ \mathrm{mS/cm^2}$

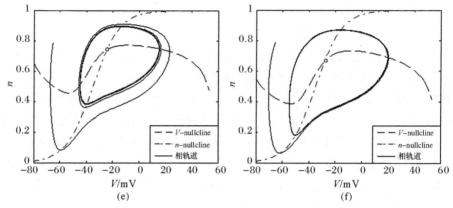

续图 7-9　神经元在延迟整流钾通道最大电导变化时的动力学分岔过程

(e)$g_{Kdr} = 3$ mS/cm²；(f)$g_{Kdr} = 6$ mS/cm²

7.3.5　分析与讨论

本节以式(7-9)所描述的二维简化神经元模型为研究对象,讨论了不同参数变化所引起的动力学分岔特性。当外加刺激电流变化时,二维简化神经元模型经历了鞍-结点分岔,从神经动力学理论可知,这时该模型是一个双稳态的积分器,具有积分器的一般动力学特性;当外加刺激电流区为某一特定值,而瞬时钠通道最大电导和延迟整流钾通道最大电导变化时,二维简化神经元模型都经历了超临界 A-H 分岔,这时该模型是一个单稳态的谐振器,且具有谐振器的一般动力学特性。由此可见,对于同一个神经元模型,不同参数变化能引起不同的动力学分岔,相应地,神经元就表现出不同的动力学特性,这从神经动力学理论角度为研究参数对神经元特性影响及神经元特性调控提供了一种新的思路和途径。

7.4　本章小结

本章以海马 CA1 区神经元模型为研究对象,利用神经动力学的模型降阶理论,对第 6 章所讨论的 CA1 区锥体神经元的胞体单房室九维复杂模型进行了简化,得到 4 个最小模型;然后以 $I_{Na} + I_{Kdr}$ 最小模型为例,利用多项式回归拟合算法,对该最小模型进一步降维简化,得到一个二维简化神经元模型;最后利用零斜线分析法等神经动力学分析方法对二维简化模型的分岔动力学特性进行了分析和讨论。

第8章　AD作用下神经元模型动力学特性改变研究

阿尔茨海默病是一种起病隐匿、进行性发展的早老性痴呆神经疾病,严重影响着患者的认知、记忆、语言和视空间等功能。海马作为神经系统中学习与记忆的主要部位,其认知记忆功能与阿尔茨海默病等重大神经性疾病有着重要的关系,已有研究结果也证实:AD引起了海马区神经元的电生理学特性的变化,特别是对钾离子通道特性的改变。本章以电生理学数据为基础,建立AD病理条件下的海马CA1区神经元动力学模型,并以该神经元模型为研究对象,利用信息学建模与仿真技术,从神经动力学的角度对比研究正常与AD病理条件下的神经元模型的动力学特性[116, 236-237]。

8.1　AD　概　述

阿尔茨海默病是一种起病隐匿、进行性发展,与年龄相关的中枢神经系统慢性退行性疾病。患者开始表现出的症状较轻,但这些症状随着时间推移,会变得越来越严重,直到丧失包括记忆力、判断力、抽象思维能力、推理能力以及处理日常行为能力等正常的活动功能,最终导致死亡。

8.1.1　AD病理特征

脑普遍萎缩是AD患者大脑的重要改变,存在于大脑深处,即存在于与高有序认知能力相关的区域;特别是在海马区等记忆储存功能的区域,以及相应的大脑皮质部位。形态学研究现已确认,AD在脑部有三个标志性病理特征:出现淀粉样蛋白Aβ沉积、神经纤维成团化以及轴突与树突退化。而神经分子学研究也发现了某些与发病相关联的机制,有文献指出,AD首先是在内嗅(Entorhinal)皮质出现异常蛋白,接着扩展到海马区,然后再蔓延至大脑皮质,导致神经元退化,直至大脑死亡[238-239]。

8.1.2　淀粉样蛋白Aβ的毒性作用机理

目前,在众多AD发病机制假说中,最受关注的是淀粉样蛋白级联假说,该假说认为淀粉样蛋白Aβ在AD发病过程中起着核心作用[240],能引起一系列的神经毒性作用,从而导致神经元功能紊乱和死亡,产生痴呆。越来越多的证据也表明:淀粉样蛋白 Aβ 是很多种因素导致 AD 发病的共同通路,是 AD 形成和发展的不可或缺的关键因素,但 Aβ 作用的分子机理仍然没有定论,这造成了 AD 在临床治疗上仍然没有突破性进展,也是目前在 AD 病因,以及发病机制上出现众说纷纭的重要原因。虽然关于淀粉样蛋白 Aβ 的毒性作用机理存在很多假说,但具有代表性的假说主要有 3 种:通道假说(Channel Hypothesis)、氧化应激假说(Reactive Oxygen System Hypothesis)以及钙假说(Calcium Hypothesis)。

1. 通道假说

通道假说认为,聚集在病人脑斑中的淀粉样蛋白 Aβ 在神经元膜上形成了"离子通道",该离子通道允许某些离子能顺利通过,从而引发神经元膜内外离子的不正常流动,破坏了膜内外离子的动态平衡,最终导致神经元的凋亡[241-242]。由此可见,在通道假说中,"离子通道"的形成,以及膜内外离子稳态的破坏是淀粉样蛋白 Aβ 毒性的分子机制。

有实验证明:Aβ 多肽在神经元膜上能够形成"离子通道",且该通道具有独特药理学特性。Arispe 等人第一次报道 Aβ(1-40)能够在磷脂双层膜上形成"离子通道",这些通道具有电压依赖性,对阳离子具有更高的选择性,允许膜外 Ca^{2+} 离子通过该通道直接进入细胞内,导致了 AD 患者脑中的神经细胞凋亡;且该通道能被 Al^{3+} 离子及 Zn^{2+} 离子阻断[243-246]。Kawahara 等人研究了 Aβ(1-40)对大鼠丘脑 GT1-7 神经元的作用影响,在外液中加入 Aβ(1-40)后,3～30 min 便有电流通过,Aβ(1-40)直接插入了 GT1-7 神经元膜,形成了离子通道,且具有阳离子选择性,并能被 Zn^{2+} 离子阻断[247]。此外,Aβ 多肽能够在大鼠皮层神经元[248]、卵母细胞[246]以及青蛙神经元细胞[249]中诱导非选择性电流,并能够转运 Ca^{2+} 离子进入脂质体,杀死纤维原细胞,而且这一过程能够被 Aβ 抗体所阻断[250-251]。所有这些研究表明:淀粉样蛋白 Aβ 能够插入细胞膜,并形成了"离子通道"。

2. 氧化应激假说

氧化应激假说认为,淀粉样蛋白 Aβ 及其寡聚体,与变价金属离子(Fe^{3+},Cu^{2+} 等)结合,通过芬顿(Fenton)反应,从 H_2O_2 中获得 OH. 及其他 ROS 物种[252]。产生的 ROS 物种包括 O_2、H_2O_2、OH.,以及 NO. 等,并通过以下 3 种途径引起神经细胞损伤:

(1)氧化 DNA,引起核苷酸二聚体化,最终导致蛋白质复制过程出现错误;

(2)氧化细胞内的重要蛋白质,致使其功能发生改变;

(3)氧化膜脂质,导致膜障碍,以及细胞溶解。

3. 钙假说

钙假说认为,淀粉样蛋白 Aβ 能够升高细胞膜内 Ca^{2+} 离子的浓度,破坏胞内 Ca^{2+} 离子的自稳态,最终产生神经毒性;淀粉样蛋白 Aβ 升高细胞膜内 Ca^{2+} 离子浓度途径主要有两个:一是细胞膜外 Ca^{2+} 离子内流,二是细胞膜内 Ca^{2+} 离子释放[253-257]。

以上关于淀粉样蛋白 Aβ 的毒性作用机理的 3 种假说,彼此之间不是相互独立,而是相互联系的。如离子通道的形成能引发 Ca^{2+} 离子浓度的波动,也能引起自由基的产生,而钙假说中也涉及到离子通道的形成。

除了上述 3 种假说外,淀粉样蛋白 Aβ 神经毒性的可能机制还包括诱导细胞凋亡、诱发炎症级联反应等。淀粉样蛋白 Aβ 神经毒性的形成机制相当复杂,已有研究成果表明:Aβ 的神经毒性在 AD 形成过程中起着非常关键的作用,是导致 AD 发病的共同通路,因此,人们在讨论有关 AD 的研究问题时,常利用不同浓度淀粉样蛋白 Aβ 的作用来模拟 AD 的不同程度病理状态。

8.2　AD 作用下的海马锥体神经元模型

前面已指出:淀粉样蛋白 Aβ 是很多种因素导致 AD 发病的共同通路,是 AD 形成和发展的不可或缺的关键因素。淀粉样蛋白 Aβ 能调节神经元膜离子通道电流,影响电压门控钙通道电流,以及钾通道电流等,破坏了膜内离子的稳态平衡,从而对神经元造成损害[258];研究发现:淀粉样蛋白 Aβ 能增加延迟整流钾通道电流,并引起神经细胞的消亡[259-260]。本节以淀粉样蛋白 Aβ$_{25-35}$ 作用于大鼠海马神经元钾通道的电生理学数据为基础,建立淀粉样蛋白 Aβ$_{25-35}$ 作用下的神经元模型。

8.2.1　AD 病理条件下的海马锥体神经元电生理学特征

近年来,人们利用不同浓度淀粉样蛋白 Aβ 的作用来模拟 AD 的病理状态,并研究 AD 病理状态下神经元的电生理学特性,取得了可喜的研究成果和结论[258-261]。北京协和医学院王晓良教授课题组[261]采用侧脑室一次性注射聚集态的淀粉样蛋白 Aβ$_{25-35}$ 模拟 AD 的部分病理状态,利用全膜片嵌技术记录和研究了海马锥体神经元的电压依赖性钾电流(包括 A 型瞬时钾电流和延迟整流钾电流)在 AD 病理状态下电生理学特性及其功能改变,取得了如下的实验结果。

1. A 型瞬时钾电流

侧脑室注射 Aβ$_{25-35}$ 对大鼠海马锥体神经元 I_A 电流幅度和电流密度有着一定的影响,但对其稳态激活动力学没有显著影响。当神经元去极化至＋40 mV 时,Aβ$_{25-35}$ 手术组的 A 型瞬时钾电流幅度和电流密度均显著高于正常组,分别增加 43.1%($P<0.05$)和 66.6%($P<0.01$)。这表明:侧脑室注射 Aβ$_{25-35}$ 后,A 型瞬时钾电流显著增加,且具有电压依赖性。但从神经动力学角度研究发现,A 型瞬时钾电流的稳态激活动力学特性及稳态失活动力学特征均无显著性差异[261]。

正常组和 Aβ$_{25-35}$ 手术组的半数最大激活电位 $V_{1/2}$ 分别为(－4.1±5.4)mV($n=10$)和(－5.6±4.5)mV($n=10$),斜率因子 k 分别为(－20.4±1.8)mV($n=10$)和(－21.5±1.8)mV($n=10$),都未见显著性差异,这表明:侧脑室注射 Aβ$_{25-35}$ 对 A 型瞬时钾电流(I_A)的激活动力学特征没有明显影响[261]。

正常组和 Aβ$_{25-35}$ 手术组的半数最大失活电位 $V_{1/2}$ 分别为(－93.2±2.8)mV($n=10$)和(－94.6±2.7)mV($n=10$),斜率因子 k 分别为(9.1±1.2)mV($n=10$)和(7.6±0.8)mV($n=10$),也均未见显著性差异,这表明:侧脑室注射 Aβ$_{25-35}$ 对 A 型瞬时钾电流(I_A)的失活动力学特征也没有明显性影响[261]。

2. 延迟整流钾电流

而侧脑室注射 Aβ$_{25-35}$ 对大鼠海马锥体神经元 I_{Kdr} 电流幅度、电流密度及其稳态激活动力学都有很大的影响。当神经元去极化至$+40$ mV时,$A\beta_{25-35}$手术组的延迟整流钾电流幅度和电流密度均显著高于正常组,分别增加68.9%($P<0.01$)和66.1%($P<0.01$),见表$8-1$[261]。即侧脑室注射$A\beta_{25-35}$后,延迟整流特性的钾电流显著增加,且具有电压依赖性[261]。

从神经动力学角度研究发现,侧脑室注射$A\beta_{25-35}$后,延迟整流钾电流的半数最大激活电位$V_{1/2}$由正常组的(-6.2 ± 1.5)mV$(n=12)$左移至(-14.3 ± 1.3)mV$(n=14, P<0.01)$,斜率因子k由正常组的(-21.1 ± 0.9)mV$(n=12)$减少至(-18.4 ± 0.6)mV$(n=15, P<0.05)$,延迟整流钾电流(I_{Kdr})稳态激活曲线向超极化方向移动-8 mV,表明延迟整流钾电流在低电压下更容易被激活[261]。

表$8-1$　$A\beta_{25-35}$对大鼠海马锥体神经元I_{Kdr}的影响

分组	n	电流幅度/pA	电容/pF	电流密度/(pA/pF)
PBS对照组	20	$1\ 123\pm57$	37.3 ± 1.9	30.8 ± 1.5
$A\beta_{25-35}$	27	$1\ 897\pm142$**	37.3 ± 2.1	51.2 ± 2.9**

注:** $P<0.01$。

图$8-1$[261]给出了延迟整流钾电流I_{Kdr}在$A\beta_{25-35}$手术组与正常组条件下的不同动力学特性。

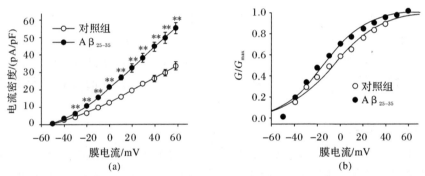

图$8-1$　延迟整流钾电流I_{Kdr}在$A\beta_{25-35}$手术组与对照组条件下的不同动力学特性
(a)I-V关系图;(b)稳态激活特性曲线

由上述结论可知:侧脑室注射淀粉样蛋白$A\beta_{25-35}$对大鼠海马锥体神经元的A型瞬时钾电流(I_A)的动力学特性没有显著性影响,而对延迟整流钾电流(I_{Kdr})的动力学特性则有显著性影响。因此,下面建立AD病理条件下(即注射聚集态的淀粉样蛋白$A\beta_{25-35}$模拟AD的部分病理状态)神经元模型时,仅需要考虑侧脑室注射淀粉样蛋白$A\beta_{25-35}$对延迟整流钾电流(I_{Kdr})的显著性作用和电生理学特性。

8.2.2　AD作用下海马锥体神经元动力学模型

正常组的神经元模型如第6章的式(6-14)描述的动力学方程所示,模型中参数取值详见第6章6.1.2节。对于式(6-14)所描述的正常组正常胞体单房室模型及其简化模型的动力学特性,本书在第6章和第7章进行了详细分析和讨论。

以8.2.1节电生理学实验数据为基础,对式(6-14)的胞体单房室模型参数进行适当修改,就可得到AD病理组($A\beta_{25-35}$手术组)的海马CA1区锥体神经元动力学模型为

$$\begin{aligned}
C\frac{dV}{dt} = & -g_L(V-V_L) - g_{Na}m_\infty^3(V)h(V-V_{Na}) - g_{NaP}p_\infty(V)(V-V_{Na}) \\
& - g_{Kdr}n^4(V-V_K) - g_A a_\infty^3(V)b(V-V_K) - g_M z(V-V_K) \\
& - g_{Ca}r^2(V-V_{Ca}) - g_y d_\infty([Ca^{2+}]_i)y(V-V_K) \\
& - g_{sAHP}q(V-V_K) + I_{App}
\end{aligned}$$

$$\frac{dh}{dt} = \frac{h_\infty(V)-h}{\tau_h(V)}$$

$$\frac{dn}{dt} = \frac{n_\infty(V)-n}{\tau_n(V)}$$

$$\frac{db}{dt} = \frac{b_\infty(V)-b}{\tau_b}$$

$$\frac{dz}{dt} = \frac{z_\infty(V)-z}{\tau_z}$$

$$\frac{dr}{dt} = \frac{r_\infty(V)-r}{\tau_r}$$

$$\frac{dy}{dt} = \frac{y_\infty(V)-y}{\tau_y}$$

$$\frac{dq}{dt} = \frac{q_\infty([Ca^{2+}]_i)-q}{\tau_q}$$

$$\frac{d[Ca^{2+}]_i}{dt} = -vg_{Ca}r^2(V-V_{Ca}) - \frac{[Ca^{2+}]_i}{\tau_{Ca}}$$

$$(8-1)$$

式(8-1)所描述的模型方程有 9 个时间变量:膜电位 V、瞬时钠电流失活变量 h、延迟整流钾电流激活变量 n、A 型瞬时钾电流失活变量 b、毒蕈碱敏感钾电流激活变量 z、高阈值钙电流激活变量 r、快钙离子激活钾电流失活变量 y、慢钙离子激活钾电流激活变量 q 以及膜内钙离子浓度变量 $[Ca^{2+}]_i$,在数据计算时,除非特别说明,除延迟整流钾电流(I_{Kdr})有关参数外,模型中其他参数取值详见第 6 章 6.1.2 节。

考虑到不同神经元的差异性,以及减少误差,这里仅考虑淀粉样蛋白 $A\beta_{25\text{-}35}$ 所引起延迟整流钾电流(I_{Kdr})动力学特性的改变。基于 8.2.1 节电生理实验数据,AD 引起的 I_{Kdr} 动力学特性改变如下:与正常神经元相比,电导(g_{Kdr})增加约 0.689 倍,半数激活电压($V_{1/2}$)向左平移约 8.1 mV。斜率因子(k)减少约 2.7 mV;而 I_{Kdr} 相关其他参数没有变化。因此,正常组与 AD 组神经元模型有关延迟整流钾电流(I_{Kdr})参数取值见表 8-2。

表 8-2　延迟整流钾电流(I_{Kdr})有关参数值

参数值类别	正常神经元模型	AD 神经元模型
不同参数值	$g_{Kdr}=6 \text{ mS/cm}^2$ $n_\infty(V)=\dfrac{1}{1+\exp\left(\dfrac{-35-V}{10}\right)}$	$g_{Kdr}=10 \text{ mS/cm}^2$ $n_\infty(V)=\dfrac{1}{1+\exp\left(\dfrac{-43.1-V}{7.3}\right)}$
相同参数值	$V_K=-90 \text{ mV}, \tau_n(V)=0.1+0.5\times\dfrac{1}{1+\exp\left(\dfrac{-27-V}{-15}\right)}$	

此外,AD 病理组神经元模型的状态变量(V, h, n, b, z, r, y, q, $[Ca^{2+}]_i$)的初始值与正常组神经元模型取值相同,都取为(-65, 0.1, 0.1, 0.1, 0.1, 0.1, 0.1, 0.1, 0.05)。

式(8-1)所描述的 AD 病理组神经元模型,与正常组神经元模型一样,都能自发进行规则放电、周期放电、簇放电以及混沌等放电模式。

8.3 AD 作用下神经元标准模型的动力学特性改变

前面已指出:淀粉样蛋白 Aβ 是很种因素导致 AD 发病的共同通路,且侧脑室注射淀粉样蛋白 $Aβ_{25-35}$ 对延迟整流钾电流(I_{Kdr})的动力学特性有着显著性影响。为了探讨淀粉样蛋白 $Aβ_{25-35}$ 对锥体神经元模型的动力学特性的影响,下面以式(8-1)所描述神经元模型为基础,对比研究和讨论正常组和 AD 病理组神经元模型在直流电流刺激下的动力学变化特性。

AD 病理组神经元模型的动力学特性不仅与电流刺激幅度有关,还与刺激时间长短息息相关,这与 6.4.1 节所述内容相同。图 8-2 给出了外加刺激直流电流 I_{App} 变化时,正常组和 AD 病理组神经元模型的膜电位 ISI 分岔图,外加刺激电流 I_{App} 变化步长为 0.05 nA,仿真时间为 0～2 000 ms,而膜电位 ISI 的仿真时间取值区间为 1 000～2 000 ms。

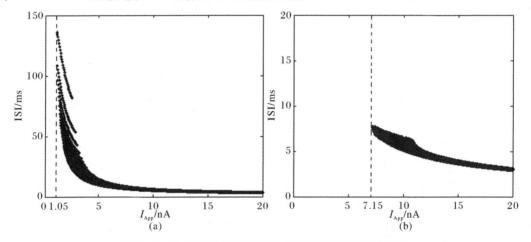

图 8-2　外加刺激电流变化时,神经元模型的 ISI 分岔图

(a)正常组;(b)AD 组

由图 8-2 可知:当电流刺激幅度按步长 0.05 nA 逐渐增大时,无论是正常组还是 AD 病理组,神经元模型的膜电位 ISI 逐渐减少,其变化趋势近似为一指数函数,即神经元放电频率随着幅度增加越来越快。

与正常组相比,AD 病理组的 ISI 分布范围要小得多,即在相同的电流刺激下,AD 组神经元的频率变化范围明显低于正常组神经元;而且正常组神经元放电模式十分丰富,而 AD 病理组神经元较为单一。因此,与正常组神经元相比,AD 组神经元对外界刺激响应的兴奋性降低。

对于正常组神经元,当刺激幅度小于 1.05 nA 时,神经元没有放电,其放电阈值强度约为 1.05 nA;而对于 AD 组神经元,当刺激幅度小于 7.15 nA 时,神经元没有放电,其放电阈值强度约为 7.15 nA,二者比较,阈值变化特别显著。

对于 AD 病理组神经元,由于其放电频率也为一频带,且有放电阈值,因此,AD 组神经元

模型也具有 Ⅱ 类神经元兴奋性。这与第 6 章 6.4.1 所讨论的标准神经元模型（即正常组神经元模型）的结论一致。

8.4　AD 作用下神经元最小模型的动力学特性改变

为了深入探讨淀粉样蛋白 Aβ 对神经元模型的动力学特性的影响，可利用第 7 章所介绍的神经元模型简化理论，对式（8-1）所描述的 AD 病理组高维神经元模型进行简化，得到含有延迟整流钾电流（I_{Kdr}）的简化模型，然后，对简化模型的动力学特性进行分析。

式（8-1）所描述的 AD 病理组神经元模型，与正常组神经元模型一样，利用神经动力学的模型简化方法，可得到 4 个能进行正常放电的最小模型：$I_{\text{Na}}+I_{\text{Kdr}}$ 最小模型、$I_{\text{Na}}+I_{\text{M}}$ 最小模型、$I_{\text{Na}}+I_{\text{Ca}}+I_y$ 最小模型以及 $I_{\text{Na}}+I_{\text{Ca}}+I_{\text{sAHP}}$ 最小模型。由于仅有 $I_{\text{Na}}+I_{\text{Kdr}}$ 最小模型含有延迟整流钾电流（I_{Kdr}），因此，这里仅讨论 $I_{\text{Na}}+I_{\text{Kdr}}$ 最小模型的动力学特性。

$I_{\text{Na}}+I_{\text{Kdr}}$ 最小模型由瞬时钠电流 I_{Na}、延迟整流钾电流 I_{Kdr}，以及漏电流 I_{L} 组成，其描述微分方程为

$$\left.\begin{aligned}
C\frac{\mathrm{d}V}{\mathrm{d}t} &= -g_{\text{L}}(V-V_{\text{L}}) - g_{\text{Na}}m_\infty^3(V)h(V-V_{\text{Na}}) - g_{\text{Kdr}}n^4(V-V_{\text{K}}) + I_{\text{App}} \\
\frac{\mathrm{d}h}{\mathrm{d}t} &= \frac{h_\infty(V)-h}{\tau_h(V)} \\
\frac{\mathrm{d}n}{\mathrm{d}t} &= \frac{n_\infty(V)-n}{\tau_n(V)}
\end{aligned}\right\} \tag{8-2}$$

在式（8-2）所描述的模型中，除非特别说明，所有参数取值如 8.2.2 节所述。

在外加不同电流的刺激下，式（8-2）所描述的最小模型也能进行周期放电、簇放电以及混沌放电等放电模式。

正常组神经元最小模型如第 7 章式（7-1）所述，这里不再重复。

图 8-3 给出了外加刺激直流电流 I_{App} 变化时，正常组和 AD 病理组最小神经元模型的膜电位 ISI 分岔图，外加刺激电流 I_{App} 变化步长为 0.05 nA，仿真时间为 0～2 000 ms，而膜电位 ISI 的仿真时间取值区间为 1 000～2 000 ms。

由图 8-3 可知，当电流刺激幅度按步长 0.05 nA 逐渐增大时，无论是正常组还是 AD 病理组，神经元最小简化模型的膜电位 ISI 逐渐减少，其变化趋势近似为一指数函数，即神经元放电频率随着幅度增加越来越快。而且，无论是正常组还是 AD 病理组，神经元放电模式都为周期 1，即放电模式较为单一。

与正常组相比，AD 病理组的 ISI 分布范围要小得多，即在相同的电流刺激下，AD 组神经元最小模型的频率变化范围明显低于正常组神经元；因此，与正常组神经元最小模型相比，AD 组神经元最小模型对外界刺激响应的兴奋性降低。对于正常组神经元最小模型，当刺激幅度小于 0.3 nA 时，神经元最小模型没有放电，其放电阈值强度约为 0.3 nA；而对于 AD 组神经元最小模型，当刺激幅度小于 7.85 nA 时，神经元最小模型没有放电，其放电阈值强度约为 7.85 nA，二者比较，阈值变化特别显著。

对于 AD 病理组神经元最小模型，由于其放电频率也为一频带，且有放电阈值，因此，AD

组神经元最小模型具有 II 类神经元兴奋性。

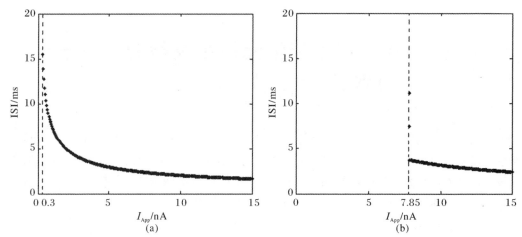

图 8 - 3　外加刺激电流变化时,神经元的最小模型 ISI 分岔图

(a)正常组;(b)AD 组

8.5　AD 作用下二维简化神经元模型的动力学特性改变

　　式(8-2)所描述的 AD 病理组 $I_{Na} + I_{Kdr}$ 最小模型包含有三个时间变量,不利于在平面上进行分析,还需要进一步进行消元简化,以得到二维简化模型。本节以式(8-2)所描述的神经元最小模型为基础,利用第 7 章的模型简化方法对其进行简化,得到二维简化神经元模型;然后以该二维简化神经元模型为基础,对比研究在淀粉样蛋白 Aβ 作用下,二维简化模型的动力学分岔变化过程。

　　正常组二维简化神经元模型如第 7 章式(7-9),其参数取值如第 7 章 7.2 节所述。

8.5.1　$I_{Na} + I_{Kdr}$ 最小模型的二维简化神经元模型

　　如第 7 章 7.2 节所述,采用一次多项式($h = a_0 + a_1 n$)对式(8-2)所描述 AD 病理组 $I_{Na} + I_{Kdr}$ 最小模型中的变量 h 和 n 进行回归拟合,求出变量 h 和 n 的函数关系式,并对式(8-2)进行消元简化,从而得到 AD 病理组的二维简化模型。

　　进行回归拟合的数据来源于式(8-2)所描述的 AD 病理组 $I_{Na} + I_{Kdr}$ 最小模型的仿真数据,神经元模型仿真时间是 0~2 000 ms,变量 h 和 n 的取值区间是仿真时间为 500~2 000 ms 所对应的数据。表 8-2 给出了外加刺激直流电流 I_{App} 从 8 nA 变化到 27 nA,变化步长 1 nA,参数 a_0,a_1 所对应的回归拟合后的数值。为增加输入刺激电流的动态范围,以及减少拟合误差,对表 8-3 所求的多组参数值取平均值,作为最终的拟合多项式的参数值,得到变量 h 和 n 的函数关系式为

$$h = 0.882\ 0 - 1.002\ 8n \qquad (8-3)$$

表 8-3　刺激电流变化时多项式中参数所对应的拟合数值

组数 i	刺激电流 I_{App}/nA	参数 a_0	参数 a_1
1	8	0.930 5	-1.072 5
2	9	0.923 3	-1.060 7
3	10	0.916 6	-1.049 9
4	11	0.910 1	-1.040 1
5	12	0.904 2	-1.031 5
6	13	0.898 5	-1.023 4
7	14	0.893 3	-1.016 2
8	15	0.888 3	-1.009 4
9	16	0.883 7	-1.003 3
10	17	0.879 4	-0.997 7
11	18	0.875 4	-0.992 5
12	19	0.871 7	-0.987 7
13	20	0.868 2	-0.983 4
14	21	0.865 0	-0.979 4
15	22	0.861 9	-0.975 6
16	23	0.859 1	-0.972 3
17	24	0.856 4	-0.969 1
18	25	0.853 9	-0.966 2
19	26	0.851 7	-0.963 6
20	27	0.849 6	-0.961 2

利用式(8-3)对式(8-2)所描述的 $I_{Na} + I_{Kdr}$ 最小模型进行简化,消除变量 h,得到一个仅有两个状态变量 V 和 n 的二维神经元模型,其方程形式为

$$\left. \begin{aligned} C\frac{dV}{dt} &= -g_L(V-V_L) - g_{Na}m_\infty^3(V)(0.882\ 0 - 1.002\ 8n) \\ &\quad (V-V_{Na}) - g_{Kdr}n^4(V-V_K) + I_{App} \\ \frac{dn}{dt} &= \frac{n_\infty(V)-n}{\tau_n(V)} \end{aligned} \right\} \quad (8-4)$$

式(8-4)所描述的模型方程仅有两个时间变量:膜电位 V 和延迟整流钾电流激活变量 n,在数据计算时,模型中参数取值如下:

$C = 1\ \mu F/cm^2$;$g_L = 0.05\ mS/cm^2$;$V_L = -70\ mV$;$g_{Na} = 35\ mS/cm^2$;

$g_{Kdr} = 10\ mS/cm^2$;$V_{Na} = 55\ mV$;$V_K = -90\ mV$;

$$m_\infty(V) = \frac{1}{1+\exp\left(\dfrac{-30-V}{9.5}\right)};$$

$$n_\infty(V) = \frac{1}{1+\exp\left(\dfrac{-43.1-V}{7.3}\right)};\ \tau_n(V) = 0.1 + 0.5 \times \frac{1}{1+\exp\left(\dfrac{-27-V}{-15}\right)}\text{。}$$

为了消除初始状态的影响，AD病理组二维简化模型的初始状态与正常组二维简化模型的取值相同，都取为(−65,0.8)。

下面以式(7−9)和式(8−4)所描述的二维简化神经元模型为例，对比研究二维简化模型在淀粉样蛋白 Aβ 作用下的动力学变化特性。

式(7−9)所描述的正常组二维简化神经元模型的动力学特性在第7章已详细讨论过，这里不再重复。下面先讨论 AD 病理组二维简化神经元模型的动力学特性，并与正常组二维简化神经元模型进行对比分析和讨论。

8.5.2　平衡点稳定性分析

关于利用神经动力学理论来分析平衡点稳定性的方法和步骤在第7章已详细讨论过，限于篇幅，这里直接给出相应的计算结果。

式(8−4)所描述的二维简化模型的零斜线方程为

V-nullcline(V- 零斜线)：

$$I_{App} - g_{Na}m_\infty^3(V)(0.882\,0 - 1.002\,8n)(V - V_{Na}) -$$
$$g_{Kdr}n^4(V - V_K) - g_L(V - V_L) = 0 \tag{8-5}$$

n-nullcline(n -零斜线)：

$$n - n_\infty(V) = 0 \tag{8-6}$$

所有参数取值，除非特别说明，如8.5.1节所述。式(8−4)所描述的神经元模型的平衡点即是 V-nullcline 与 n-nullcline 的交点。

图8−4给出了外加刺激电流 I_{App} 为零，V-nullcline 与 n-nullcline 在 V-n 相平面的示意图。由图8−4可知：式(8−4)所描述的简化模型仅有一个平衡点 A'，利用雅可比的非线性数值求解方法，求得该平衡点在相平面的坐标分别为

A' 平衡点相平面坐标：(−69.748 8,0.025 3)。

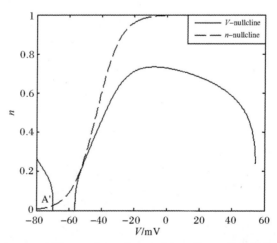

图8−4　I_{App} 为零，V-nullcline 与 n-nullcline 在 V-n 相平面的示意图

下面利用李雅普诺夫第一法求该平衡点所对应的特征值。

对于平衡点 A'，所对应的雅可比矩阵为

$$\boldsymbol{J}_{A'} = \begin{bmatrix} -0.046\ 2 & -0.027\ 9 \\ 0.004\ 3 & -1.746\ 2 \end{bmatrix}$$

$\boldsymbol{J}_{A'}$ 所对应的特征值为

$$\lambda_{A'1} = -0.046\ 2, \quad \lambda_{A'2} = -1.746\ 2$$

根据平衡点 A' 所对应的特征值可知,在外加刺激电流为零的情况下,对于 AD 病理组神经元模型,由于 A' 点所对应的两个特征值的实部都小于零,因此平衡点 A' 是稳定的,且其所对应的状态是神经元的静息态。

8.5.3　直流电流刺激下的动力学分岔特性

当外加刺激电流从零逐渐增大时,式(8-4)所描述的 AD 组二维简化神经元模型能从静息态演变为持续放电状态,在这一变化过程中,神经元经历了较为复杂的动力学分岔过程。图 8-5 给出了外加刺激电流 I_{App} 变化时,神经元在 V-n 平面上动力学分岔过程。神经元模型仿真时间为 0~1 000 ms,相关参数取值见 8.5.1 节。

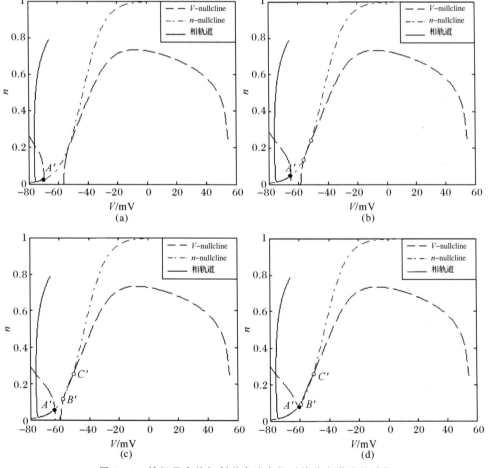

图 8-5　神经元在外加刺激电流变化时的动力学分岔过程

(a)I_{App}=0 nA;(b)I_{App}=0.2 nA;(c)I_{App}=0.25 nA;(d)I_{App}=0.3 nA

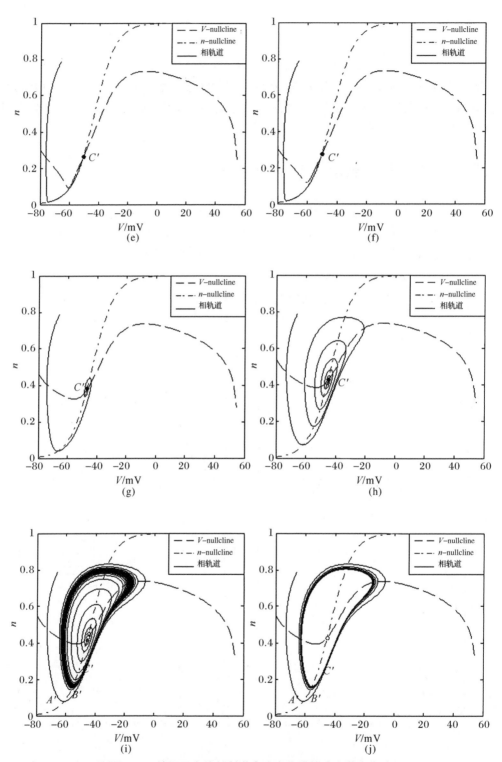

续图 8-5　神经元在外加刺激电流变化时的动力学分岔过程

(e)$I_{App}=0.31$ nA；(f)$I_{App}=0.35$ nA；(g)$I_{App}=4$ nA；

(h)$I_{App}=8$ nA；(i)$I_{App}=8.69$ nA；(j)$I_{App}=8.7$ nA

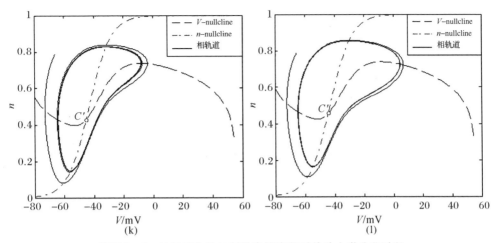

续图 8 - 5　神经元在外加刺激电流变化时的动力学分岔过程

$(k)I_{App}=9\ nA\,;(l)I_{App}=12\ nA$

由图 8 - 5 可知:外加刺激电流 I_{App} 由零逐渐增大过程中,在 $V\text{-}n$ 平面上,原来位于坐标 $(-69.748\ 8,0.025\ 3)$ 处的稳定平衡点 A' 沿着 V 轴向右移动,同时 $V\text{-}$ 零斜线向上偏移,与 $n\text{-}$ 零斜线相交,产生两个不稳定平衡点 B' 和 C',随着外加刺激电流 I_{App} 继续逐步增大,稳定平衡点 A' 和不稳定平衡点 B' 相互靠近,并缠绕重合,在 $I_{App}=0.31\ nA$ 附近,稳定平衡点 A' 和不稳定平衡点 B' 完全重合并消失,同时平衡点 C' 由不稳定变得稳定;随着外加刺激电流 I_{App} 进一步增大,神经元的平衡点 C' 逐渐失稳,同时产生振幅按指数形式衰减的围绕稳定平衡点 C' 的阈下振荡相轨道,并最终回到稳定平衡点 C';当刺激电流 I_{App} 达到一定值(8.7 nA 附近)时,产生的振荡相轨道不再回到平衡点,而是形成了一个极限环,同时稳定平衡点 C' 变成不稳定平衡点;而且随着 I_{App} 的增大,相轨道极限环也越来越大。由神经动力学理论可知,神经元这时产生了超临界 A-H 分岔。

由超临界 A-H 分岔的性质可知:AD 组神经元模型这时是具有单稳态的谐振器,具有谐振器的一般动力学性质,如具有阈下放电行为,以及Ⅱ类神经元兴奋性等,如图 8 - 5 所示;当 I_{App} 在 8.7 nA 附近时,如图 8 - 5(j)所示,稳定轨道极限环开始出现,表明神经元进入稳定的全或无放电状态,因此,神经元在 $I_{App}=8.7\ nA$ 附近,发生了超临界 A-H 分岔。由于该神经元具有单稳态特性,稳定极限环(放电状态)和稳定平衡点(静息态)不能同时存在,如图8 - 5所示。

8.5.4　分析与讨论

综上所述,与第 7 章式(7 - 9)所描述的正常组二维简化神经元模型相比较,式(8 - 4)所描述的 AD 组二维简化神经元模型的动力学特性发生明显改变。

当外加刺激电流 I_{App} 为零时,AD 病理组的二维简化神经元模型仅有一个稳定的平衡点,而由第 7 章的 7.3.1 节结论可知:正常组的二维简化模型有 3 个平衡点,其中仅有一个平衡点稳定。由此可见,淀粉样蛋白 Aβ 对二维简化模型平衡点有较大影响,在外加刺激电流 I_{App} 为零的条件下,神经元模型平衡点的个数发生改变。

在外加直流电流刺激下,当电流变化时,AD 病理组的二维简化神经元模型从静息态演变到持续放电状态时,经历了超临界 A-H 分岔,这时神经元模型是一个单稳态的谐振器,具有谐振器的一般动力学特性；而由第 7 章的 7.3.2 节结论可知：正常组二维简化神经元模型静息态演变到持续放电状态时，经历了鞍-结点分岔，由神经动力学理论可知，这时该模型是一个双稳态的积分器，具有积分器的一般动力学特性。由此可见，在 AD 作用下，海马神经元模型的动力学分岔类型发生改变，即从鞍-结点分岔演变为超临界 A-H 分岔，相应地，神经元从一个双稳态积分器变为一个单稳态谐振器，表现出了不同的动力学特性。

8.6 本章小结

本章以电生理学数据为基础，利用神经动力学理论，建立 AD 病理条件下海马 CA1 区神经元动力学模型，并对所建立的 AD 病理组九维复杂神经元模型进行了简化，得到了二维简化神经元模型；以 AD 组和正常组的神经元模型为研究对象，对比研究了正常与 AD 病理条件下的神经元模型的动力学变化特性。

参 考 文 献

[1] 邓斌. 神经元混沌、同步与控制[D]. 天津：天津大学，2006.

[2] HODGKIN A L，HUXLEY A F. A quantitative description of membrane current and its application to conduction and excitation in nerve[J]. Journal of Physiology，1952，117(2)：500 - 544.

[3] FITZHUGH R. Impulses and physiological states in models of nerve membrane[J]. Biophysical Journal，1961，1(3)：445 - 467.

[4] 马庆国，王小毅. 认知神经科学、神经经济学与神经管理学[J]. 管理世界，2006(10)：139 - 149.

[5] 周晓宏，马庆国，陈明亮. 神经管理学及其相关研究[J]. 中国科技论坛，2009(7)：100 - 112.

[6] TASS P，ROSENBLUM M G，WEULE J，et al. Detection of $n:m$ phase locking from noisy data：application to magnetoencephalography[J]. Physical Review Letters，1998，81(15)：3291 - 3294.

[7] MORMANN F，KREUZ T，et al. Epileptic seizures are preceded by a decrease in synchronization[J]. Epilepsy Research，2003，53(2)：173 - 185.

[8] WINFREE A T. The geometry of biological time[M]. 2nd ed. New York：Springer，2000.

[9] GLASS L，MACKEY M C. From clocks to chaos：the rhythms of life [M]. Princeton：Princeton University Press，1988.

[10] BASSINGTHWAIGHTE J B，LIEBOVITCH L S，WEST B J. Fractal physiology[M]. New York：Oxford University Press，1994.

[11] KEENER J，SNEYD J. Mathematical physiology[M]. New York：Springer-Verlag，1998.

[12] DINELEY K T，BELL K A，BUY D，et al. β-amyloid peptide activates α7 nicotinic acetylcholine receptors expressed in xenopus oocytes[J]. J Biol Chem，2002，277(28)：25056 - 25061.

[13] GRAY C M，KONIG P，ENGEL A K，et al. Oscillatory responses in cat visual cortex exhibit inter-columnar synchronization which reflects global stimulus properties[J]. Nature，1989，338(5)：334 - 337.

[14] BUZSAKI G，CHROBAK J J. Temporal structure in spatially organized neuronal ensembles：a role for interneuronal networks[J]. Current Opinion in Neurobiology，1995，5(7)：504 - 510.

[15] FRICKER D，MILES R. Interneurons spike timing，and perception[J]. Neuroscience，2001，32(12)：771 - 774.

[16] CHILLEMI S,PANARESE A,BARBI M,et al. Gap-junctions promote synchrony in a network of inhibitory interneurons in the presence of heterogeneities and noise[J]. Lecture Notes in Computer Science,2005,3561:77 - 85.

[17] PFEUTY B,MATO G,GOLOMB D,et al. The combined effects of inhibitory and electrical synapses on synchrony[J]. Neural Computation,2005,17(3):633 - 670.

[18] GAO J, HOLMES P. On the dynamics of electrically-coupled neurons with inhibitorysynapses[J]. Journal of Computational Neuroscience,2006,22 (1):39 - 61.

[19] GARY A J,COHEN J D. An integrative theory of locus coeruleus norepinephrine function:adaptive gain and optimal performance[J]. Annual Reviews of Neuroscience,2005, 28(2):403 - 450.

[20] BROWN E,MOEHLIS J,HOLMES P,et al. The influence rate and stimulus duration on brainstem noradrenergic neurons[J]. Journal of Computational Neuroscience,2004, 17(1):13 - 19.

[21] FELL J,KLAVER P,et al. The interaction of rhinal cortex and hippocampus in human declarative memory formation[J]. Reviews in the Neurosciences,2002,13(2):299 - 312.

[22] BEM T,FEUVRE Y L, RINZEL J,et al. Electrical coupling induces bistability of rhythms in networks of inhibitory spiking neurons[J]. European Journal of Neuroscience,2005,22(8):2661 - 2668.

[23] BEM T,RINZEL J. Short duty cycle destabilizes a half-center oscillator,but gap junctions can restabilize the antiphase pattern[J]. Journal of Neurophysiology,2004,91(3): 693 - 703.

[24] LABOURIAU I S, ALOES-PINTO C. Loss of synchronization in partially coupled Hodgkin-Huxley equations[J]. Bulletin of Mathematical Biology,2004,66(3):539 - 557.

[25] JIRSA V K,DING M. Will a large complex system with time delays be stable? [J]. Physical Review Letters,2004,93(7):070602.

[26] CASADO J M,BALTANAS J P. Phase switching in a system of two noisy Hodgkin-Huxley neurons coupled by a diffusive interaction [J]. Physical Review E, 2003, 68:061917.

[27] DHAMALA M,JIRSA V K,DING M. Enhancement of neural synchrony by time delay [J]. Physical Review Letters,2004,92:074104.

[28] PRASAD A,KURTHS J,DANA S K,et al. Phase-flip bifurcation induced by time delay [J]. Physical Review E,2006,74:52041 - 52044.

[29] HODGKIN A L, HUXLEY A F. Currents carried by sodium and potassium ions through the membrane of the giant axon of loligo[J]. Journal of Physiology,1952,116: 449 - 472.

[30] HODGKIN A L, HUXLEY A F. The components of membrane conductance in the giant axon of loligo[J]. Journal of Physiology,1952,116:473 - 496.

[31] HODGKIN A L,HUXLEY A F. The dual effect of membrane potential on sodium conductance in the giant axon of loligo[J]. Journal of Physiology,1952,116:497 - 506.

[32] HODGKIN A L,HUXLEY A F. A quantitative description of membrane and its application to conduction and excitation in nerve[J]. Journal of Physiology,1952,117:500 - 544.

[33] FRANKENHAEUSER B,HUXLEY A F. The action potential in the myelinated nerve fivre of xenpous laevis as computed on the basis of voltage clamp data[J]. Journal of Physiology,1964,171(4):302 - 315.

[34] ADRIAN R H,CHANDLER W K,HODGKIN A L. Voltage clamp experiments in striated muscle fibres[J]. Journal of Physiology,1970,208(5):607 - 644.

[35] ADRIAN R H,PEACHEY L D. Reconstruction of the action potential of frog sartorius muscle[J]. Journal of Physiology,1973,235(1):103 - 131.

[36] NOBLE D. A modification of the Hodgkin-Huxley equation applicable to Purkinje fibre action and pacemaker potentials[J]. Journal of Physiology,1962,160(3):317 - 352.

[37] MCALLISTER R E,NOBLE D,TSIEN R W. Reconstruction of the electrical activity of cardiac Purkinje fibers[J]. Journal of Physiology,1975,251(1):1 - 58.

[38] BEELER G W,REUTER H. Reconstruction of the action potential of ventricular myocardial fibres[J]. Journal of Physiology,1977,235(1):103 - 131.

[39] MORRIS C, LECAR H. Voltage oscillations in the barnacle giant muscle fiber[J]. Biophysical Journal,1981,35(2):193 - 213.

[40] CHAY T R, KEIZER J. Minimal model for membrane oscillations in the pancreatic beta-cell[J]. Biophysical Journal,1983,42(2):181 - 190.

[41] RINZEL J,LEE Y S. Dissection of a model for neuronal parabolic bursting[J]. Journal of Mathematical Biology,1987,25(7):653 - 675.

[42] BUTERA R J,RINZEL J,SMITH J C. Models of respiratory rhythm generation in the pre-Bötzinger complex II bursting pacemaker neurons[J]. Journal of Neurophysiology,1999,81(4):382 - 397.

[43] DAYAN P,ABBOTT L F. Theoretical neuroscience:computational and mathematical modeling of neural systems[M]. Cambridge:MIT Press,2002.

[44] BRUNEL N,MEUNIER C,FREGNAC Y. Neuroscience and computation[J]. Journal of Physiology-Paris,2003,97(4):387 - 390.

[45] ERMENTROUT G B. Type I membranes,phase resetting curves,and synchrony[J]. Neural Computation,1996,8 (5):979 - 1001.

[46] ERMENTROUT G B,KOPELL N. Parabolic bursting in an excitable system coupled with a slow oscillation[J]. SIAM Journal on Applied Mathematics,1986,46 (3):223 - 253.

[47] HINDMARSH J L,ROSE R M. A mode of neuronal bursting using three coupled first order differential equations[J]. Proceedings of the Royal Society of London,Series B:Biological Sciences,1984,221(1222):87 - 102.

[48] IZHIKEVICH E M. Dynamical systems in neuroscience:the geometry of excitability and bursting[M]. Cambridg:MIT Press,2005.

[49] ZHANG H,GAO G D,LIANG Q C,et al. Analysis of complications of radio frequency pallidotomy[J]. Neurosurgery,2003,52(1):89 - 101.

[50] WICHMANN T,SOARES J. Neuronal firing before and after burst discharges in the monkey basal ganglia is predictably patterned in the normal state and altered in parkinsonism[J]. J Neurophysiol,2006,95(4):2120 - 2133.

[51] DELONG M R,WICHMANN T. Circuits and circuit disorders of the basal ganglia[J]. Arch Neurol,2007,64(1):20 - 24.

[52] STAM C J,JELLES B,ACHTEREEKTE H A,et al. Diagnostic usefulness of linear and nonlinear quantitative EEG analysis in Alzheimer's disease[J]. Clin Electroencephal, 1996,27(2):69 - 77.

[53] LEHNERTZ K,ANDRZEJAK R G,ARNHOLD J,et al. Nonlinear EEG analysis in epilepsy its possible use for interictal focus localization,seizure anticipation,and prevention [J]. J Clin Neurophysiol,2001,18(2):209 - 222.

[54] SARBADHIKARI S N,CHAKRABARTY K. Chaos in the brain:a short review alluding to epilepsy,depression,exercise and lateralization[J]. Med Eng Phys,2001,23(4): 445 - 455.

[55] SCHIFF S J,JERGER K,DUONG D H,et al. Controlling chaos in the brain[J]. Nature, 1994,370(7):615 - 620.

[56] HOLDEN A V. Crisis-induced chaos in the Rose-Hindmarsh model for neuronal activity [J]. Chaos,Soliton&Fractals,1992,2(6):583 - 595.

[57] HOLDEN A V,FAN Y S. From simple to simple bursting oscillatory behavior via chaos in the Rose-Hindmarsh model for neuronal activity[J]. Chaos,Soliton&Fractals,1992,2 (3):221 - 236.

[58] HOLDEN A V,FAN Y S. From simple to complex oscillatory behavior via intermittent chaos in the Rose-Hindmarsh model for neuronal activity[J]. Chaos,Soliton&Fractals, 1992,2(4):349 - 369.

[59] CHAY T R,FAN Y S,LEE Y S. Bursting,spiking,chaos and university in biological rhythms[J]. Int J bifurcation and chaos,1995,5:595 - 635.

[60] BAER S M,ERNEUX T,RINZEL J. The slow passage through a Hopf bifurcation: delay,memory effects,and resonances[J]. SIAM J Appl Math,1989,49:55 - 71.

[61] VRIES G D. Multiple bifurcations in a polynomial model of bursting oscillations[J]. J Nonlin Sci,1998,8:281-316.

[62] GUCKENHEIMER J,HARRIS-WARRICK R,PECK J,et al. Bifurcations,bursting and spike frequency adaptation[J]. J Comput Neurosci,1997,4:257 - 277.

[63] HOLDEN L,ERNEUX T. Slow passage through a Hopf bifurcation:form oscillatory to

steady state solutions[J]. SIAM J Appl Math,1993,53:1045 – 1058.

[64] HOLDEN L,ERNEUX T. Understanding bursting oscillations as periodic slow passages through bifurcation and limit points[J]. J Math Biol,1993,31:351 – 365.

[65] REN W,HU S J,ZHANG B J. Period-adding bifurcation with chaos in the interspike intervals generated by an experimental neuronal pacemaker[J]. Int J Bifurc Chaos,1997, 7:1867 – 1872.

[66] GRAY C M,et al. Oscillatory response in cat visual cortex exhibit inter-columnar synchronization which reflects global stimulus properties[J]. Nature,1989,338(2):334 – 337.

[67] PECORA L M,CARROLL T L. Driving systems with chaotic signals[J]. Physical Review A,1991,44(4):2374-2383.

[68] BUZSÁKI G, LOGOTHETIS N, SINGER W. Scaling brain size, keeping timing: evolutionary preservation of brain rhythms[J]. Neuron, 2013, 80(3): 751 – 764.

[69] NEIMAN A B,RUSSELL D Fl. Synchronization of noise-induced bursts in noncoupled sensory neurons[J]. Physical Review Letters,2002,88(13):1381031 – 1381034.

[70] HE D H,SHI P L,STONE L. Noise-induced synchronization in realistic models[J]. Physical Review E,2003,67(2):0272011 – 0272013.

[71] YOSHIDA K,SATO K,SUGAMATA A. Noise-induced synchronization of uncoupled nonlinear systems[J]. Journal of Sound and Vibration,2006,290:34 – 47.

[72] SHI X,LU Q S. Coherence resonance and synchronization of Hindmarsh-Rose neurons with noise[J]. Chinese Physics,2005,14(6):1088 – 1094.

[73] WU Y,XU J X,JIN W Y,et al. Detection of mechanism of noise-induced synchronization between two identical uncoupled neurons[J]. Chinese Physics Letters,2007,24 (11):3066 – 3069.

[74] WU Y,XU J X,HE D H,et al. Generalized synchronization induced by noise and parameter mismatching in Hindmarsh-Rose neurons [J]. Chaos,Solitons & Fractals, 2005,23:1605 – 1611.

[75] WU Y,XU J X,HE D H,et al. Study on nonlinear characteristic of two synchronizing uncoupled Hindmarsh-Rose neurons[J]. Acta Physica Sinica,2005,54(7):3457 – 3464.

[76] WU C,XU J X,JIN W Y. Complete synchronization and phase synchronization of two uncoupled neurons through parametrical drive[J]. Journal of Xi'an Jiaotong University,2005,39(5):544 – 547.

[77] WU Y,XU J X,HE D H,et al. Synchronization in two uncoupled chaotic neurons[J]. LNCS,2004,3173:138 – 143.

[78] ERMENTROUT G B,KOPELL N. Subcellular oscillations and bursting[J]. Mathematical Biosciences,1998,78:265 – 291.

[79] WANG Z L,SHI X R. Chaotic bursting lag synchronization of Hindmarsh-Rose system via a single controller[J]. Applied Mathematics and Computation,2009,215(3):1091 – 1097.

[80] WU Q J,ZHOU J,XIANG L,et al. Impulsive control and synchronization of chaotic Hindmarsh-Rose models for neuronal activity[J]. Chaos,Solitons & Fractals,2009,41 (5):2706 - 2715.

[81] SHI X,WANG Q Y,LU Q S. Firing synchronization and temporal order in noisy neuronal networks[J]. Cognitive Neurodynamics,2008,2(3):195 - 206.

[82] YU H H,TONG W J. Chaotic control of Hindmarsh-Rose neuron by delayed self-feedback[J]. Acta Physica Sinica,2009,58(5):2977 - 2982.

[83] FANG X L,YU H J,JIANG Z L. Chaotic synchronization of nearest-neighbor diffusive coupling Hindmarsh-Rose neural networks in noisy environments[J]. Chaos,Solitons & Fractals,2009,39(5):2426 - 2441.

[84] ERICHSEN R,MAINIERI M S,BRUNNET L G. Periodicity and chaos in electrically coupled Hindmarsh-Rose neurons[J]. Physical Review E,2006,74(6):061906.

[85] KHOSRAVANI H,CARLEN P L,VELAZQUEZ J L. The control of seizure-like activity in the rat hippocampal slice[J]. J Biophys,2003,84(1):687 - 695.

[86] GARRARD P,MALONEY L M,HODGES J R,et al. The effects of very early Alzheimer's disease on the characteristics of writing by a renowned author[J]. Brain,2005,28 (2):250 - 260.

[87] RAMSDEN M,PLANT L D,WEBSTER N J,et al. Differential effects of unaggregated and aggregated amyloid beta protein (1-40) on K(+) channel currents in primary cultures of rat cerebellar granule and cortical neurons[J]. J Neurochem,2001,79(3):699 - 712.

[88] WEBSTER N J,RAMSDENB M,BOYLE J P,et al. Amyloid peptides mediate hypoxic increase of L-type Ca^{2+} channels in central neurons[J]. Neurobiology of Aging,2006, 27:439 - 445.

[89] PLANT L D,WEBSTER N J,BOYLE J P,et al. Amyloid β peptide as a physiological modulator of neuronal 'A'-type K^+ current[J]. Neurobiology of Aging,2006,27(11): 1673 - 1683.

[90] SUN X D,MO Z L,TAYLOR B M,et al. A slowly formed transient conformer of Abeta (1-40) is toxic to inward channels of dissociated hippocampal and cortical neurons of rats[J]. Neurobiol Dis,2003,14(3):567 - 578.

[91] DINELEY K T,BELL K A,BUY D. β-Amyloid peptide activates α7 nicotinic acetylcholine receptors expressed in xenopus oocytes[J]. J Biol Chem,2002,277(28):25056 - 25061.

[92] ASHENAFI S,FUENTE A,CRIADO J M,et al. β-Amyloid peptide 25-35 depresses excitatory synaptic transmission in the rat basolateral amygdala "in vitro" [J]. Neurobiology of Aging,2005,26:419 - 428.

[93] 李培春,凌雁武,陈秉朴. β-淀粉样蛋白诱导大鼠行为学改变及星形胶质细胞变化[J]. 神经解剖学杂志,2004,20(3):251 - 256.

[94] 孙琪,徐鉴.浅谈非线性动力学的发展史[C] // 郑晓静,周又和,王省哲.第三届全国力

学史与方法论学术研讨会论文集.兰州:兰州大学出版社,2007:183-188.

[95] 刘秉正,彭建华.非线性动力学[M].北京:高等教育出版社,2004.

[96] 翁谢川,郑建全,李立君.Cajal 对神经科学的贡献及当代神经生物学对 Cajal 理论的发展[J].生物学通报,2002,37(1):1-3.

[97] WANG W. Renal potassium channels:recent developments[J]. Curr Opin Nephrol Hypertens,2004,13(5):549-555.

[98] MELMAN Y F,UM S Y,KRUMERMAN A,et al. KCNE1 binds to the KCNQ1 pore to regulate potassium channel activity[J]. Neuron,2004,42(6):927-937.

[99] NAVARRO-ANTOLIN J,LEVITSKY K L,CALDERON E,et al. Decreased expression of maxi-K^+ channel betal-subunit and altered vasoregulation in hypoxia[J]. Circulation,2005,112(9):1309-1315.

[100] CHUNG K F. Current and future prospects for drugs to suppress cough[J]. Drugs,2003,6(8):781-786.

[101] GRIBKOFF V K,WINQUIST R J. Voltage-gated canon channel treatment of stroke[J]. Expert Opin Investig Drugs,2005,14(5):579-592.

[102] MELMAN A,BAR-CHAMA N,MCCULLOUGH A,et al. The first human trial for gene for the treatment of erectile dysfunction:preliminary results[J]. Eur Urol,2005,48(2):314-318.

[103] CATTERALL W A,GUTMAN G. Introduction to the IUPHAR compendium of voltage-gated ion channels[J]. Pharmacol Rev,2005,57(6):385-390.

[104] YU F H,YAROVOY V Y,GUTMAN G A,et al. Overview of molecular relationships in the voltage-gated ion channel superfamily[J]. Pharmacol Rev,2005,57(4):387-395.

[105] 于耀清.初级感觉神经元动作电位时空可塑性的离子通道机制:病理痛信号的空间编码[D].西安:第四军医大学,2009.

[106] 菅忠.初级感觉神经元和冷感受器的非线性动态反应性研究[D].西安:第四军医大学,2004.

[107] TATENO T,ROBINSON H P C. Rate coding and spike-time variability in cortical neurons with two types of threshold dynamics[J]. Journal of Neurophysiology,2006,95:2650-2663.

[108] TONNELIER A. Categorization of neural excitability using threshold models[J]. Neural Computation,2005,17:1447-1455.

[109] GALAN R F,ERMENTROUT G B,URBAN N N. Reliability and stochastic synchronization in type Ⅰ vs. type Ⅱ neural oscillators[J]. Neurocomputing,2007,70:2102-2106.

[110] HOSAKA R,SAKAI Y,IKEGUCHI T,et al. Different responses of two types of class ii neurons for fluctuated inputs[J]. Computational Science and Its Applications,2006:596-604.

[111] HODGKIN A L. The local electric changes associated with repetitive action in a non-

medullated axon[J]. J Physiol,1948,107:165 - 181.

[112] IZHIKEVICH E M. Neural excitability,spiking and bursting[J]. International Journal of Bifurcation & Chaos in Applied Sciences & Engineering,2000,10(6):1 - 96.

[113] RINZEL J. Analysis of neual excitabiliy and oscillations in methods in neuronal modeling from synapses to networks[M]. Cambridge:MIT Press,1989.

[114] 楼顺天,陈生潭,雷虎民. MATLAB 5. X 程序设计语言[M]. 西安:西安电子科技大学出版社,2003.

[115] 姚俊,马松辉. Simulink 建模与仿真[M]. 西安:西安电子科技大学出版社,2003.

[116] 彭月平. 基于神经动力学的神经元同步及分岔机制研究[D]. 西安:西安交通大学,2010.

[117] PENG Y P,JIAN Z,WANG J. Study on discharge patterns of hindmarsh-Rose neurons under slow wave current stimulation[J]. Lecture Notes in Computer Science,2006, 4221:127 - 134.

[118] PENG Y P,WANG J. Discharge patterns' change of Hindmarsh-Rose neurons under slow ramp current stimulation[C] //2007 2nd International Conference on Bio-Inspired Computing:Theories and Applications,IEEE,2007:52 - 55.

[119] PENG Y P. Study on dynamic bifurcation of the Hindmarsh-Rose neuron under parameters' changing[J]. Advanced Materials Research,2011,341/342(7):345 - 349.

[120] HINDMARSH J L,ROSE R M. A mode of the nerve impulse using two first-order differential equations[J]. Nature,1982,296:162 - 164.

[121] HINDMARSH J L,ROSE R M. A mode of neuronal bursting using three coupled first order differential equations[J]. Proceedings of the Royal Society of London,Series B, Biological Sciences,1984,221(1222):87 - 102.

[122] HOLDEN A V,FAN Y S. From simple bursting oscillatory behaviour via chaos in the Rose-Hindmarsh model for neuronal activity[J]. Chaos,Solitons & Fractals,1992,2: 221 - 236.

[123] HOLDEN A V,FAN Y S. From simple to complex oscillatory behaviour via intermittent chaos in the Rose-Hindmarsh model for neuronal activity[J]. Chaos,Solitons & Fractals,1992,2:349 - 369.

[124] HOLDEN A V,FAN Y S. Crisis-induced chaos in the Rose-Hindmarsh model for neuronal activity[J]. Chaos,Solitons & Fractals,1992,2:583 - 595.

[125] HOLDEN A V,FAN Y S. Bifurcation,bursting,chaos and crises in the Rose-Hindmarsh model for neuronal activity[J]. Chaos,Solitons & Fractals,1993,3:439 - 449.

[126] ROSENBLUM M,PIKOVSKY A,KURTHS J. Phase synchronization of chaotic oscillators[J]. Physical Review Letters,1996,76:1804 - 1807.

[127] WANG W,PEREZ G,CERDEIRA H A. Dynamical behavior of the firings in a coupled neuronal system[J]. Physical Review E,1993,47:2893 - 2898.

[128] DHAMALA M,JIRSA V K,DING M Z. Enhancement of neural synchrony by time

delay[J]. Physical Review Letters,2004,92:074104.

[129] WANG W,WANG Y Q,WANG Z D. Firing and signal transduction associated with an intrinsic oscillation in neuronal systems[J]. Physical Review E,1998,57:82527 - 82530.

[130] WANG W,CHEN G,WANG Z D. 40Hz coherent oscillations in neuronal systems[J]. Physical Review E,1997,56:3728 - 3731.

[131] HUERTA R,RABINOVICH M I,ABARBANEL H D I,et al. Spike-train bifurcation scaling in two coupled chaotic neurons[J]. Physical Review E,1997,55:82108 - 82110.

[132] SHUAI J W,DURAND D M. Phase synchronization in two coupled chaotic neurons [J]. Physical Review A,1999,264(12):289 - 296.

[133] NEIMAN A B,RUSSELL D F. Synchronization of noise-induced bursts in noncoupled sensory neurons[J]. Physics Review Letters,2002,88:138103.

[134] HE D H,SHI P L,STONE L. Noise-induced synchronization in realistic models[J]. Physical Review E,2003,67:027201.

[135] SHI X,LU Q S. Complete synchronization of coupled Hindmarsh-Rose Neurons with ring structure[J]. Chinese Physics Letters,2004,21:1695 - 1698.

[136] DUAN L X,LU Q S. Codimension-two bifurcation analysis in Hindmarsh-Rose model with two parameters[J]. Chinese Physics Letters,2005,22:1325 - 1328.

[137] WANG Q Y,LU Q S. Phase synchronization in small world chaotic neural networks [J]. Chinese Physical Letters,2005,22:1329 - 1332.

[138] WU Y,XU J X,HE D H,et al. Study on nonlinear characteristic of two synchronizing uncoupled Hindmarsh-Rose neurons[J]. Acta Physica Sinica,2005,54:3457 - 3464.

[139] YU H J,PENG J H. Chaotic control of the Hindmarsh-Rose neuron model[J]. Acta Physica Sinica,2005,21:295-300.

[140] WANG X J. Genesis of bursting oscillations in the Hindmarsh-Rose model and homo-clinicity to a chaotic saddle[J]. Physica D,1993,62:263 - 274.

[141] RABINOVICH M I,VARONA P,TORRES J J,et al. Slow dynamics and regulariza-tion phenomena in ensembles of chaotic neurons[J]. Physica A,1999,263:405 - 414.

[142] SABBAGH H. Control of chaotic solutions of the Hindmarsh-Rose equations[J]. Chaos,Solitons & Fractals,2000,11:1213 - 1218.

[143] ROSA M L,RABINOVICH M I,HUERTA R,et al. Slow regularization through chaotic oscillation transfer in an unidirectional chain of Hindmarsh-Rose models[J]. Physical Letters A,2000,266:88 - 93.

[144] ZHU J L,JIANG D Z,et al. Bursting of neurons under slow wave stimulation [J]. ACTA Biophysica Sinica,2001,632 - 636.

[145] 朱俊玲,蒋大宗.小波能量评价 EEG 的不同成分对癫痫发作预报的价值[J]. 生物物理学报,2003,19(1):73 - 77.

[146] ZHU X F,et al. Adjustment and control of calcium ion and epilepsy[J]. Foreign Medi-

cal Sciences Section on Neurology & Neurosurgery,1997,24(1):181 - 184.

[147] KONG Q X,et al. Inflow of calcium ion and epilepsy[J]. Foreign Medical Sciences Section on Neurology & Neurosurgery,2003,30(2):308 - 311.

[148] ZHU J L,JIANG D Z. The electrophysiologic character of epileptic seizure[J]. Chinese Journal of Pathophysiology,2005,21:1440 - 1444.

[149] PENG Y P,WANG J,JIAN Z. Synchrony of two uncoupled neurons under half wave sine current stimulation[J]. Communications in Nonlinear Science and Numerical Simulation,2009,14(4):1570 - 1575.

[150] PENG Y P,WANG J. Study on synchrony of two uncoupled neurons under slow ramp current stimulation[C] //2009 Fifth International Conference on Natural Computation,2009:418 - 422.

[151] PENG Y P,WANG J. Study on synchrony of two uncoupled neurons under the chaos signal stimulation[C] //2010 Second International Conference on Computer Modeling and Simulation,2010:355 - 359.

[152] PENG Y P, WANG J. Study on synchrony of two uncoupled neurons under the neuron's membrane potential stimulation[J]. The Journal of Biomedical Science and Engineering,2010,3(2):160 - 166.

[153] PENG Y P. Study on the synchrony intensity threshold of two uncoupled neurons under different currents' stimulation[J]. Lecture Notes in Computer Science,2011,6675(1):42 - 51.

[154] HE X Y,PENG Y P. Study on decision algorithm of neurons' synchronization based on neurodynamics[J]. Lecture Notes in Computer Science,2012,7367:225 - 234.

[155] NEIMAN A B,RUSSELL D F. Synchronization of noise-induced bursts in noncoupled sensory neurons[J]. Physical Review Letters,2002,88(13):1381031 - 1381034.

[156] HE D H,SHI P L,STONE L. Noise-induced synchronization in realistic models[J]. Physical Review E,2003,67(2):0272011-0272013.

[157] SCHAFER C,ROSENBLUM M G,ABEL H H,et al. Synchronization in the human cardiorespiratory system[J]. Physical Review E,1999,60(1):857 - 870.

[158] PARK J H. Chaos synchronization between two different chaotic dynamical systems [J]. Chaos,Solitons & Fractals,2006,27 (2):549 - 554.

[159] ROSEMBLUM M G,PIKOVSKY A S,KURTHS J. Phase Synchronization of Chaotic Oscillators Chaos[J]. Physical Review Letters,1996,76:1804 - 1808.

[160] ROSEMBLUM M G,PIKOVSKY A S,KURTHS J. From phase to lag synchronization in coupled chaotic oscillators[J]. Physical Review Letters,1997,78:4193 - 4197.

[161] KOCAREV L,PARLITZ U. General approach for chaotic synchronization with applications to communication[J]. Physical Review Letters,1995,74:5028 - 5032.

[162] RULKOV N F,SUSHCHIK M M,TSIMRING L S,et al. Generalized synchronization

of chaos in directionally coupled chaotic systems[J]. Physical Review E,1995,51:980 – 984.

[163] LEE D S,KYE W H,RIM S,et al. Generalized phase synchronization in unidirectional-ly coupled chaotic oscillators[J]. Physical Review E,2003,67:045201.

[164] ZAKS M A,PARK E H,ROSENBLUM M G,et al. Alternating locking ratios in imperfect phase synchronization[J]. Physical Review Letters,1999,82:4228 – 4232.

[165] ROSENBLUM M G,PIKOVSKY A S,KURTHS J. Phase synchronization of chaotic oscillators[J]. Physical Review Letters,1996,76(11):1804.

[166] OSIPOV G V,PIKOVSKY A S,ROSENBLUM M G,et al. Phase synchronization effects in a lattice of nonidentical Rössler oscillators[J]. Physical Review E,1997,55 (3):2353.

[167] ROSENBLUM M G,PIKOVSKY A S,KURTHS J. From phase to lag synchronization in coupled chaotic oscillators[J]. Physical Review Letters,1997,78(22):4193.

[168] PIKOVSKY A S,ROSENBLUM M G,OSIPOV G V,et al. Phase synchronization of chaotic oscillators by external driving[J]. Physica D:Nonlinear Phenomena,1997,104 (3/4):219 – 238.

[169] LEE K J,KWAK Y,LIM T K. Phase jumps near a phase synchronization transition in systems of two coupled chaotic oscillators [J]. Physical Review Letters, 1998, 81 (2):321.

[170] SHUAI J W,DURAND D M. Phase synchronization in two coupled chaotic neurons [J]. Physical Letters A,1999,264(12):289 – 296.

[171] WU Y,XU J X,HE D H,et al. Study on nonlinear characteristic of two synchronizing uncoupled Hindmarsh-Rose neurons[J]. Acta Physica Sinica,2005,54(7):3457 – 3464.

[172] CASHMORE J. Seizures in the prehospital setting[J]. Journal of Paramedic Practice, 2010, 2(7): 304 – 309.

[173] BRAVO – MARTiNEZ J, DELGADO – COELLO B, MAS – OLIVA J. Cell calcium extrusion systems and their role in epileptogenesis[J]. The Open Neuroscience Journal, 2010, 4(1): 429 – 444.

[174] KONG Q X,et al. Study on the association with calcium overloading in hippocampal CA3 region of epileptic rats and epilepogenesis[J]. Journal of Brain and Nervous Diseases,2004,12(5):342 – 344.

[175] ZHU J L,JIANG D Z. The electrophysiologic character of epileptic seizure[J]. Chinese Journal of Pathophysiology,2005,21(8):1440 – 1444.

[176] PETROSIAN A A,PROKHOROV D V,LAJARA-NANSON W,et al. Recurrent neural network-based approach for early recognition of Alzheimer's disease in EEG[J]. Clin Neurophysiol,2001,112(7):1378 – 1387.

[177] BESTHORN C,ZERFASS R,GEIGER – KABISCH C. Discrimination of Alzheimer's disease and normal aging by EEG data[J]. Electroencephalogr Clin Neurophysiol,

1997,103:241 - 248.

[178] LOCATELLI T,CURSI M,LIBERATI D,et al. EEG coherence in Alzheimers disease [J]. Electroencephalogr Clin Neurophys,1998,106:229 - 237.

[179] PENG Y P. Study on dynamic characteristics of the hippocampal neuron under current stimulation[J]. Advanced Materials Research,2011,341/342(7):350 - 354.

[180] PENG Y P,ZOU N,WU H Y. Study on dynamic characteristics of the hippocampal neuron under current conductance's changing[J]. Applied Mechanics and Materials, 2012,195/196:868 - 873.

[181] HE X Y,PENG Y P. The neuron's modeling methods based on neurodynamics[J]. Lecture Notes in Computer Science,2012,7367:188 - 195.

[182] 张朝峰. Aβ(10-21)肽对海马锥形细胞钾电流的影响及 LiCl 的神经保护功能[D]. 太原: 山西大学,2007.

[183] 刘晓莉. 大气污染物对大鼠不同器官的毒作用及对人体健康的危害[D]. 太原:山西大学,2006.

[184] 杨雄里. 神经科学[M]. 北京:中国科学技术出版社,1979.

[185] 牛志电. 铜对大鼠海马 CA1 区神经元 A-电流和延迟整流钾电流的影响[D]. 合肥:中国科学技术大学,2006.

[186] SCOVILLE W B,MILNER B. Loss of recent memory after bilateral hippocampal lesions[J]. Neurol Neurosurg Psych,1957,20:11 - 21.

[187] HUERTA P T,LISMAN J E. Synaptic plasticity during the cholinergic theta-frequency oscillation in vitro[J]. Hippocampus,1996,6:58 - 61.

[188] KIRKWOOD A,RIOULT M,BEAR M F. Experience-dependent modification of synaptic plasticity in visual cortex[J]. Nature,1996,381:526 - 528.

[189] ORR G,RAO G,HOUSTON F P,et al. Hippocampal synaptic plasticity is modulated by theta rhythm in the fascia dentata of adult and aged freely behaving rats[J]. Hippocampus,2001,11:647 - 654.

[190] SATO N,YAMAGUCHI Y. Memory encoding by theta phase precession in the hippocampal network[J]. Neural Comput,2003,15:2379 - 2397.

[191] WATABE A M,O'DELL T J. Age-related changes in theta frequency stimulation-induced long-term potentiation[J]. Neurobiology of Aging,2003,24:267 - 272.

[192] BLISS T V. Long-lasting potentiation of synaptic transmission in the dentate area of the anaesthetized rabbit following stimulation of the perforant path[J]. J Physiol, 1973,232:331 - 356.

[193] LOMON T. Frequence potentiation of excitatory synaptic activity in the dentate area of the hippocampal formation[J]. Acta Physiol Scond,1966,68:125.

[194] ANDERSEN P,SUNDBERG S H,SVEEN O,et al. Specific long-lasting patentiation of synaptic transmission in hippocampal slices[J]. Nature,1977,266:736 - 737.

［195］韩济生.神经科学纲要［M］.北京:北京医科大学、中国协和医科大学联合出版社,1993.

［196］BARNES C A. Memory deficits ansocated with senescence:a neurophysiological and behavioral study in the rat［J］. J Comp Physiol,1979,93:74－104.

［197］BERGER T W. Long-term potentiation of hippocampal synaptic transmission affects rate of behavioral learning［J］. Science,1984,224:627－630.

［198］XIAO M Y,ZHUO Q,NICOLL R A. Metabotropic glutamate receptor activation causes a rapid redistribution of AMPA receptors［J］. Neuropharmacology,2001,41(6):664－671.

［199］MELLENTIN C,ABRAHAM W C. Priming stimulation of group II metabotropic glutamate receptors inhibits the subsequent induction of rat hippocampal long-term depression in vitro［J］. Neurosci Lett,2001,307(1):13－16.

［200］HAMMARSTROM A K,GAGE P W. Hypoxia and persistent sodium current［J］. Eur Biophys J,2002,31:323－330.

［201］HORN E M,WALDROP T G. Hypoxic augmentation of fast-inactivating and persistent sodium currents in rat caudal hypothalamic neurons［J］. J Neurophysiol,2000,84:2572－2581.

［202］CUMMINS T R,WAXMAN S G. Downregulation of tetrodotoxin-resistant sodium currents and upregulation of a rap idly repriming tetrodotoxin-sensitive sodium current in small spinal sensory neurons after nerve injury［J］. J Neurosci,1997,17:3503－3514.

［203］PARRI H R,CRUNELLI V. Sodium current in rat and cat thalamocortical neurons:role of a non-inactivating component in tonic and burst firing［J］. J Neurosci,1998,18:854－867.

［204］URBANI A,BELLUZZI O. Riluzole inhibits the persistent sodium current in mammalian CNS neurons［J］. Eur J Neurosci,2000,12:3567－3574.

［205］HAMMARSTROM A K,GAGE P W. Inhibition of oxidative metabolism increases persistent sodium current in rat CA1 hippocampal neurons［J］. J Physiol,1998,510:735－741.

［206］DARBON P,YVON C,LEGRAND J C,et al. NaP underlies intrinsic spiking and rhythm generation in networks of cultured rat spinal cord neurons［J］. Eur J Neurosci,2004,20:976－988.

［207］SHEETS M F,KYLE J W,KALLEN R G,et al. The Na channel voltage sensor associated with inactivation is localized to the external charged residues of domain IV,S4［J］. Biophys J,1999,77:747－757.

［208］STORM J F. Temporal integration by a slowly inactivating K^+ current in hippocampal neurons［J］. Nature,1988,336:379－381.

［209］STORM J F. Functional diversity of K^+ currents in hippocampal pyramidal neurons［J］. Semin Neorusci,1993,5:79－92.

[210] STÜHMER W,CONTI F,SUZUKI H,et al. Structural parts involved in activation and inactivation of the sodium channel[J]. Nature,1989,339(6226):597 - 603.

[211] STÜHMER W,CONTI F,STOCKER M,et al. Gating currents of inactivating and non-inactivating potassium channels expressed in Xenopus oocytes[J]. Pflügers Archiv,1991, 418:423 - 429.

[212] MORITA K,NORTH R A,TOKIMASA T. Muscarinic agonists inactivate potassium conductance of guinea-pig myenteric neurons[J]. J Physiol (Lond),1982,333:125 - 139.

[213] URBANI A,BELLUZZI O. Riluzole inhibits the persistent sodium current in mammalian CNS neurons[J]. Eur J Neurosci,2000,12:3567 - 3574.

[214] VASILYEV D V,BARISH M E. Postnatal development of the hyperpolarization-activated excitatory current I_h in mouse hippocampal pyramidal neurons[J]. J Neurosci,2002,22:8992 - 9004.

[215] VERVAEKE K,HU H,GRAHAM L J,et al. Contrasting effects of the persistent Na_current on neuronal excitability and spike timing[J]. Neuron,2006,49:257 - 270.

[216] SHUAI J,BIKSON M,HAHN P J,et al. Ionic mechanisms underlying spontaneous CA1 neuronal firing in Ca^{2+}-free solution[J]. Biophys J,2003,84:2009 - 2011.

[217] GU N,VERVAEKE K,HU H,et al. Kv7/KCNQ/M and HCN/h,but not KCa2/SK channels,contribute to the somatic medium after-hyperpolarization and excitability control in CA1 hippocampal pyramidal cells[J]. J Physiol,2005,566:689 - 715.

[218] CHEN S,YUE C,YAARI Y. A transitional period of calcium-dependent bursting triggered by spike backpropagation into apical dendrites in developing hippocampal neurons[J]. J Physiol,2005,567:79 - 93.

[219] METZ A E,JARSKY T,MARTINA M,et al. R-type calcium channels contribute to afterdepolarization and bursting in hippocampal CA1 pyramidal neurons[J]. J Neurosci, 2005,25:5763 - 5773.

[220] TRAUB R D,WONG R K,MILES R,et al. A model of a CA3 hippocampal pyramidal neuron incorporating voltage-clamp data on intrinsic conductances[J]. J Neurophysiol, 1991,66:635 - 649.

[221] TRAUB R D,MILES R. Neuronal networks of the hippocampus[M]. New York: Cambridge University Press,1991.

[222] TRAUB R D,JEFFERYS J G,MILES R,et al. A branching dendritic model of a rodent CA3 pyramidal neurone[J]. J Physiol,1994,481:79 - 95.

[223] WARMAN E N,DURAND D M,YUEN G L. Reconstruction of hippocampal CA1 pyramidal cell electrophysiology by computer simulations[J]. J Neurophysiol,1994,71: 2033 - 2045.

[224] YUE C,REMY S,SU H,et al. Proximal persistent Na^+ channels drive spike after depolarizations and associated bursting in adult CA1 pyramidal cells[J]. J Neurosci,

2005,25:9704 - 9720.

[225] YUE C, YAARI Y. KCNQ/M channels control spike afterdepolarization and burst generation in hippocampal neurons[J]. J Neurosci,2004,24:4614 - 4624.

[226] YUE C, YAARI Y. Axo-somatic and apical dendritic Kv7/M channels differentially regulate the intrinsic excitability of adult rat CA1 pyramidal cells[J]. J Neurophysiol，2006,95:3480 - 3495.

[227] GOLOMB D,YUE C Y,YAARI Y. Contribution of persistent Na^+ current and m-type K^+ current to somatic bursting in CA1 pyramidal cells：combined experimental and modeling study[J]. J Neurophysiol,2006,96:1912 - 1926.

[228] PENG Y P,WU H Y,ZOU N. Study on the hippocampal neuron's minimal models' discharge patterns I J Image[J]. Graphics and Signal Processing,2011,4(3):32 - 38.

[229] PENG Y P. Study on the complex neuron model's reduction and its dynamic characteristics[J]. International Journal of Nonlinear Sciences and Numerical Simulation,2015,16(3/4):129 - 139.

[230] PENG Y P. Study on dynamic characteristics of the hippocampal two-dimension reduced neuron model under the current conductance's changing[J]. Lecture Notes in Computer Science,2013,7951:225 - 234.

[231] GHIGLIAZZA R M,HOLMES P. Minimal models of bursting neurons：how multiple current,conductances and timescales affect bifurcation diagrams[J]. SIAM Journal on Applied Dynamical Systems,2004,3(4):636 - 670.

[232] 姚妙新,陈芳启. 非线性理论数学基础[M]. 天津：天津大学出版社,2005.

[233] 孔庆海. 正交多项式回归模型参数估计的格子设计及其最小二乘估计[J]. 统计与信息论坛,2008,23(9):9 - 12.

[234] 茆诗松,丁元,周纪芗,等. 回归分析及其试验设计[M]. 上海：华东师范大学出版社,1981.

[235] 张静秋,韩玉玮,刘沙. 实验数据的线性和多项式回归拟合[J]. 计算机应用,2001,145(6):64 - 68.

[236] PENG Y P, WANG J, ZHENG C X, et al. Study on bioinformatics with dynamic characteristics' change of the hippocampal neuron model caused by the Alzheimer disease[J]. Applied Mechanics and Materials,2014,475/476:1592 - 1598.

[237] PENG Y P,WANG J,ZHENG C X. Study on dynamic characteristics' change of hippocampal neuron reduced models caused by the Alzheimer's disease[J]. Journal of Biological Dynamics,2016,10(1):250 - 262.

[238] WOLFGANG S,SEAN-MARIE C,ISABELLE P,et al. Structure-based 3D QSAR and design of novel acetylcholinesterase inhibitors [J]. J Comput Aid Mol Des,2001,15:395 - 410.

[239] ROGAEV E L,SHERRINGTON R,et al. Familial Alzheimer's disease in kindreds

with missense mutations in a gene on chromosome 1 related to the Alzheimer's disease type 3 gene [J]. Nature,1995,376:775 – 778.

[240] HARDY J,SELKOE D J. The amyloid hypothesis of Alzheimer's disease:progress and problems on the road to therapeutics [J]. Science,2002,297(5580):353 – 356.

[241] 张朝峰,杜会枝,杨频.阿尔茨海默病分子机理的离子通道假说[J].化学进展,2006,18(9):1194 – 1199.

[242] KAGAN B L, HIRAKURA Y, AZIMOV R,et al. The channel hypothesis of Alzheimer's disease:current status[J]. Peptides,2002,23:1311 – 1315.

[243] ARISPE N,ROJAS E,POLLARD H B. Alzheimer disease zmyloid beta protein forms calcium channels in bilayer membranes:blockade by tromethamine and aluminum[J]. Proc Natl Acad Sci USA,1993,90:567 – 571.

[244] ARISPE N,POLLARD H B,ROJAS E. β-Amyloid Cat^{2+}-channel hypothesis for neuronal death in Alzheimer's disease[J]. Mol Cell Biochem,1994,140:129 – 135.

[245] ARISPE N,POLLARD H B,ROJAS E. The ability of amyloid β-protein to form Ca^{2+}-channel provides a mechanism for neuronal death in Alzheimer's disease[J]. Ann NY Acad Sci,1994,747:256 – 266.

[246] ARISPEN,POLLARD H B,ROJAS E. Zn^{2+} interaction with Alzheimer amyloid β protein calcium channels[J]. Proc Natl Sci USA,1996,93:1710 – 1715.

[247] KAWAHARA M, ARISPE N, KURODA Y, et al. Alzheimer's disease amyloid β-protein forms Zn^{2+}-sensitive, cation-selective channels across excised membrane patches from hypothalamic neurons[J]. Biophys J,1997,73:67 – 75.

[248] FURUKAWA K,ABE Y,AKAIKE N. Amyloid β protein-induced irreversible current in rat cortical neurons[J]. Neuroreport,1994,5:2016 – 2018.

[249] SELLMAN B R,KAGAN B L,TWETEN R K. Generation of s membrane-bound,oligomerized pre-pore complex is necessary for pore formation by Clostridium septicum alpha toxin[J]. Mol Microbiol,1997,23:551 – 558.

[250] LIN H,ZHU Y S,LAL R. Amyloid beta protein(1-40) forms calcium permeable, Zn-sensitive channel in reconstituted lipid vesicles[J]. Biochemistry,1999,38:11189 – 11196.

[251] ZHU Y J,LIN M,LAL R. Fresh and non-fibrillar amyloid beta protein(1-40) induced rapid cellular degeneration in aged human fibroblasts:evidence for A beta-P channel mediated toxicity[J]. FASEB J,2000,14:1244 – 1254.

[252] LYNCH T,CHERNY R A,BUSH A I. Oxidative process in Alzheimer's disease:the role of Aβ-metal interactions[J]. Experimental Gerontology,2000,35:445 – 451.

[253] 刘春喜,黄耀德.阿尔茨海默病中 β-淀粉样蛋白的神经毒作用[J].上海第二医科大学学报,2004,24(6):483 – 486.

[254] INGRAM V M. The role of Alzheimer A beta-peptides in ion transport across cell membranes[J]. Subcell Biochem,2005,38:339 – 349.

[255] YAGAMI T,UEDA K,SAKAEDA T,et al. Protective effects of a selective l-type voltage-sensitive calcium channel blocker,s-312-d,on neuronal cell death[J]. Biochem Pharmacol,2004,67(6):1153-1165.

[256] PEREIRA C,FERREIRO E,CARDOSO S M,et al. Cell degeneration induced by amyloid-beta peptides:implications for Alzheimer's disease[J]. J Mol Neurosci,2004, 23(1/2):97-104.

[257] KAWAHARA M,ARISPE N,KURODA Y,et al. Alzheimer's disease amyloid beta-protein forms Zn^{2+} sensitive,cation-selective channels across excised membrane patches from hypothalamic neurons[J]. Biophys J,1997,73(1):67-75.

[258] RAMSDEN M,PLANT L D,WEBSTER N J,et al. Differential effects of unaggregated and aggregated amyloid p protein (1-40) on K channel currents in primary cultures of rat cerebelllar granule and cortical neurons[J]. J Neurochem,2001,79:699-712.

[259] COLOM L V,DIAZ M E,BEERS D R,et al. Role of potassium channels in amyloid-induced cell death[J]. J Neurochem,1998,70:1925-1933.

[260] YU S P,FARHANGRAZI Z S,YING H S,et al. Enhancement of outward potassium current may participate in β-amyloid peptide induced cortical neuronal death[J]. Neurobiol Dis,1998,5:81-88.

[261] 潘雅萍. 中枢钾离子通道在β-淀粉样肤致痴呆大鼠中的改变及钾通道调节剂的筛选与研究[D]. 北京:北京协和医学院,2004.